"十二五"普通高等教育本科国家级规划教材配套教材

国家卫生和计划生育委员会"十二五"规划教材配套教材
全国高等医药教材建设研究会"十二五"规划教材配套教材

全国高等学校配套教材
供医学检验技术专业用

临床血液学检验技术实验指导

主　编　陈婷梅

编　者(以姓氏笔画为序)

王霄霞(温州医科大学)	袁忠海(吉林医药学院)
孙林英(泰山医学院)	莫武宁(广西医科大学)
杨志刚(广东医学院)	顾孔珍(中南大学湘雅医学院)
吴　洁(海南医学院)	高　爽(北华大学医学检验学院)
张　伶(重庆医科大学)	高春艳(哈尔滨医科大学)
陈婷梅(重庆医科大学)	崔宇杰(天津医科大学)
屈晨雪(北京大学医学部)	章亚倞(成都中医药大学)
孟秀香(大连医科大学)	管洪在(青岛大学医学院)

秘　书　张　伶(兼)

人民卫生出版社

图书在版编目（CIP）数据

临床血液学检验技术实验指导/陈婷梅主编. —北京:人民卫生出版社,2015

全国高等学校医学检验专业第六轮暨医学检验技术专业第一轮规划教材配套教材

ISBN 978-7-117-21111-6

Ⅰ.①临… Ⅱ.①陈… Ⅲ.①血液检查-医学院校-教学参考资料 Ⅳ.①R446.11

中国版本图书馆 CIP 数据核字（2015）第 173492 号

| 人卫社官网 | www.pmph.com | 出版物查询，在线购书 |
| 人卫医学网 | www.ipmph.com | 医学考试辅导，医学数据库服务，医学教育资源，大众健康资讯 |

临床血液学检验技术实验指导

主　　编：陈婷梅

出版发行：人民卫生出版社（中继线 010-59780011）

地　　址：北京市朝阳区潘家园南里 19 号

邮　　编：100021

E - mail：pmph @ pmph.com

购书热线：010-59787592　010-59787584　010-65264830

印　　刷：三河市宏达印刷有限公司

经　　销：新华书店

开　　本：787×1092　1/16　　印张：14

字　　数：349 千字

版　　次：2015 年 10 月第 1 版　2025 年 1 月第 1 版第 15 次印刷

标准书号：ISBN 978-7-117-21111-6/R·21112

定　　价：40.00 元

打击盗版举报电话：010-59787491　E - mail：WQ @ pmph.com

（凡属印装质量问题请与本社市场营销中心联系退换）

　　2013 年,教育部将原有"医学检验"专业更名为"医学检验技术"专业,学制由五年改为四年,授予理学学位。为适应新的培养目标,在全国高等学校医学检验技术专业教材建设指导委员会组织和领导下,我们邀请了国内部分从事一线教学和临床工作、有较高学术造诣和丰富实践经验的专家,在借鉴和学习前几版教材的基础上,编写了《临床血液学检验技术实验指导》。

　　本教材是《临床血液学检验技术》的配套教材,可作为全国高等医学院校医学检验技术本科及相关专业学生的实验教材,也可作为临床医学本科生、研究生、临床检验从业人员、医学专业研究人员的参考书。

　　全书共分五章。第一章造血检验技术,第二章红细胞检验技术,第三章白细胞检验技术,第四章血栓与止血检验技术,第五章综合性实验。单独设立的第五章综合性实验,体现了血液系统疾病的检验技术从单一细胞水平上升到亚细胞、分子水平这一疾病检验模式的转变,介绍了溶血性贫血、慢性髓系白血病、弥散性血管内凝血、出血性疾病的实验室检查,均以病例导入的方式,以使学生能综合运用本课程知识,采用血液学检验技术或其他检验技术,合理设计实验,进行疾病的实验室检验诊断和治疗监测,强化对学生创新能力和实践能力的培养。

　　本书得到了全体编委的通力合作,夏薇、冯文莉、覃西、岳保华教授为本书的编写提供了宝贵的建议和意见,王霄霞、袁忠海、孟秀香、崔宇杰、管洪在、张伶教授参加了全书的统稿和定稿,在此一并表示感谢。

　　尽管编者已经尽力完成编写任务,但由于水平和经验有限,不妥之处在所难免,恳请同行专家、教师、学生和读者批评指正。

陈婷梅

2015 年 1 月

第一章
造血检验技术

造血检验技术包括正常血细胞形态学、血细胞化学染色、血细胞染色体等检验技术。正常血细胞形态学检验技术是最常规、最基本的方法，是诊断血液系统等疾病的最重要手段之一，通过血细胞形态学检验可了解骨髓中各种血细胞数量、形态有无异常，从而协助诊断疾病、观察疗效及判断病情变化；血细胞化学染色技术也是诊断血液系统等疾病中不可缺少的手段，主要用于辅助急性白血病的亚型判断及疾病的诊断和鉴别诊断；而血细胞染色体检验技术在血液系统疾病的诊断、疗效观察、预后判断等中也起着日趋重要的作用。

第一节　正常血细胞形态学检验

根据骨髓细胞的发育过程分为三个阶段：原始细胞、幼稚细胞及成熟细胞。从细胞系统来说包括红细胞系统、粒细胞系统、单核细胞系统、淋巴细胞系统、浆细胞系统、巨核细胞系统及其他细胞，其中以粒细胞系统、红细胞系统及巨核细胞系统最为重要。每个系统、每个阶段细胞均有各自的形态学特点，由于正常血细胞的形态变化相对较小，一般较容易识别，但也有些细胞相互之间形态比较相似，应注意鉴别；而病理情况下血细胞形态往往会发生较大的变化，大大增加了细胞辨认的难度。

正常人骨髓中主要包括中性中幼粒细胞、中性晚幼粒细胞、中性杆状核粒细胞、中性分叶核粒细胞、中幼红细胞、晚幼红细胞及淋巴细胞，还有少许的原始细胞、嗜酸性粒细胞、单核细胞、浆细胞等。掌握以上各种细胞的形态特点是诊断血液系统疾病的前提，同时对疾病的鉴别诊断、疗效观察和预后判断均具有重要意义。本节按系统介绍 Wright 染色后光学显微镜下正常血细胞的形态学特征。

实验一　红细胞系统形态观察

【目的】　掌握红细胞系统的形态变化规律、各阶段红细胞的形态特点及各阶段红细胞的划分。

【标本】　基本正常骨髓涂片、增生性骨髓涂片及溶血性贫血骨髓涂片等。

【形态观察】

1. 低倍镜下选择厚薄合适、染色良好的部位，然后在油镜下观察各阶段有核红细胞形态特点。红细胞系统包括原始红细胞、早幼红细胞、中幼红细胞、晚幼红细胞及红细胞，各阶段有核红细胞形态特点见表 1-1。

2. 虽然各阶段有核红细胞各有特点，但从原始到成熟发育过程中，其形态变化有一定的规律。①胞体：圆形或类圆形，有的原始红细胞及早幼红细胞可见瘤状突起；②胞质：较多，无颗粒，胞质颜色从深蓝色→蓝灰色→灰红色→淡红色；③胞核：圆形、居中。

表 1-1　各阶段有核红细胞形态特点

	原始红细胞	早幼红细胞	中幼红细胞	晚幼红细胞
细胞				
胞体	$15 \sim 25\mu m$ 圆形,可有瘤状突起	$15 \sim 20\mu m$ 圆形,可有瘤状突起	$8 \sim 15\mu m$ 圆形	$7 \sim 10\mu m$ 常圆形
核形	圆形,常居中	圆形,常居中	圆形,常居中	常圆形,居中或偏位
核仁	$1 \sim 3$ 个	模糊或无	无	无
染色质	颗粒状	粗颗粒状或小块	块状如击碎木块,副染色质明显	固缩成团块状,副染色质可见或无
胞质量	较多	较多	多	多
胞质颜色	深蓝色、不透明,可有核周淡染区	深蓝色、不透明,可有核周淡染区	灰蓝、灰红色	浅红色或灰红色
颗粒	无	无	无	无

3. 根据细胞的形态特点,划分各阶段有核红细胞,其主要划分依据如下:

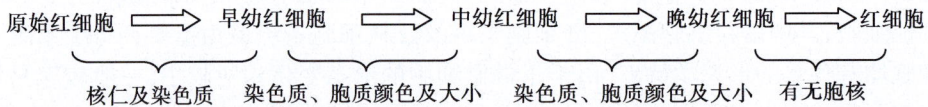

原始红细胞 ⟹ 早幼红细胞 ⟹ 中幼红细胞 ⟹ 晚幼红细胞 ⟹ 红细胞

核仁及染色质　　染色质、胞质颜色及大小　　染色质、胞质颜色及大小　　有无胞核

4. 注意与其他血细胞进行鉴别。例如原始红细胞与原始粒细胞的区别见表 1-5;中幼红细胞与淋巴细胞、浆细胞的区别见表 1-7;炭核(从晚幼红细胞脱出的胞核)与小淋巴细胞的区别见表 1-8。

【参考区间】　在正常成人的骨髓涂片中,红细胞系统约占骨髓有核细胞 20% ,以中、晚幼红细胞为主(约各占 10%),原始红细胞 <1% ,早幼红细胞 <5% 。

【注意事项】

1. 观察前应确定骨髓涂片的正反面,骨髓膜面反光性差,反面反光性好。如反面朝上放置,低倍镜和高倍镜下可见细胞,油镜下却看不到细胞,经常会过度地调节焦距而压碎涂片。

2. 在低倍镜下选择染色佳、厚薄适宜的部位进行观察(一般在骨髓膜的体尾交界处)。骨髓膜厚的部位,显微镜下的所有细胞均小些,由于有核红细胞胞体变小、胞质量变少,易误认为红系有缺铁样改变或误认为淋巴细胞(尤其是中幼红细胞);而尾部的有核红细胞等均胞体变大、胞质量也多,红细胞中央淡染区常消失。所以,观察各种细胞时,选择合适的部位非常重要。

3. 由于骨髓中细胞的种类很多,应选择具有红细胞系统特征(见红细胞系统的形态变化规律)的细胞进行观察,再进一步辨认、区分各阶段有核红细胞的特点。观察有核红细胞胞质颜色时,应注意观察周围红细胞、中性成熟粒细胞的着色情况,因为染色偏碱或偏酸均可导致胞质颜色偏蓝或偏红,而影响细胞的辨认。

4. 由于细胞形态变化多种多样,故观察细胞时不能根据某一两个非特异性的特点,就轻易地做出否定或肯定性判断。应全面观察细胞,如胞体大小、形状,胞质量、颜色、颗粒、空泡,胞核大小、核形、核位置、染色质、核仁,同时应注意与周围细胞进行比较。

5. 在红系明显增生的涂片中,有时可观察到有核红细胞造血岛,即有核红细胞围绕吞噬细胞。另外,还应注意观察分裂象细胞及退化细胞的形态特点。

实验二 粒细胞系统形态观察

【目的】 掌握粒细胞系统的形态变化规律、四种颗粒的鉴别、各阶段粒细胞的形态特点、各阶段粒细胞的划分,掌握粒系细胞与其他系类似细胞的鉴别。

【标本】 基本正常骨髓涂片、增生性骨髓涂片、慢性粒细胞白血病血涂片或骨髓涂片等。

【形态观察】

1. 低倍镜下选择厚薄合适、染色良好的部位,然后在油镜下观察各阶段粒细胞。粒细胞系统包括原始粒细胞、早幼粒细胞、中性中幼粒细胞、中性晚幼粒细胞、中性杆状核粒细胞及中性分叶核粒细胞,各阶段的嗜酸性粒细胞及嗜碱性粒细胞。各阶段粒细胞形态特点见表1-2(以中性粒细胞为例),各阶段嗜酸性粒细胞及嗜碱性粒细胞形态特点与其相似,主要不同点是:特异性颗粒分别是嗜酸性颗粒、嗜碱性颗粒。

表 1-2 各阶段粒细胞形态特点(以中性粒细胞为例)

	原始粒细胞	早幼粒细胞	中幼粒细胞	晚幼粒细胞	杆状核粒细胞	分叶核粒细胞
细胞						
胞体	10~20μm 圆或类圆形	12~25μm 椭圆或圆形	10~20μm 圆形	10~16μm 圆形	10~15μm 圆形	10~14μm 圆形
核形	圆或类圆形	圆或椭圆形,常偏一侧	椭圆形、半圆形或略凹陷	肾形、半月形等	带形、"S"形、"U"形等	分叶(2~5叶,核丝相连)
核仁	2~5个,较小	常清楚	常无	无	无	无
染色质	细颗粒	开始聚集,较原始粒细胞粗	聚集呈索块状	小块状,出现副染色质	粗块状,副染色质明显	粗块状,副染色质明显
胞质量	较少	较多或多	多	多	多	多
胞质颜色	蓝色或深蓝色	蓝色或深蓝色	蓝色或淡蓝色	淡蓝色	淡蓝色	淡蓝色
颗粒	常无,或有少许、细小A颗粒	A颗粒较多,少许覆盖核上	出现中性颗粒,A颗粒常较多	充满中性颗粒,A颗粒少或无	充满中性颗粒	充满中性颗粒

2. 粒细胞系统的各阶段粒细胞较多、形态也各异,但从原始到成熟发育过程中,其形态变化有一定的规律。①胞体:规则,呈圆形或椭圆形;②胞质:无颗粒→出现非特异性颗粒→出现特异性颗粒→特异性颗粒增多、非特异性颗粒减少→仅有特异性颗粒;③胞核:圆形→椭圆形→半圆形→肾形→杆状→分叶状。

3. 根据粒细胞的形态特点,划分各阶段粒细胞,其主要划分依据如下:

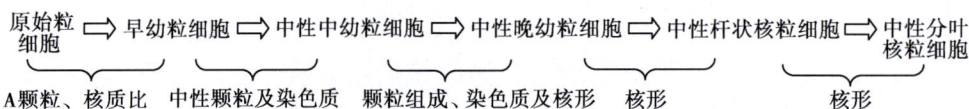

原始粒细胞 ⇨ 早幼粒细胞 ⇨ 中性中幼粒细胞 ⇨ 中性晚幼粒细胞 ⇨ 中性杆状核粒细胞 ⇨ 中性分叶核粒细胞

A颗粒、核质比　　中性颗粒及染色质　　颗粒组成、染色质及核形　　核形　　核形

4. 中幼粒以下细胞主要根据核形来划分,三种胞核划分方法的依据详见表1-3,临床上以核凹陷程度/核假设直径这种划分依据最为常用。

表1-3　中幼粒以下细胞的胞核划分依据

细胞名称	核凹陷程度 / 核假设直径	核凹陷程度 / 核假设圆形直径	核最窄 / 核最宽
中幼粒细胞	/	<1/2	/
晚幼粒细胞	<1/2	1/2～3/4	>1/2
杆状核粒细胞	>1/2	>3/4	1/2～1/3
分叶核粒细胞	核丝	核丝	<1/3

5. 正常情况下,粒细胞有四种颗粒:非特异性颗粒和三种特异性颗粒(即中性颗粒、嗜酸性颗粒及嗜碱性颗粒),四种颗粒的鉴别详见表1-4,有时这些颗粒并不像表中所罗列的那么典型,故需综合分析。四种颗粒的形态特点对判断各种粒细胞及与其他血细胞的鉴别具有重要作用。

表1-4　粒细胞胞质中四种颗粒的鉴别

	非特异性颗粒	中性颗粒	嗜酸性颗粒	嗜碱性颗粒
颗粒				
大小	较中性颗粒粗大 大小不一	细小 大小一致	粗大 大小一致	最粗大 大小不一
形态	形态不一	细颗粒状	圆形	形态不一
色泽	紫红色	淡红或淡紫红色	橘红色	深紫红或深紫黑色
数量	少量或中等量	多	多	常不多
分布	不一,有时覆盖核上	均匀	均匀	不一,常覆盖在核上

6. 粒细胞与其他血细胞的鉴别

（1）原始粒细胞与原始红细胞的鉴别。这两种是正常人骨髓中相对较易见的原始细胞，两者鉴别详见表1-5。

表1-5 原始粒细胞与原始红细胞的鉴别

	原始粒细胞	原始红细胞
细胞		
胞体	直径 10～20μm	直径 15～25μm，常可见瘤状突起
胞核	常类圆形	圆形
核仁	2～5 个（多数 >3 个）较小，清晰	1～3 个较大，常不清楚
染色质	细颗粒状，排列均匀，平坦	颗粒状（较粗），不太均匀，但着色深
胞质量	中等	较多
胞质颜色	蓝色或深蓝色（但不如原始红细胞深蓝），着色均匀，如水彩画感	不透明的深蓝色，着色不均匀，如油画蓝感
核质比	较大	比原始粒细胞小

（2）有的嗜碱性粒细胞需与小淋巴细胞进行鉴别。因为胞体小的嗜碱性粒细胞与小淋巴细胞很相似，两者鉴别详见表1-8。

（3）中性粒细胞与单核细胞的鉴别详见表1-13。

【参考区间】 在正常成人的骨髓涂片中，粒细胞系统约占 40%～60%，以中性中幼粒以下细胞为主。其中原始粒细胞 <2%，早幼粒细胞 <5%，中性中幼粒细胞约占 8%，中性晚幼粒细胞约占 10%，中性杆状核粒细胞约占 20%，中性分叶核粒细胞约占 12%，嗜酸性粒细胞 <5%，嗜碱性粒细胞 <1%。

【注意事项】

1. 正常人骨髓涂片中主要由粒细胞组成，粒细胞的颗粒是该系统细胞最主要的特点之一，仔细辨认这四种颗粒，对区分粒细胞与非粒细胞、粒细胞各阶段的划分均非常重要。由于骨髓中细胞的种类很多，初学者应选择具有粒细胞系统特征（见粒细胞系统的形态变化规律）的细胞进行观察，再进一步辨认、区分各阶段粒细胞的特点。

2. 对于形态不典型的粒细胞，应注意与其他血细胞进行鉴别，如单核细胞、淋巴细胞等，通过与周围细胞进行比较，有助于作出正确判断。

3. 应注意辨认双染性嗜酸性粒细胞，它一般见于嗜酸性中幼、晚幼粒细胞。由于其颗粒不典型，易误认为嗜碱性粒细胞。

4. 多数嗜碱性粒细胞的胞核结构不太清楚，故有时较难确定为哪一阶段细胞，再加上正常情况下骨髓中嗜碱性粒细胞很少且为成熟细胞，故笼统归为嗜碱性粒细胞。

实验三 淋巴细胞系统形态观察

【目的】 掌握淋巴细胞系统的形态特征、各阶段淋巴细胞的形态特点及各阶段淋巴细胞的划分,掌握淋巴系细胞与其他系统类似细胞的鉴别。

【标本】 基本正常骨髓涂片、增生性骨髓涂片、急性淋巴细胞白血病血涂片或骨髓涂片等。

【形态观察】

1. 低倍镜下选择厚薄合适、染色良好的部位,然后在油镜下观察淋巴细胞(包括大淋巴细胞和小淋巴细胞)、原始淋巴细胞及幼稚淋巴细胞。各阶段淋巴细胞形态特点详见表1-6。在急性淋巴细胞白血病骨髓涂片中,可见大量原始和(或)幼稚淋巴细胞,其他涂片中一般为淋巴细胞。

表1-6 各阶段淋巴细胞形态特点

	原始淋巴细胞	幼稚淋巴细胞	大淋巴细胞	小淋巴细胞
细胞				
胞体	10～18μm	10～16μm	12～15μm	6～9μm
	圆或类圆形	圆或类圆形	圆或类圆形	圆、类圆或蝌蚪形
核形	圆或类圆形	圆或类圆形	椭圆形,常偏位	类圆形或有小切迹
核仁	1～2个	模糊或消失	消失	消失
染色质	颗粒状	较粗	紧密而均匀	块状,副染色质不明显
胞质量	少	少	较多	少或极少
胞质颜色	蓝色	蓝色	清澈的淡蓝色	淡蓝色或深蓝色
颗粒	一般无	偶有少许紫红色颗粒	常有紫红色颗粒	常无颗粒

2. 淋巴细胞系统的形态特征为:①胞体及胞核小,呈圆形或类圆形;②胞质少,呈蓝色或淡蓝色。

3. 根据细胞的形态特点,划分各阶段细胞,其主要划分依据如下:

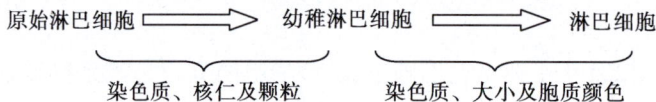

原始淋巴细胞 ⟹ 幼稚淋巴细胞 ⟹ 淋巴细胞

染色质、核仁及颗粒　　染色质、大小及胞质颜色

4. 淋巴细胞与其他血细胞的鉴别

(1)小淋巴细胞与中幼红细胞、浆细胞的鉴别详见表1-7。

(2)小淋巴细胞与胞体小的嗜碱性粒细胞、炭核的鉴别详见表1-8。

(3)大淋巴细胞需与中性幼稚粒细胞进行鉴别(表1-9)。因为有的大淋巴细胞胞体较大且颗粒较多,易与中性幼稚粒细胞混淆,如后者存在中性颗粒减少,两者鉴别更困难。

【参考区间】 在正常成人的骨髓涂片中,淋巴细胞系统约占20%～25%,均为淋巴细胞,并以小淋巴细胞为主,原始淋巴细胞罕见,幼稚淋巴细胞偶见。

【注意事项】

1. 观察急性淋巴细胞白血病涂片时,尤其应注意观察部位的选择,如在厚的部位观察,易将原始淋巴细胞、幼稚淋巴细胞误认为淋巴细胞。

表 1-7　浆细胞、中幼红细胞和小淋巴细胞的鉴别

	浆细胞	中幼红细胞	小淋巴细胞
细胞			
胞体	8~15μm,椭圆形	8~15μm,圆形	6~9μm,类圆形、蝌蚪形
胞质量	丰富	多,围绕核周	少或极少,位于局部
胞质颜色	多呈深蓝色,个别呈红色	灰蓝色、灰红色	多呈淡蓝色,有时较深蓝
颗粒	偶有紫红色颗粒	无,有时有嗜碱性点彩	常无颗粒,但有时可有少许
核形	圆形	圆形	有小切迹,类圆形或圆形
核位置	常偏位	常居中	居中或偏位
核仁	无	无	消失
染色质	块状,副染色质较明显	块状,副染色质明显	块状,副染色质不明显
其他	有核旁淡染区,泡沫浆	常无空泡	有时可见胞质突起

表 1-8　小淋巴细胞、嗜碱性粒细胞和炭核的鉴别

	小淋巴细胞	胞体小的嗜碱性粒细胞	炭核
细胞			
胞体	6~9μm	大小与小淋巴细胞相仿	即晚幼红细胞胞核大小
核形	类圆形或有小切迹	轮廓不清楚	常呈圆形
染色质	染色质呈块状	结构不清楚	呈团块状,未见副染色质
胞质	少或极少,多呈淡蓝色	少,淡蓝色,有时"紫红色"	无
颗粒	常无,有时有少许紫红色颗粒	有少许紫黑色颗粒,常覆盖核上	

表 1-9　大淋巴细胞和中性幼稚粒细胞的鉴别

	大淋巴细胞	中性幼稚粒细胞
细胞		
胞质颜色	淡蓝色	淡蓝色,但由于中性颗粒覆盖而无法观察
颗粒	紫红色颗粒,较中性颗粒粗大	有较多中性颗粒,有的还有 A 颗粒
染色质	致密,副染色质不明显	粗颗粒状或副染色质明显

2. 各期淋巴细胞的划分较粒细胞、红细胞系统难,而与单核细胞系统相似,其关键是如何将原始淋巴细胞、幼稚淋巴细胞和淋巴细胞区分开来。

3. 淋巴细胞分为大淋巴细胞和小淋巴细胞,骨髓涂片中一般以小淋巴细胞为主。骨髓有核细胞计数分类时,一般不需要将两者分开报告。

实验四 浆细胞系统形态观察

【目的】 掌握浆细胞系统的形态特征、各阶段浆细胞的形态特点及各阶段浆细胞的划分,掌握浆系细胞与其他系类似细胞的鉴别。

【标本】 浆细胞反应性增多的骨髓涂片、多发性骨髓瘤骨髓涂片等。

【形态观察】

1. 低倍镜下选择厚薄合适、染色良好的部位,然后在油镜下观察原始浆细胞、幼稚浆细胞及浆细胞的形态特点。各阶段浆细胞形态特点见表1-10。在多发性骨髓瘤涂片中,常可见一定数量的原始和(或)幼稚浆细胞,其他涂片中一般为浆细胞。

2. 浆细胞系统的形态特征为:①胞质:丰富,呈深蓝色,且常有核旁淡染区及空泡;②胞核:圆形,偏位;③核质比:小。

表1-10 各阶段浆细胞形态特点

	原始浆细胞	幼稚浆细胞	浆细胞
细胞			
胞体	12~25μm	12~16μm	8~15μm
	圆形或椭圆形	常椭圆形	常椭圆形
核形	圆形,核偏位	圆形,核偏位	圆形,核偏位
核仁	2~5个	模糊或无	无
染色质	粗颗粒状	较粗	块状,副染色质较明显
胞质量	多	多	丰富
胞质颜色	深蓝色,核旁淡染区	深蓝色,核旁淡染区	常深蓝色,有时呈红色
颗粒	无	偶有少许紫红色颗粒	偶有少许紫红色颗粒
空泡	可有	可有	明显

3. 根据细胞的形态特点,划分各阶段浆细胞,其主要划分依据如下:

原始浆细胞 ⟹ 幼稚浆细胞 ⟹ 浆细胞
核仁及染色质　　　　染色质及大小

4. 浆细胞与成骨细胞相似,应注意鉴别(表1-17)。有的浆细胞形态不典型,应注意与中幼红细胞鉴别(表1-17)。

【参考区间】 在正常成人的骨髓涂片中,浆细胞<2%,原始浆细胞罕见,幼稚浆细胞偶见。

【注意事项】

1. 多发性骨髓瘤涂片中的异常浆细胞,其形态与正常浆细胞有许多相似之处,但从本质上来说它们不是正常浆细胞,故也称骨髓瘤细胞。

2. 幼稚浆细胞与浆细胞的划分,比原始与幼稚浆细胞的划分更为重要。

3. 反应性浆细胞增多等骨髓涂片中,有时可见 3 个或 3 个以上浆细胞围绕巨噬细胞或组织细胞,称为浆细胞造血岛。这些成堆的浆细胞尤其应注意与成骨细胞鉴别。

实验五　单核细胞系统形态观察

【目的】 掌握单核细胞系统的形态特征、各阶段单核细胞的形态特点及各阶段单核细胞的划分,掌握单核系细胞与其他系类似细胞的鉴别。

【标本】 基本正常骨髓涂片、单核细胞增多的血涂片或骨髓涂片、急性单核细胞白血病血涂片或骨髓涂片等。

【形态观察】

1. 低倍镜下选择厚薄合适、染色良好的部位,然后在油镜下观察单核细胞、原始单核细胞及幼稚单核细胞。各阶段单核细胞形态特点详见表 1-11。在急性单核细胞白血病骨髓涂片中,可见大量原始和(或)幼稚单核细胞,其他涂片中一般为单核细胞。

2. 单核细胞系统的形态特征为:①胞体:常较大,可不规则或伪足状突起;②胞质:量多,灰蓝色,可有空泡、粉尘样颗粒;③胞核:大且常不规则形,呈扭曲、折叠,核染色质比其他同期细胞细致、疏松。

表 1-11　各阶段单核细胞形态特点

	原始单核细胞	幼稚单核细胞	单核细胞
细胞			
胞体	14~25μm	15~25μm	12~20μm
	圆形或不规则,有的有伪足	圆形或不规则,有的有伪足	圆形或不规则,有的有伪足
核形	圆或不规则形,可折叠、扭曲	常不规则形,呈扭曲、折叠状	不规则形,呈扭曲、折叠状或大肠形、马蹄形、"S"形等
核仁	常 1 个,大而清楚	有或消失	消失
染色质	纤细、疏松,呈细丝网状	开始聚集,呈丝网状	呈条索状、小块状
胞质量	较多	增多	多
胞质颜色	蓝色或灰蓝色	蓝色或灰蓝色	灰蓝色
颗粒	无或有少许、细小颗粒	可见细小、粉尘样淡紫红色颗粒	可有细小、粉尘样颗粒
空泡	可有	可有	常有

3. 根据细胞的形态特点,划分各阶段单核细胞,其主要划分依据如下:

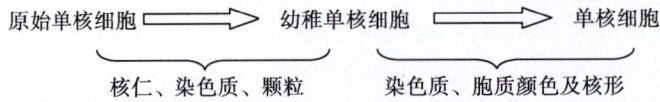

原始单核细胞 ⟹ 幼稚单核细胞 ⟹ 单核细胞

　　　　核仁、染色质、颗粒　　　　染色质、胞质颜色及核形

幼稚单核细胞与单核细胞的主要鉴别点为:幼稚单核细胞的胞质比单核细胞蓝,而单核细胞胞核扭曲、折叠更明显,染色质较幼稚单核细胞更聚集等。

4. 单核细胞与其他血细胞的鉴别

(1)原始单核细胞与原始粒细胞、原始淋巴细胞的鉴别详见表1-12。

表1-12　原始单核细胞与原始粒细胞、原始淋巴细胞的鉴别

	原始单核细胞	原始粒细胞	原始淋巴细胞
细胞			
胞体	大,14～25μm	中等,10～20μm	小,10～18μm
	圆形或不规则,可有伪足	规则	规则
核形	规则或不规则,常折叠、偏位	规则	规则
核仁	1～3个(常1个),大而清晰	2～5个,小而清晰	1～2个,较清晰
染色质	纤细、疏松,呈细丝网状,有起伏不平感,无厚实感	细颗粒状,分布均匀,有轻度厚实感	颗粒状,排列紧密,分布不均匀,有明显厚实感
胞质量	较多	较少	少或很少
胞质颜色	蓝色或灰蓝色	蓝色或深蓝色,透明	蓝色,透明

(2)单核细胞与中性粒细胞(包括幼稚及成熟阶段细胞)的鉴别详见表1-13。如中性粒细胞存在颗粒减少、巨幼样变或胞核折叠,两者鉴别更困难。

表1-13　单核细胞和中性粒细胞的鉴别

	中性粒细胞	单核细胞
细胞		
胞体	10～20μm,圆形	12～20μm,圆形或不规则形,有的有伪足
胞质量	中等至较多	多
胞质颜色	淡蓝色*	灰蓝色,半透明如毛玻璃样
空泡	常无	常有
颗粒	有中性颗粒,A颗粒或有或无	常有细小、粉尘样的紫红色颗粒
核形	椭圆、半圆、肾形、杆状、分叶等	不规则,常扭曲、折叠,也可呈大肠状、"S"形等
染色质	呈块状或较细致	疏松,呈条索状、小块状

* 由于中性颗粒丰富,常掩盖其胞质颜色,而使"胞质"呈中性颗粒的颜色

（3）单核细胞与淋巴细胞的鉴别。因为有的单核细胞胞体较小、胞质较少,有的淋巴细胞胞核不规则,两者易混淆,鉴别详见表1-14。

表1-14　单核细胞和淋巴细胞的鉴别

细胞	单核细胞	淋巴细胞
胞质颜色	灰蓝色	较清澈蓝色,有时略带灰色
空泡	可有	常无
颗粒	可有,但呈粉尘样	可有,较粗大
核形	常不规则且有折叠	规则或不规则,一般无折叠
染色质	较疏松	致密

【参考区间】　在正常成人的骨髓涂片中,单核细胞 <4%,原始单核细胞罕见,幼稚单核细胞偶见。

【注意事项】

1. 单核细胞在正常骨髓细胞当中是一种较难掌握的细胞,因为该细胞形态变化较大。所以初学者常将不典型的单核细胞误认为粒细胞或淋巴细胞,而使单核细胞的实际比例下降。

2. 各阶段单核细胞划分中,幼稚单核细胞与单核细胞的划分,比原始与幼稚单核细胞的划分更重要、更难。

实验六　巨核细胞系统形态观察

【目的】　掌握巨核细胞系统的形态特征、各阶段巨核细胞(包括血小板)的形态特点及各阶段巨核细胞的划分,掌握巨核细胞与其他系类似细胞的鉴别。

【标本】　原发免疫性血小板减少症骨髓涂片、增生性骨髓涂片或基本正常骨髓涂片等。

【形态观察】

1. 低倍镜下选择厚薄合适、染色良好的部位查找巨核细胞,找到后置视野正中再转油镜观察。巨核细胞系统包括原始巨核细胞、幼稚巨核细胞、颗粒型巨核细胞、产血小板型巨核细胞、裸核型巨核细胞及血小板。各阶段巨核细胞形态特点详见表1-15、图1-1,血小板形态见《临床基础检验学技术》相关内容。

表1-15　各阶段巨核细胞形态特点

细胞	原始巨核细胞	幼稚巨核细胞	颗粒型巨核细胞	产血小板型巨核细胞	裸核型巨核细胞
胞体	15~30μm	30~50μm	40~70μm	40~70μm	/
	圆形或不规则形,常有指状突起	不规则形	不规则形	不规则形,胞膜不完整	/

续表

细胞	原始巨核细胞	幼稚巨核细胞	颗粒型巨核细胞	产血小板型巨核细胞	裸核型巨核细胞
核形	圆形、椭圆形或不规则形，1~2核	不规则形	不规则形或分叶后重叠	不规则或高度分叶但常重叠	不规则或高度分叶但常重叠
核仁	2~3个，不清晰	常无	无	无	无
染色质	较细,排列紧密且分布不均匀	粗或小块状	呈粗块状或呈条状	呈块状或条状	呈块状或条状
胞质量	少	较丰富	极丰富	极丰富	无或有少许
颜色	深蓝色或蓝色	深蓝色或蓝色	淡蓝色	淡蓝色	/
颗粒	无	近核处出现细小且大小一致淡紫红色颗粒	充满细小、且大小一致淡紫红色颗粒	颗粒丰富,外侧有释放的血小板,可有雏形血小板形成	/
其他	胞体周围常有血小板附着	胞体周围可有血小板附着	/	/	/

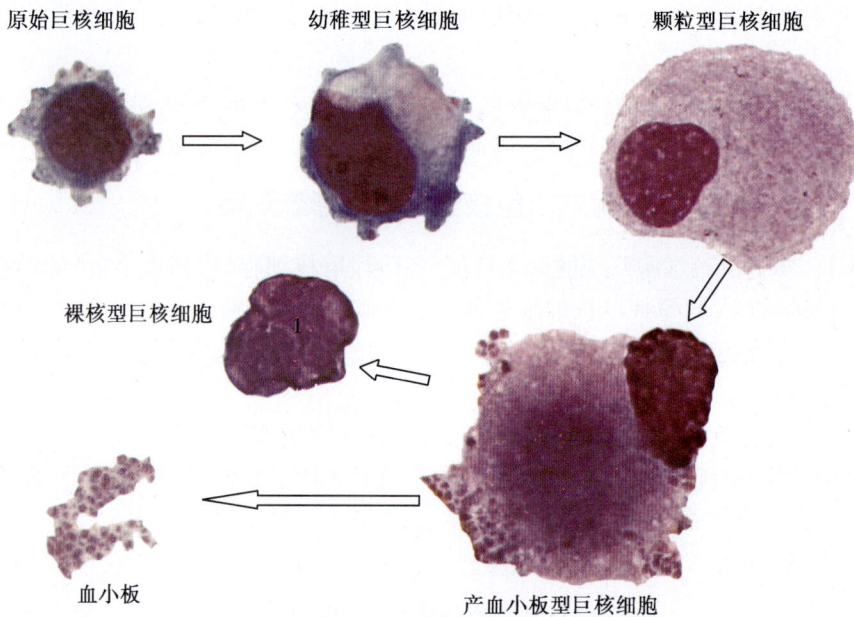

图 1-1 各阶段巨核细胞

2. 巨核细胞系统(除原始巨核细胞外)的形态特征为:①胞体:巨大,不规则;②胞质:成熟巨核细胞(指颗粒型及产血小板型巨核细胞)胞质常极丰富,并有大量细小颗粒;③胞核:常巨大,成熟巨核细胞的胞核高度分叶且重叠。

3. 根据细胞的形态特点,划分各阶段巨核细胞,其主要划分依据如下:

原始巨核
细胞 ⟹ 幼稚巨核细胞 ⟹ 颗粒型巨核细胞 ⟹ 产血小板型
巨核细胞 ⟹ 裸核型巨核细胞

颗粒、胞体大小　　　颗粒量、胞体大小、胞　　胞膜完整性、雏形血小　　胞质
　　　　　　　　　　质颜色及染色质　　　　板、血小板释放等

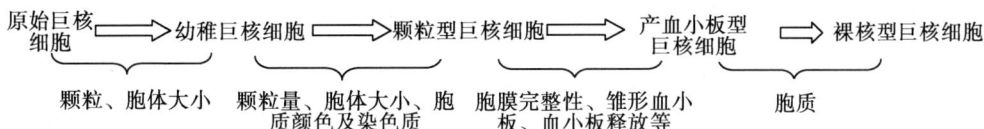

4. 由于巨核细胞胞体巨大且胞质中常有丰富的颗粒，所以一般情况下比较容易辨认。但颗粒型巨核细胞与破骨细胞有许多相似之处，需鉴别，详见表1-18。

【参考区间】 在1.5cm×3.0cm骨髓血膜的正常成人骨髓涂片中，可见7～35个巨核细胞；其中原始巨核细胞占0%～5%，幼稚巨核细胞占0%～10%，颗粒型巨核细胞占10%～50%，产血小板型巨核细胞占20%～70%，裸核型巨核细胞占0%～30%，血小板较易见，呈成堆存在。但实际上该巨核细胞总数的参考值偏低，且以颗粒型巨核细胞及幼稚巨核细胞为主。

【注意事项】

1. 巨核细胞是个多倍体细胞，其胞体巨大，多位于骨髓膜的边缘（包括骨髓膜尾部、上下边缘及头部），且全片数量较少，故先在低倍镜下观察骨髓膜边缘部分，找到巨核细胞后移至视野正中，然后转油镜观察，进行确认和分期。

2. 一般在骨髓涂片中，原始巨核细胞很少，而且可与其他二倍体血细胞的大小相似，所以很难发现。它与其他原始细胞较易鉴别，因为原始巨核细胞具有一些较独特的形态学特点，如常有指状胞质突起、常可见血小板附着、胞核可有两个或多个、核仁常不清晰等。

3. 观察骨髓涂片时，同时应注意观察血小板形态、数量、大小及分布状态，正常情况下血小板呈成堆分布，当血小板数减少时血小板往往呈散在分布。制片涂片时出现凝固，镜下可见标本凝块中有聚集的血小板，而其他部位的血小板明显减少或无。

实验七 非造血细胞形态观察

【目的】 掌握常见的非造血细胞，如组织细胞、肥大细胞、吞噬细胞、成骨细胞、破骨细胞、脂肪细胞等，掌握非造血细胞与其他系类似细胞的鉴别。

【标本】 再生障碍性贫血、白血病化疗后、噬血细胞综合征及其他原因所致的非造血细胞增多骨髓涂片等。

【形态观察】

1. 各种非造血细胞形态特点详见表1-16、图1-2。

2. 非造血细胞需与各种血细胞鉴别

（1）成骨细胞与浆细胞的鉴别详见表1-17。

（2）破骨细胞与巨核细胞的鉴别详见表1-18。

【参考区间】 正常成人骨髓涂片中，偶见非造血细胞。

【注意事项】

1. 由于非造血细胞胞体较大，且骨髓涂片中数量少，一般应在低倍镜下寻找，找到疑似细胞后再转至油镜下确认。

2. 有些非造血细胞在骨髓小粒中较易见（尤其为再生障碍性贫血患者），如组织细胞、肥大细胞、脂肪细胞及纤维细胞等，故可先在骨髓小粒中查找。

表 1-16 各种非造血细胞形态特点

细胞	肥大细胞	组织细胞	吞噬细胞	成骨细胞	破骨细胞	脂肪细胞	内皮细胞	纤维细胞
胞体	10~20μm	>20~50μm	不定(多数大)	20~40μm	60~100μm	30~50μm	25~30μm	>200μm
	梭形、蝌蚪形、圆形等	长椭圆形或不规则形	形态不一致	长椭圆形或不规则形,边缘清晰或云雾状	不规则形,边缘清楚或不整齐	圆形或椭圆形	梭形或长尾形	长条状
核形及个数	1个,较小,圆形	1个,椭圆形	常1个,圆形、椭圆形或不规则	1个,偏位,椭圆形或圆形	1~100个,椭圆形或圆形	1个,偏位,小而不规则	1个,不规则或椭圆形	多个至数十个,椭圆形
核仁	无	1~2个	有或无	1~3个,淡蓝色	1~2个,淡蓝色	无	无	1~2个
染色质	块状	粗网状	较疏松	粗网状	粗网状	致密	网状	网状
胞质量	较丰富	较丰富	不定	丰富	极丰富	多	较少	极丰富
颜色	淡蓝色	淡蓝色	灰蓝或淡蓝色	深蓝或淡蓝色	淡蓝或淡红色	淡蓝色	淡蓝或淡红色	淡蓝或淡红色
颗粒	充满圆形,大小均一、深紫红色颗粒	可有少许紫红色颗粒	可有颗粒,棕色或蓝色、紫红色	偶有少许紫红色颗粒	有大量细小、淡紫红色颗粒	无	可有细小、淡红色颗粒	可有少许紫色颗粒
其他	胞体周围有时可见红晕	胞膜常不完整	可见多少不一的吞噬物	核远处常有淡染区,常成堆分布	有的同时伴有粗大颗粒	充满大小不一空泡	/	含纤维网状物

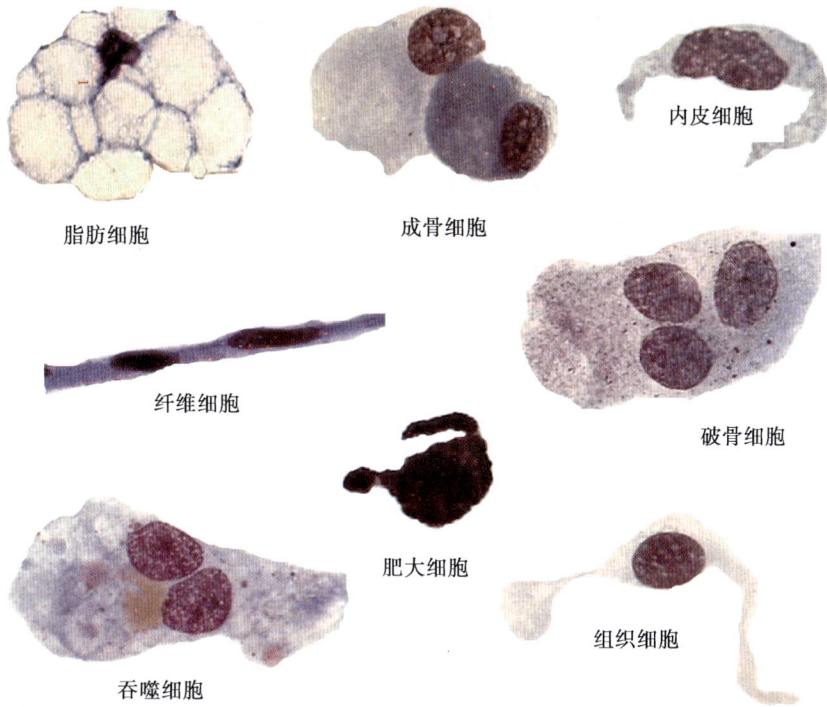

脂肪细胞

成骨细胞

内皮细胞

纤维细胞

破骨细胞

肥大细胞

组织细胞

吞噬细胞

图 1-2 非造血细胞形态特点

表 1-17 成骨细胞与浆细胞的鉴别

细胞	成骨细胞	浆细胞
胞体大小	20～40μm	8～15μm
胞体形态	长椭圆形或不规则,边缘清楚或云雾状	圆形或椭圆形
胞质	丰富(较浆细胞多),常呈深蓝色	丰富,多呈深蓝色,个别呈红色
染色质	粗网状	块状
核仁	常有,1～3个	无
淡染区	距胞核较远处,呈椭圆形	位于胞核旁,呈半月形
存在方式	常成堆存在,有时单个散在	常单个散在,有时成堆存在

3. 有的组织嗜碱细胞胞质中颗粒排列致密,染色后整个细胞呈紫黑色,易误认为异物,但仔细观察往往可发现胞质中充满颗粒。

表 1-18 破骨细胞和巨核细胞的鉴别

	破骨细胞	巨核细胞
细胞		
核形	圆或椭圆,1~100 个,彼此孤立,无核丝相连	不规则形,高度分叶,但彼此重叠,常分不清核叶数,如分叶常可见核丝
染色质	粗网状	条状或块状
核仁	每个胞核常有 1~2 个较清楚的核仁	无
颗粒	有大量较细小、大小一致的淡紫红色颗粒或同时伴有粗大的紫红色颗粒	有大量较细小、大小一致的淡紫红色颗粒

实验八 骨髓细胞形态学检查

【目的】 掌握骨髓涂片染色方法、检验步骤、结果计算、报告单书写及注意事项,掌握骨髓增生程度判断方法及健康成人骨髓象特点,了解骨髓穿刺术。

【标本】 基本正常骨髓涂片、增生性骨髓涂片等。

【检验步骤】

1. 骨髓涂片染色

(1)选择 2~4 张骨髓取材满意、涂片制备良好的新鲜骨髓涂片。

(2)将骨髓涂片的血膜面朝上放平,瑞特染色液滴加至片上,覆盖血膜固定 15~30 秒。

(3)滴加 pH 6.4~6.8 磷酸盐缓冲液,瑞特染色液与缓冲液之比约为 1:2~1:3 为佳,两液混匀后染色 20~25 分钟左右。

(4)流水冲洗,晾干后显微镜下观察。

2. 低倍镜观察 低倍镜观察前先肉眼观察涂片的颜色、厚薄及骨髓小粒等情况。染色良好的骨髓涂片应呈淡紫红色,呈灰蓝色或蓝色一般是由于染色偏碱;骨髓小粒多位于片尾,由于其中有大量有核细胞,故肉眼观察为深蓝色颗粒状。低倍镜观察内容见表 1-19。

表 1-19 低倍镜观察内容

骨髓涂片质量	观察涂片厚薄、骨髓小粒多少、油滴、染色等情况,并可在低倍镜下选择满意的区域进行有核细胞分类、计数
骨髓增生程度	根据有核细胞多少,初步判断骨髓增生程度,其分级及标准详见表 1-20
巨核细胞计数及分类	由于巨核细胞大、全片数量少,故计数一般在低倍镜下进行(计数 1.5cm×3.0cm 血膜中巨核细胞数或全片巨核细胞数),而分类一般应在油镜或高倍镜下进行。如巨核细胞系统无明显异常,通常计数、分类 25 个巨核细胞;如巨核细胞系统数量、形态或血小板数量异常,应至少计数、分类 50 个巨核细胞
异常细胞	观察全片有无体积较大或成堆分布的异常细胞(尤其应注意血膜尾部及上、下边缘),如骨髓转移癌细胞、淋巴瘤细胞、戈谢细胞、尼曼-匹克细胞等

骨髓增生程度通常根据骨髓涂片中有核细胞与红细胞的比值或一个高倍镜视野中有核细胞数来判断。判断骨髓增生程度时,应选择细胞分布均匀、细胞不重叠也不过度分散的部位进行观察,同时应观察多个视野后取其平均值。如果增生程度介于两级之间,应将增生程度划为上一级(表1-20)。

表1-20 骨髓增生程度分级及标准

分级	有核细胞 红细胞	有核细胞数 一个高倍镜视野	临床意义
增生极度活跃	1:1	>100	各种白血病等
增生明显活跃	1:10	50~100	各种白血病、增生性贫血等
增生活跃	1:20	20~50	正常人、贫血等
增生减低	1:50	5~10	造血功能低下、再生障碍性贫血、部分稀释等
增生极度减低	1:200	<5	再生障碍性贫血、化疗后、完全稀释等

每高倍视野下有核细胞数量在10~20个时,检验者应根据具体情况(如年龄等)进行判断

3. 油镜观察 主要进行有核细胞计数及分类,同时观察细胞形态、有无异常细胞等。一般先通过初步观察及浏览,得出初步印象,然后进行计数、分类及更仔细的观察。

(1)有核细胞计数及分类:详见表1-21。一般情况下,大、小淋巴细胞合在一起分类;巨幼细胞贫血患者的各阶段巨幼红细胞应与正常有核红细胞分开计数;急性粒细胞白血病部分分化型(M2b)患者的异常中性中幼粒细胞应与正常中性中幼粒细胞分开计数等。

表1-21 骨髓有核细胞计数及分类

计数部位	应选择厚薄合适且均匀、细胞结构清楚、红细胞呈淡红色、背景干净的部位进行计数,一般在体尾交界处。尾部的细胞变大、常变形,且体积大的、破碎的细胞也多些;厚的部位细胞变小、结构不清。因此选择合适部位计数非常重要,否则易做出错误判断
计数顺序	计数应有一定顺序,以免出现重复计数的现象。如可从右到左、从上到下,呈"S"形走势
计数细胞	包括除巨核细胞、破碎或退化细胞、分裂象细胞以外的有核细胞,即包括各阶段粒细胞、有核红细胞、各阶段淋巴细胞、各阶段单核细胞、各阶段浆细胞、组织细胞、吞噬细胞、肥大细胞、脂肪细胞、成骨细胞、破骨细胞、内皮细胞及各种异常细胞等。由于涂片中巨核细胞数较少,一般单独对巨核细胞计数和分类
计数数目	至少计数200个有核细胞。增生明显活跃以上者最好计数500个;对于增生极度减低者可计数100个;如想在较短时间内了解某类细胞比例,可采用单独快速计数法(即计数一定数量有核细胞,但只对某类细胞进行分类)

(2)观察内容:详见表1-22。观察应全面,包括各类细胞胞体(如大小、形态)、胞核(如核形、核位置、染色质、核仁大小、核仁数量等)及胞质(如胞质量、颜色、颗粒、空泡等)的形态特点等,对于有病变系统的细胞更应仔细观察。骨髓中的血细胞见图1-3(A~F)。

细胞计数、分类完成后,应再一次进行全面的观察。注意细胞分类情况与其他区域是否一致,必要时采用单独快速计数来验证或重新计数;同时也应注意其他部位有否异常细胞等情况。如有血涂片应对有核细胞进行观察,并至少计数、分类100个有核细胞。如有血片及细胞化学染色涂片,也需进行观察。

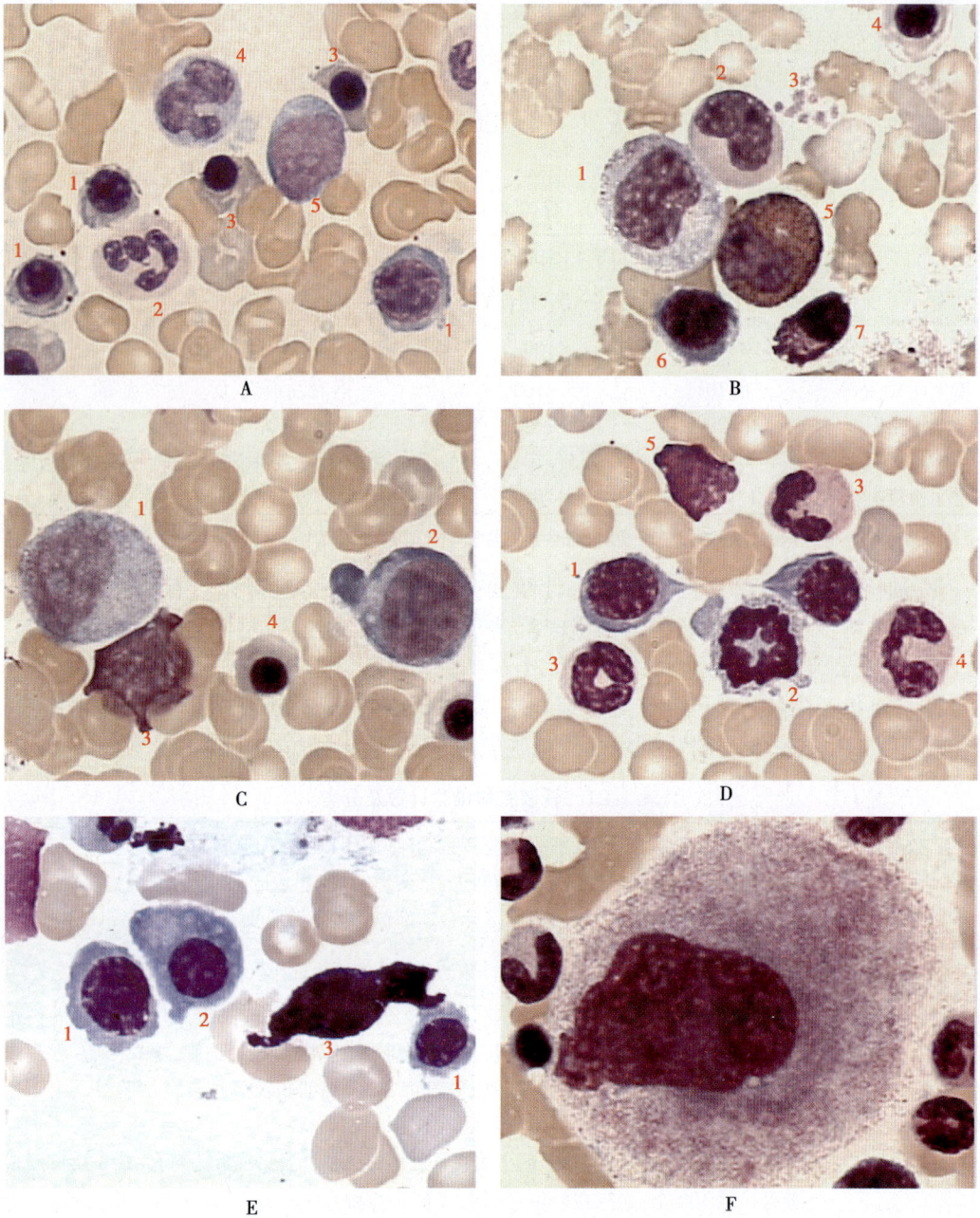

图 1-3　骨髓中的血细胞

A. 1 中幼红细胞,2 中性分叶核粒细胞,3 晚幼红细胞,4 单核细胞,5 原始粒细胞;B. 1 中性中幼粒细胞,2 中性晚幼粒细胞,3 成堆血小板,4 晚幼红细胞,5 嗜酸性粒细胞,6 中幼红细胞,7 嗜碱性粒细胞;C. 1 早幼粒细胞,2 早幼红细胞,3 涂抹细胞,4 晚幼红细胞;D. 1 中幼红细胞分裂象(分裂末期),2 中幼红细胞分裂象(分裂中期),3 中性分叶核粒细胞,4 中性杆状核粒细胞,5 涂抹细胞;E. 1 中幼红细胞,2 浆细胞,3 肥大细胞;F:颗粒型巨核细胞

【结果计算】

1. 各阶段细胞百分比、各系细胞百分比及粒红比值(granulocyte/erythrocyte,G/E)的计

算 计算方法详见表1-23。其中各阶段细胞百分比有两种:有核细胞百分比(all nucleate cell,ANC)和非红系细胞百分比(non erythroid cell,NEC)。

表1-22 油镜下骨髓涂片主要观察内容

观察对象	观察内容
粒细胞系统	增生程度、各阶段粒细胞比例及形态,如胞体大小、形态,染色质、核仁、核形,胞质量、颜色、颗粒、中毒颗粒、杜勒小体、空泡、核质发育是否平衡、棒状小体等
红细胞系统	增生程度、有核红细胞比例及形态,如胞体大小、形态,染色质、核仁、核形,胞质量、颜色、核质发育是否平衡等。同时观察红细胞大小、形态、颜色、淡染区及排列情况,有否 Howell-Jolly 小体、嗜碱性点彩、多色性红细胞等
淋巴细胞系统	淋巴细胞比例、形态,有否原始、幼稚淋巴细胞
浆细胞系统	浆细胞比例、形态,有否原始、幼稚浆细胞
单核细胞系统	单核细胞比例、形态,有否原始、幼稚单核细胞
巨核细胞系统	计数全片或 1.5cm×3.0cm 骨髓膜中巨核细胞数量并分类一定数量巨核细胞,观察巨核细胞形态,有否微小巨核细胞、小巨核细胞、单圆核巨核细胞、多圆核巨核细胞和分叶过度巨核细胞等。同时观察血小板数量、大小、形态、聚集性、颗粒等
骨髓小粒	骨髓小粒中有核细胞量、有核细胞成分、油滴等
其他	如退化细胞、肥大细胞、组织细胞、吞噬细胞、成骨细胞、破骨细胞、分裂象细胞等变化,全片油滴情况,有否寄生虫及其他明显异常细胞,如疟原虫、淋巴瘤细胞、戈谢细胞、尼曼-匹克细胞、转移性癌细胞等

表1-23 骨髓检查结果的计算方法

结果	计算方法
有核细胞百分比	ANC 是指计数一定数量有核细胞数时,某种细胞所占的百分比(即报告单中的单位)
非红系细胞百分比	NEC 是指减去有核红细胞、淋巴细胞、浆细胞、巨噬细胞、肥大细胞以外的有核细胞百分比。2008 年 WHO 分型中指出,NEC 仅用在红白血病中
各系细胞百分比	指某系中各种有核细胞百分比总和
粒红比值	指各阶段粒细胞(包括中性、嗜碱性及嗜酸性粒细胞)百分率总和与各阶段有核红细胞百分率总和之比

2. 巨核细胞的结果计算 计数全片或 1.5cm×3.0cm 骨髓膜中的巨核细胞数,以及各阶段巨核细胞的个数或百分比。

3. 血涂片和细胞化学染色的结果计算 血涂片分类后采用 ANC 方法计算出各种、各阶段有核细胞百分比;细胞化学染色结果包括阳性率、积分或阳性状态,阳性率及积分的计算方法同 NAP 染色。

【书写报告】 书写内容详见表1-24。如果各系细胞形态基本正常,只需简单描述即可(重点描述粒系、红系及巨系);如果某一系细胞明显异常,则首先详细描述该系列细胞,其他细胞系列的描述顺序不变。报告单样本详见表1-25。

表 1-24 骨髓检查报告单的书写内容

一般情况	包括姓名、性别、年龄、科室、病区、床号、住院号、骨髓穿刺部位、骨髓穿刺时间及临床诊断、本次骨髓涂片号等
检验数据	包括报告单中各阶段细胞百分比、计数的有核细胞总数等。各阶段细胞的百分比总和必须为100%
涂片的文字描述	一般由骨髓涂片、血涂片及细胞化学染色三部分组成,重点描述骨髓涂片。描述时要求条理清楚、简单扼要、重点突出
骨髓涂片	描述时应简单扼要、条理清楚、重点突出。可参考以下方式描述: (1)涂片取材、制备及染色情况 (2)骨髓增生程度、粒红比值 (3)粒系增生程度,共占多少,各阶段细胞比例及形态 (4)红系增生程度,占多少,各阶段细胞比例及形态 (5)各阶段淋巴细胞及浆细胞比例及形态 (6)各阶段单核细胞比例及形态 (7)全片或1.5cm×3.0cm骨髓膜中巨核细胞数,各阶段巨核细胞数量及形态,血小板大致数量情况,存在方式及形态 (8)描述其他方面异常,如是否见到寄生虫、其他明显异常细胞等
血涂片	有核细胞数量、比例和形态;红细胞形态;血小板数量及形态有无异常;有无异常细胞及寄生虫等
细胞化学染色	逐项对每个细胞化学染色结果进行描述,每项染色结果一般包括阳性率、积分(即阳性指数)或阳性状态
诊断意见及建议	诊断意见性质及特点详见表1-26
报告日期及签名	目前国内骨髓报告单多采用专用的软件系统,同时还可打印一幅或多幅彩图

根据临床资料、血常规检查等结果,提出诊断意见,必要时提出建议(如进一步检查项目、随访、换位复查等)。对于诊断已明确的疾病,需与之前骨髓涂片进行比较,得出疾病完全缓解、部分缓解、改善、退步、复发等意见。

初诊患者骨髓细胞形态学检查的流程见图1-4。复查的患者一般不需要做细胞化学染色,至于是否需要送检血涂片可根据具体情况来决定。

【参考区间】 目前无统一的参考区间,但符合表1-27者,可视为大致正常骨髓象。与实际情况相比较,表中的巨核细胞总数偏低,且是以颗粒型巨核细胞及幼稚巨核细胞为主。

【注意事项】

1. 肉眼选择染色好、骨髓小粒多、涂片制备良好的骨髓涂片进行观察,观察前应注意辨认正、反面,以免压碎玻片。

2. 油镜下观察、计数、分类有核细胞时,务必选择合适的部位(即染色良好、细胞分布均匀、细胞结构清晰的部位),否则易做出错误的判断。

3. 由于细胞形态的变化多样,故观察细胞时不能根据某一、两个非特异的特点就轻易地做出肯定或否定的判断。而应全面观察细胞的胞体大小、形态;胞核大小、形态、位置、核染色质、核仁;胞质量、胞质颜色、颗粒、空泡等,同时应注意与周围细胞进行比较。

表 1-25 骨髓细胞形态学检查图文报告单样本

××医院骨髓细胞形态学检查图文报告单

姓名 ××× 年龄 34 性别 男 科别 血液内科 病区 十七病区 床号 05 病案号 ××××××
采取日期 2013 年 07 月 05 日 采取部位 左髂后上棘 临床诊断 白细胞增加待查:白血病? 涂片号 2013-922-ml

细胞名称		血片	骨髓片		
		%	$\overline{X}$	±SD	%
粒细胞系统	原始粒细胞		0.42	0.42	
	早幼粒细胞		1.27	0.81	1.0
	中性粒细胞 中 幼	1	7.23	2.77	2.0
	晚 幼	2	11.36	2.93	1.5
	杆状核	4	20.01	4.47	1.5
	分叶核	3	12.85	4.38	0.5
	嗜酸性粒细胞 中 幼		0.50	0.49	
	晚 幼		0.80	0.64	
	杆状核		1.06	0.95	
	分叶核	1	1.90	1.48	0.5
	嗜碱性粒细胞 中 幼		0.01	0.03	
	晚 幼		0.02	0.03	
	杆状核		0.03	0.07	
	分叶核		0.16	0.24	0.5
红细胞系统	原始红细胞		0.37	0.36	
	早幼红细胞		1.34	0.88	
	中幼红细胞		9.45	3.33	1.5
	晚幼红细胞	1	9.64	3.50	2.5
	原巨红细胞				
	早巨红细胞				
	中巨红细胞				
	晚巨红细胞				
淋巴细胞系统	原始淋巴细胞		0.01	0.01	
	幼稚淋巴细胞		0.08	0.15	
	淋巴细胞	9	18.90	5.46	9.0
单核细胞系统	原始单核细胞	30	0.01	0.02	53.5
	幼稚单核细胞	35	0.06	0.07	23.0
	单核细胞	14	1.45	0.88	0.5
浆细胞系统	原始浆细胞		0.002	0.01	
	幼稚浆细胞		0.03	0.07	
	浆细胞		0.54	0.38	2.5
其他	网状细胞		0.16	0.20	
	内皮细胞		0.01	0.04	
	组织嗜碱细胞		0.02	0.03	
	吞噬细胞		0.18	0.19	
	分类不明细胞		0.02	0.04	
	异型淋巴细胞				
共数有核细胞数		100	200		

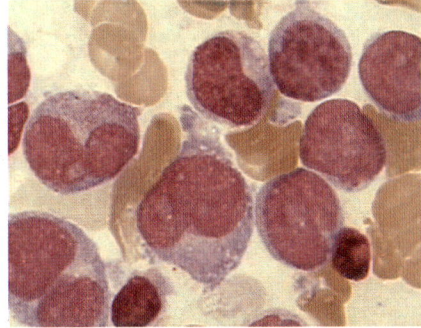

[骨髓片]

1. 骨髓小粒易见、涂片制备及染色良好。

2. 骨髓增生极度活跃,G/E = 1.88:1。

3. 单系异常增生,占 77.0%,以原始、幼稚单核细胞为主,分别占 53.5%、23%。其胞体大小不一,多数较大、部分胞质可见突起;胞质量较多至中等、灰蓝色,部分可见细小颗粒,Auer 小体未见;多数胞核不规则、折叠,染色质细致或较细致,多数可见 1 个、大而清楚核仁。

4. 粒系明显减少,占 7.5%,为早幼粒以下阶段的细胞,形态无明显异常。

5. 红系明显减少,占 4%,为中、晚幼红细胞,形态无明显异常。

6. 淋巴细胞比例无明显增减;浆细胞较易见,约占 2.5%。

7. 全片巨核细胞约 78 个。分类 25 个,其中幼巨 4 个、颗粒巨 20 个、裸核巨 1 个。血小板少见,散在分布。

[血片]

有核细胞数增多,以原始、幼稚单核细胞为主,共占 65%,单核细胞也较易见。见少许幼稚粒细胞,偶见晚幼红细胞。

[细胞化学染色]

1. POX 染色:阳性率 10%,阳性指数 10。

2. NAS-DAE 染色:阳性率 100%,阳性指数 285;加 NaF 阳性率 80%,阳性指数 75;NaF 抑制率为 74%。

3. NAS-DCE 染色:阳性率 0%,阳性指数 0。

4. PAS 染色:阳性率 82%,呈细颗粒状阳性。

[诊断意见及建议]

急性髓系白血病骨髓象(提示急性单核细胞白血病部分分化型),请结合其他检查。

检验日期 2013 年 07 月 07 日 检验者 ×××

表1-26 骨髓检查诊断意见性质及特点

诊断意见性质	特点
肯定性诊断	骨髓呈特异性变化,临床表现又典型者,如各种白血病、巨幼细胞贫血、多发性骨髓瘤、骨髓转移癌、戈谢病、尼曼-匹克病等
提示性诊断	骨髓有改变但特异性不强,如再生障碍性贫血、缺铁性贫血、急性白血病亚型等
符合性诊断	骨髓呈非特异性改变,但结合临床及其他检查可解释临床者。如溶血性贫血、原发免疫性血小板减少症、原发性血小板增多症、脾功能亢进等
疑似性诊断	骨髓象有变化或出现少量异常细胞,临床表现不典型,可能为某种疾病的早期、前期或不典型病例,如骨髓增生异常综合征等
排除性诊断	临床怀疑为某种血液病,而骨髓象大致正常或不支持,可考虑排除此病,但有时也存在疾病早期或病灶呈灶性分布的可能性
形态学描写	骨髓象有改变但又做不出上述性质的诊断意见,即可简述其主要特点作为诊断意见

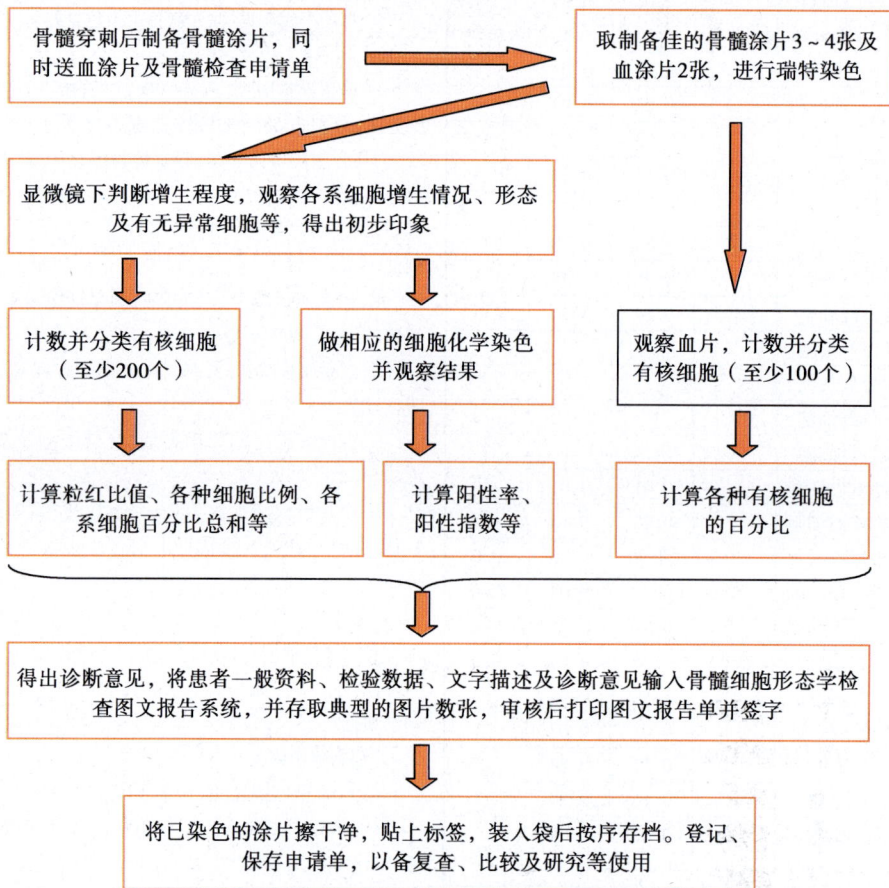

图1-4 骨髓细胞形态学检查流程图

4. 血细胞的发育是一个连续过程,为了便于识别而人为将各系细胞划分为若干阶段。故观察中常会遇到介于两个阶段之间细胞,一般将它归入更成熟阶段细胞。

5. 对于个别介于两个系统之间的细胞,如难以判断,可采用大数归类法,即归入细胞多的细胞系列中。

表 1-27 健康成人骨髓象特点

骨髓增生程度	增生活跃
粒红比值	(2～4)∶1
粒细胞系统	占 40%～60%,其中原始粒细胞 <2%,早幼粒细胞 <5%,中性中幼粒细胞约 8%,中性晚幼粒细胞约 10%,中性杆状核粒细胞约 20%,中性分叶核粒细胞约 12%,嗜酸性粒细胞 <5%,嗜碱性粒细胞 <1%
红细胞系统	占 15%～25%,以中、晚幼红细胞为主(各占 10%),原始红细胞 <1%,早幼红细胞 <5%
淋巴细胞系统	占 20%～25%,均为淋巴细胞,原始淋巴细胞罕见,幼稚淋巴细胞偶见
浆细胞系统	<2%,均为浆细胞,原始浆细胞罕见,幼稚浆细胞偶见
单核细胞系统	<4%,均为单核细胞,原始单核细胞罕见,幼稚单核细胞偶见
巨核细胞系统	在 1.5cm×3cm 的血膜上,可见巨核细胞 7～35 个,其中原始巨核细胞 0%～5%,幼稚巨核细胞占 0%～10%,颗粒型巨核细胞占 10%～50%,产血小板型巨核细胞占 20%～70%,裸核型巨核细胞占 0%～30%。血小板较易见,呈成堆存在
其他细胞	如组织细胞、成骨细胞、吞噬细胞等偶见,分裂象细胞少见,寄生虫和异常细胞未见
细胞形态	红细胞、血小板及各种有核细胞形态正常

6. 有时可见到难以识别的细胞,可参考涂片上其他细胞再作出判断,如仍不能确定可归入"分类不明"细胞,但不宜过多,若有一定数量,则应通过细胞化学染色、集体读片或会诊等方法进行识别。

【附录】 骨髓穿刺术。

1. 穿刺部位选择 骨髓穿刺部位选择一般应从以下几个方面考虑:①骨髓腔中红髓丰富;②穿刺部位浅表、易定位;③避开重要脏器。故临床上成人最为理想的穿刺部位是髂骨上棘(包括髂骨前、髂骨后上棘),其他穿刺部位包括胸骨、胫骨等。

2. 骨髓穿刺步骤

(1)穿刺前,操作人员应在穿刺部位进行穿刺位点的标记。

(2)用碘附、75%乙醇常规消毒穿刺部位及周围皮肤。

(3)打开已消毒的骨髓穿刺包,带上无菌手套,对准穿刺部位铺上包内的孔巾。

(4)用 2% 利多卡因溶液进行局部麻醉。先在皮肤上打个小皮丘,然后与皮肤垂直进针,边进针边注射麻醉药,直至麻醉到骨膜。然后局部按摩使麻醉药充分、快速地发挥作用。

(5)从穿刺包中取出骨髓穿刺针,套上针芯,准备穿刺。

(6)不同穿刺部位穿刺方法不同。例如髂后上棘穿刺方法为:患者侧卧或俯卧,在第 5 腰椎水平旁开 2～4cm,髂后上棘一般在臀部上方突出的部位。术者左手拇指及示指分别固定皮肤,垂直进针至骨膜后,再进 0.5～1.0cm 即可。

(7)穿刺针进入髓腔后,取出针芯,接上 20ml 干燥注射器的针筒,迅速抽吸骨髓液 0.2ml 左右,抽吸完毕后取下针筒迅速插回针芯,并将针筒内的骨髓液注射在玻片上。

(8)取玻片上骨髓小粒丰富的骨髓液部分制作骨髓涂片,骨髓涂片制备基本同血涂片,要求头体尾分明、厚薄均匀、两边留有空隙。

(9)拔出穿刺针,局部敷以无菌纱布,用胶布固定。

3. 骨髓取材情况的判断

（1）骨髓取材满意的指标：①吸骨髓液时，患者感到有瞬间的酸痛感；②抽出的骨髓液中有较多黄色小粒；③显微镜下可见骨髓特有细胞，如有核红细胞、幼稚粒细胞、巨核细胞、原始细胞、浆细胞、成骨细胞、破骨细胞、脂肪细胞、肥大细胞、纤维细胞、巨噬细胞等；④骨髓涂片中性杆状核粒细胞/中性分叶核粒细胞比值>外周血中性杆状核粒细胞/分叶核粒细胞比值，骨髓涂片中有核细胞数>外周血涂片中有核细胞数。

（2）骨髓取材不满意的指标：骨髓取材不成功是指抽吸骨髓液过程中抽到了较多或大量的外周血，根据稀释程度分为：①骨髓完全稀释：指抽出的"骨髓液"实际上就是外周血，肉眼观察其"骨髓液"较稀、无黄色小粒，显微镜下无骨髓小粒；②骨髓部分稀释：指抽吸骨髓液时混进较多外周血，其特征包括：骨髓小粒无或少见、有核细胞减少、骨髓特有细胞少、中性分叶核粒细胞和淋巴细胞比例增加。

4. 骨髓穿刺的注意事项

（1）操作过程中应严格遵循无菌操作，穿刺用具应经高压灭菌处理，且应清洁、干燥，抽吸用具连接紧密，以便抽吸。

（2）骨髓液抽吸量一般不超过0.3ml，以免造成骨髓稀释。

（3）骨髓涂片一般送检8~10张。临床怀疑为急性白血病初诊患者应送10张以上骨髓涂片，因为急性白血病患者除做常规形态学检查外，还需做一系列细胞化学染色。

（4）为了更好地配合骨髓检查，初诊患者务必同时送检外周血涂片3~4张。外周血涂片的制备方法基本同骨髓涂片。

（5）申请者应在骨髓涂片上做好一一对应的标记，以免在运送、检查过程中出现医疗差错。

（王霄霞）

第二节 血细胞化学染色检验

细胞化学染色是以细胞形态学为基础，运用化学反应的原理，对细胞内的各种化学物质（如酶类、脂类、糖类、铁、蛋白质、核酸等）进行染色，进而作出定性、定位、半定量分析。目前主要应用于急性白血病细胞类型的鉴别、血液系统疾病的辅助诊断和鉴别诊断、疾病的疗效观察和预后判断以及发病机制的探讨。

不同的细胞化学染色，操作步骤不同，但基本过程包括：固定、显色（有色沉淀反应）、复染等步骤。细胞化学染色的方法很多，常用的包括髓过氧化物酶染色、过碘酸-希夫反应、中性粒细胞碱性磷酸酶染色、氯乙酸AS-D萘酚酯酶染色、α-醋酸萘酚酯酶染色、铁染色等。下面介绍几种常用细胞化学染色方法的原理、操作及注意事项。

实验九 髓过氧化物酶染色

【目的】

1. 掌握髓过氧化物酶（myeloperoxidase，MPO）染色的原理、结果判断及注意事项。

2. 掌握髓过氧化物酶染色的操作方法。

一、四甲基联苯胺法

【原理】　髓过氧化物酶又称过氧化物酶(peroxidase,POX),存在于粒细胞和部分单核细胞的溶酶体颗粒中,该酶将底物四甲基联苯胺(tetramethylbenzidine,TMB)的氢离子传递给过氧化氢,使之氧化为四甲基联苯胺蓝。四甲基联苯胺蓝可以自行脱氢氧化成棕色的四甲基苯醌二胺,定位于酶存在部位;也可与亚硝基铁氰化钠结合,再进一步氧化形成稳定的蓝色颗粒,沉着于酶所在的部位。

【试剂与器材】

1. 器材　显微镜等。

2. 试剂

(1)0.1% 四甲基联苯胺(TMB)乙醇溶液:0.1g TMB 溶于100ml 88% 乙醇溶液中,置棕色瓶内,4℃保存。

(2)亚硝基铁氰化钠饱和溶液(360g/L):在少量蒸馏水中加亚硝基铁氰化钠晶体,搅拌直至不再溶解为止,置棕色试剂瓶内,4℃保存。

(3)染色液(临用前配制):亚硝基铁氰化钠饱和溶液 10μl 加 0.1% TMB 乙醇溶液 1ml,溶液呈淡棕黄色。

(4)1% 过氧化氢溶液(新鲜配制):30% 过氧化氢溶液 1ml 加蒸馏水 29ml。

(5)过氧化氢工作液(新鲜配制):1% 过氧化氢 1 滴加 10ml 蒸馏水稀释。

(6)Wright 染液。

【操作】

1. 在新鲜干燥的涂片上,加 0.1% TMB-亚硝基铁氰化钠饱和溶液的混合试剂 0.5ml,放置 1 分钟。

2. 加过氧化氢工作液 0.7ml,吹匀,染色 6 分钟。

3. 流水冲洗,待干。

4. Wright 染液复染 15～20 分钟,流水冲洗,待干,油镜镜检。

【结果】　在细胞质中出现蓝色或蓝黑色颗粒为阳性反应。结果判断见表1-28。

表1-28　髓过氧化物酶染色结果判断(四甲基联苯胺法)

实验结果	细胞
(－)	无颗粒
(±)	颗粒小,分布稀疏,可覆盖在核上
(+)	颗粒较粗大,聚集,约占胞质面积1/4
(++)	颗粒弥散状分布,有一定空隙,约占胞质面积1/2
(+++)	颗粒均匀分布于胞质或聚集,约占细胞质面积3/4
(++++)	阳性颗粒充满整个胞质没有空隙

【正常血细胞的染色反应】　见表1-29。

【注意事项】

1. 涂片应新鲜制作,厚薄适宜。

2. TMB 乙醇溶液以 85%～88% 的乙醇浓度染色效果较好,勿用 90%～95% 乙醇,否则细胞表面蛋白质很快凝固,妨碍试剂向胞内渗入而使显色反应减弱或消失。

表 1-29　正常血细胞 MPO 染色反应

细胞系统	细胞
粒细胞系	原始粒细胞大多呈阴性,少量可呈阳性。早幼粒细胞及以下各阶段细胞均含不同程度的蓝黑色颗粒,随粒细胞成熟阳性逐渐增强,中性成熟粒细胞为强阳性,衰老的中性粒细胞酶活性降低,甚至呈阴性;嗜酸性粒细胞阳性最强,颗粒更粗大;嗜碱性粒细胞阴性
单核细胞系	各阶段单核细胞常呈阴性或弱阳性
其他细胞	组织细胞及巨噬细胞可呈不同程度的阳性,淋巴细胞、浆细胞、红细胞、巨核细胞系等均为阴性

3. 过氧化氢溶液需新鲜配制,其浓度与加入量严格按实验要求进行。过氧化氢的最适浓度为 0.05mol/L,浓度过高抑制酶的活性。如涂片中粒细胞阳性颗粒减少或未见,红细胞呈棕色或绿色,即表示过氧化氢过浓;若过氧化氢加于新鲜血片上不产生气泡,则示无效。

4. 染色时加入过氧化氢工作液后必须与染色液充分混匀,否则同一片子上细胞染色情况不一致。

5. 试剂应置于低温暗处,防止光线照射失效。

6. 染色液适宜 pH 应为 5.5,若 pH<5.0 会出现假阳性结果。

7. 复染时最好用 Wright-Giemsa 染液,适当延长染色时间,效果更佳。

二、改良 Pereira 法

【原理】　粒细胞和部分单核细胞的溶酶体颗粒中含有 MPO,底物碘化钾接受 MPO 分解过氧化氢而释放出的新生氧,使之氧化为碘(I_2),碘再与煌焦油蓝作用形成蓝绿色沉淀,定位于具有酶活性的细胞胞质内。

【试剂与器材】

1. 器材　染色缸、显微镜等。

2. 试剂

(1)固定液(10% 甲醛乙醇液):10ml 甲醛加 90ml 无水乙醇混合,置带盖染色缸中室温保存。

(2)pH 5.5 磷酸盐碘化钾缓冲液:100mg 碘化钾溶于 100ml 0.067mol/L pH 5.5 磷酸盐缓冲液中,室温保存。

(3)0.03mol/L(1%)煌焦油蓝水溶液:0.25g 煌焦油蓝染料溶于 25ml 蒸馏水中,室温保存。

(4)0.0088mol/L(0.03%)过氧化氢水溶液:0.1ml 0.88mol/L(3%)过氧化氢加 9.9ml 蒸馏水混匀,临用前配制。

(5)染色应用液(临用前配制),混匀后 4 小时内使用。

pH 5.5 磷酸盐碘化钾缓冲液　　　　　　5ml

0.03mol/L(1%)煌焦油蓝水溶液　　　　2~5 滴

0.0088mol/L(0.03%)过氧化氢溶液　　　1~3 滴

【操作】

1. 涂片于固定液中固定 30～60 秒,流水冲洗,待干或吸掉多余水分。

2. 加染色应用液覆盖标本片,染色 2～5 分钟。

3. 流水冲洗或用吸水纸吸掉多余水分,待干后置油镜下镜检。

【结果】 同四甲基联苯胺法。

【正常血细胞的染色反应】 同四甲基联苯胺法。

【注意事项】

1. 涂片应新鲜制备,厚薄适宜。

2. 过氧化氢溶液应新鲜配制。

实验十 过碘酸-希夫反应

【目的】

1. 掌握过碘酸-希夫反应(periodic acid Schiff reaction,PAS)的原理、结果判断及注意事项。

2. 熟悉过碘酸-希夫反应的操作方法。

【原理】 过碘酸-希夫反应以前又称糖原染色。染色过程中,过碘酸氧化细胞内含有 1,2-乙二醇基的多糖类物质而产生双醛基,后者与希夫染料作用,使无色的亚硫酸品红变成紫红色化合物,定位于胞质中多糖类物质存在部位。

【试剂与器材】

1. 器材 染色缸、水浴箱、显微镜等。

2. 试剂

(1)10g/L 高碘酸溶液:1g 高碘酸($HIO_4 \cdot 2H_2O$)溶于 100ml 蒸馏水中,溶解后盖紧,放 4℃冰箱保存备用,一般可用 3 个月,变黄则不能再用。

(2)希夫染液:取蒸馏水 200ml 加入 500ml 三角烧瓶内,火焰加热至沸腾。离开火焰,缓慢加入 1g 碱性品红继续加热 1～2 分钟至沸腾,离开火焰振摇使之充分溶解。待冷却至 50℃左右时,加入 1mol/L 盐酸 20ml 混匀。冷却至 25℃加入 2g 偏重亚硫酸钠($Na_2S_2O_5$)混匀,置带玻璃塞的棕色瓶中,放于暗处。24 小时后取出,加活性炭 1～2g,振荡混匀吸附色素,至红色基本被吸附为止。用滤纸过滤后密封在棕色瓶内,放冰箱保存。希夫染液试剂应为无色,变红则失效。

(3)偏重亚硫酸液(用前新鲜配制)

100g/L 偏重亚硫酸钠	6ml
1mol/L 盐酸	5ml
蒸馏水	100ml

(4)20g/L 甲基绿:2g 甲基绿溶于 100ml 蒸馏水中。

【操作】

1. 新鲜干燥的骨髓涂片用 95% 乙醇固定 10 分钟,待干。

2. 滴加 10g/L 过碘酸覆盖整个标本片,氧化 15～20 分钟,蒸馏水冲洗,待干。

3. 标本片置希夫染液中 37℃(或室温)染色 20 分钟。

4. 用亚硫酸溶液冲洗 3 次后(此步亦可省略),再用流水冲洗 2～3 分钟,待干。

5. 20g/L 甲基绿复染 1～2 分钟。

6. 水洗,待干,镜检。

【结果】 细胞胞质中出现弥散状、颗粒状或块状红色为阳性。

【正常血细胞的染色反应】 见表1-30。

表1-30 正常血细胞糖原染色反应

细胞系统	细胞
粒细胞系统	原始粒细胞为阴性或阳性;自早幼粒细胞及以下阶段均呈阳性,并随细胞的成熟阳性反应程度逐渐增强,成熟中性粒细胞最强;嗜酸性粒细胞的颗粒本身不着色,颗粒之间的胞质呈阳性;嗜碱性粒细胞的颗粒呈阳性,而颗粒之间的胞质不着色
红细胞系统	有核红细胞和红细胞均呈阴性
单核细胞系统	原始单核细胞为阴性或阳性;幼单核细胞及单核细胞多为细颗粒状阳性,有时胞质边缘处颗粒较粗大
淋巴细胞系统	各阶段淋巴细胞大多数呈阴性,少数呈颗粒或块状阳性,阳性率通常<20%
巨核细胞系统	巨核细胞为阳性反应,呈颗粒状或块状;血小板为阳性,呈颗粒状或小块状
其他细胞	浆细胞一般为阴性,少数可呈细颗粒状阳性反应;巨噬细胞可呈细颗粒状阳性

【注意事项】

1. 所用染色缸及器具应十分清洁、干燥。

2. 固定试剂的影响 固定试剂不同,染色结果不同。目前较常用的有95%乙醇、纯甲醇及甲醛蒸气,其中乙醇固定后糖原颗粒明显,成熟粒细胞的反应彼此之间有较明显的颜色差异,易于判断阳性反应的程度,故通常选用乙醇为固定剂。

3. 过碘酸易潮解,用后必须密封或放干燥器内保存。

4. 10g/L过碘酸溶液质量要保证,变黄则不能用。氧化时间要准确,以20分钟为宜,过长可使醛基进一步氧化为羧基,影响实验结果。

5. 碱性品红对染色的影响 不同品牌的碱性品红染色效果不一,碱性品红的质量是试验成败的关键因素之一。

6. 希夫染液应放置棕色试剂瓶避光、密封保存,一般4℃下可保存6个月,试剂应为无色,变红则失效。

7. 偏重亚硫酸钠量要充足。此药易于分解,若刺激性气味不强或消失,意味着药物变性不能使用,此药要密封干燥保存。

8. 染色时间和温度应相对恒定,一般以37℃染色30分钟最适宜。

9. 染色后的涂片应及时检查,以免褪色,染色后标本仅可保存8天。

实验十一 中性粒细胞碱性磷酸酶染色

【目的】

1. 掌握卡氏(Kaplon)偶氮偶联法中性粒细胞碱性磷酸酶(neutrophilic alkaline phosphatase,NAP)染色的原理、结果判断及注意事项。

2. 熟悉中性粒细胞碱性磷酸酶染色的操作方法。

【原理】 中性粒细胞胞质中的碱性磷酸酶在pH 9.2~9.6的碱性条件下能水解磷酸萘酚钠,生成萘酚,后者与重氮盐偶联形成不溶性的有色沉淀定位于胞质中酶存在的部位。重氮盐有多种,常用的有坚牢蓝 RR、坚牢蓝 BB、坚牢紫酱等。

【试剂与器材】

1. 器材　染色缸、水浴箱、显微镜等。

2. 试剂

(1)10% 甲醛甲醇固定液。

(2)丙二醇缓冲液贮备液(0.2mol/L):2-氨基-2-甲基-1,3-丙二醇 10.5g 加蒸馏水至500ml,溶解后保存冰箱内。

(3)丙二醇缓冲液应用液(0.05mol/L,pH 9.75):0.2mol/L 贮存液 25ml、0.1mol/L 盐酸5ml,加蒸馏水至 100ml。

(4)基质孵育液(pH 9.5~9.6)(临用前配制):α-磷酸萘酚钠 20mg 溶于 0.05mol/L 丙二醇缓冲液 20ml,再加坚牢紫酱 GBC 盐(或重氮坚牢蓝)20mg 混合后用滤纸过滤,立即使用。

(5)Mayer 苏木素染色液。

【操作】

1. 新鲜干燥的标本片用冷 10% 甲醛甲醇固定液固定 30 秒。流水冲洗,待干。

2. 将标本片浸入基质孵育液中,在室温(冬季放水浴箱)下温育 10~15 分钟。

3. 流水冲洗 1~2 分钟,待干。

4. 在苏木素染色液中复染 5~8 分钟,流水冲洗,待干,镜检。

【结果】

1. 胞质中出现紫黑色或棕红色颗粒为阳性。判断标准见表 1-31。

表 1-31　中性粒细胞碱性磷酸酶染色结果判断

实验结果	分级	细胞
0 分	−	胞质中无阳性染色颗粒
1 分	+	胞质中含少量颗粒或呈弥漫浅色
2 分	+ +	胞质中含中等量的颗粒或呈弥漫着色
3 分	+ + +	胞质中含较多颗粒或弥漫较深色
4 分	+ + + +	胞质中充满粗大颗粒或弥漫深色

2. 计算阳性率和积分值

阳性率:100 个细胞中阳性细胞总数即为阳性率。

积分值:100 个细胞中阳性细胞的积分之和即为积分值。

【正常血细胞的染色反应】　健康人的血细胞碱性磷酸酶除成熟中性粒细胞(杆状核及分叶核)可见阳性外,其他细胞均呈阴性反应。

【参考区间】　NAP 的积分值为 30~130 分。以上值仅供参考,因各实验室有一定差异,应有自己的参考值。

【注意事项】

1. 标本片应新鲜制备,存放过久,则酶活性降低,影响染色结果。一般要求在 1 周内染色观察。

2. 低温固定保证细胞不易破碎,酶不易扩散,从而准确定位。

3. 磷酸萘酚盐和重氮试剂品种繁多,应根据基质不同选择相适应的重氮盐,见表1-32。坚牢蓝等重氮盐的质量是本实验成功的关键。

表1-32　NAP的偶氮偶联染色法常用的基质与重氮盐的组合

基质	重氮盐
α-磷酸萘酚钠	坚牢蓝 RR、坚牢紫酱
磷酸萘酚 AS-M_x	坚牢蓝 RR
磷酸萘酚 A_SBI	坚牢紫红、坚牢紫红 LB、坚牢蓝 RR
磷酸萘酚 A_S	坚牢蓝 BBN

4. 基质孵育液必须临用前新鲜配制,先将血膜固定干燥后,才开始配制基质液。

5. 若无2-氨基-2-甲基-1,3-丙二醇,可用巴比妥缓冲液(pH 9.2)或 0.2mol/L Tris 缓冲液(pH 9.2)代替。

6. 每次染色时,应同时做一份感染患者的血片,作为阳性对照。

实验十二　氯乙酸 AS-D 萘酚酯酶染色

【目的】

1. 掌握氯乙酸 AS-D 萘酚酯酶(naphthol AS-D chloroacetate esterase,NAS-DCE)染色的原理、结果判断及注意事项。

2. 熟悉氯乙酸 AS-D 萘酚酯酶染色的操作方法。

【原理】　氯乙酸 AS-D 萘酚被细胞内氯乙酸 AS-D 萘酚酯酶(NAS-DCE)水解,产生的 AS-D 萘酚与重氮盐偶联,生成不溶性的有色沉淀物,定位于胞质内酶所存在的部位。

【试剂与器材】

1. 器材　染色缸、水浴箱、显微镜等。

2. 试剂

(1)10% 甲醛甲醇固定液。

(2)Veronal-醋酸缓冲液

甲液:1.94g 三水合醋酸钠、2.94g 巴比妥钠,加蒸馏水至 100ml,溶解。

乙液:0.85ml 盐酸(比密 1.190g/ml)加蒸馏水至 100ml。

甲液 50ml,乙液 45ml,再加蒸馏水 135ml,用 1mol/L 盐酸调 pH 至 7.5~7.6。

(3)基质液(溶解,过滤后立即染色,一次用完)

氯乙酸 AS-D 萘酚	10mg
丙酮	0.5ml
蒸馏水	5ml
Veronal-醋酸缓冲液	5ml
坚牢紫酱 GBC 盐	10mg

(4)苏木素染液。

【操作】

1. 新鲜干燥的涂片在固定液中固定 30～60 秒,或用甲醛蒸气熏蒸 5～10 分钟,水洗,待干。

2. 放入基质液中,37℃作用 30 分钟,水洗,待干。

3. 苏木素染液复染 5 分钟,水洗,待干,镜检。

【结果】 阳性反应为红宝石色颗粒,定位于胞质中。

【正常血细胞的染色反应】 详见表 1-33。

表 1-33 正常血细胞氯乙酸 AS-D 萘酚酯酶染色反应

细胞系列	染色情况
粒细胞系统	分化好的原始粒细胞呈弱阳性,早幼粒细胞和中幼粒呈强阳性,中性分叶核粒细胞酶活性反而减弱;嗜酸性粒细胞阴性;嗜碱性粒细胞一般为阴性,偶可弱阳性
单核细胞系统	各阶段单核细胞呈阴性,个别呈弱阳性
其他细胞	肥大细胞呈阳性;巨核细胞、血小板、淋巴细胞和红细胞系均呈阴性

【注意事项】

1. 新鲜标本最好,存放过久,则酶活性降低,影响染色结果。如标本不能在一周内染色,应风干后置干燥器内 4℃保存,使用时平衡温度至室温,以免细胞溶解破坏。

2. 氯乙酸 AS-D 萘酚酯酶染色反应最适宜的 pH 为 7.0～7.6,且此酶不被氟化钠抑制。

3. 配制基质液时可先将萘酚在丙酮中溶解后再加其他液体。

4. 底物配制后可能出现混浊,但不影响染色效果。

5. 重氮盐可选用新品红、坚牢蓝等。

6. 冬季室温低,萘酚和坚牢紫酱 GBC 盐不易溶解,可放 37℃温箱促溶。

实验十三 α-醋酸萘酚酯酶染色

【目的】

1. 掌握 α-醋酸萘酚酯酶(alpha-naphthol acetate esterase,α-NAE)染色的原理、结果判断及注意事项。

2. 熟悉 α-醋酸萘酚酯酶染色的操作方法。

【原理】 细胞中的 α-醋酸萘酚酯酶(α-NAE)能将 α-醋酸萘酚水解,产生的 α-萘酚与重氮盐(常用坚牢蓝 B)偶联,生成不溶性的有色沉淀(棕黑色或灰黑色),定位于胞质内酶活性处。

【试剂与器材】

1. 器材 染色缸、水浴箱、显微镜等。

2. 试剂

(1)0.067mol/L 磷酸缓冲液(pH 7.6)

甲液:2.388g $Na_2HPO_4 \cdot 12H_2O$ 加蒸馏水至 100ml。

乙液:0.908g KH_2PO_4 加蒸馏水至 100ml。

甲液 87ml,乙液 13ml 混合,调 pH 至 7.6。

(2)基质液:0.067mol/L 磷酸缓冲液 50ml,加 10g/L α-醋酸萘酚(用 50% 丙酮为溶剂)

1.0ml,充分振荡,直至最初产生的混浊物大部分消失为止,加重氮盐(坚牢蓝 B 等)50mg,振荡,过滤后立即使用。

(3)10g/L 甲基绿水溶液。

【操作】

1. 新鲜干燥涂片置 10% 甲醛生理盐水中 5 分钟或甲醛蒸气固定 5～10 分钟,流水冲洗 5 分钟,待干。

2. 放入基质液中,37℃孵育 1 小时,水洗,待干。

3. 10g/L 甲基绿水溶液复染 5 分钟,充分水洗,待干,镜检。

4. 氟化钠抑制试验 1ml 作用液中加入 1.5mg 氟化钠,其余染色步骤同上。

【结果】

1. 细胞质内有灰黑或棕黑色弥漫性或颗粒状沉淀为阳性。

2. 氟化钠抑制率计算公式 两种方法染色后用油镜计数 100 或 200 个细胞,分别计算出抑制前和抑制后的阳性率和积分。氟化钠抑制率(%) = 100% ×(抑制前阳性率或阳性积分 – 抑制后阳性率或阳性积分)/抑制前阳性率或阳性积分。

【正常血细胞的染色反应】 详见表 1-34。

表 1-34　正常血细胞 α- NAE 染色反应

细胞系统	染色情况
单核细胞系统	正常单核细胞为强阳性,原始单核细胞为阴性或阳性,幼单核细胞及组织细胞为阳性
粒细胞系统	各期粒细胞为阴性或弱阳性
巨核细胞系统	巨核细胞和血小板为弱阳性
红细胞系统	有核红细胞一般呈阴性,少数有核红细胞呈弱阳性
淋巴细胞系统	淋巴细胞多数阴性,少数弱阳性
浆细胞系统	浆细胞呈阴性

【注意事项】

1. 新鲜标本最好,存放过久,则酶活性降低,影响染色结果。如标本不能在一周内染色,应风干后置干燥器内 4℃保存,使用时平衡温度至室温,以免细胞溶解破坏。

2. 基质液配制时振荡频率以促进溶解为宜,过度振摇易析出沉淀影响染色效果;基质液不能长期保存,应现配现用,过滤后迅速使用,减少等候时间,避免沉淀物析出。温度过低时应置于 37℃温箱内操作,以促使溶质充分溶解。

3. 用 β- 醋酸萘酚为底物时,可显示白细胞的非特异性酯酶,其反应产物为紫红色,色泽比较鲜明,但一般不呈颗粒状。当用 α- 醋酸萘酚为底物时,酶反应产物为棕黑色,颗粒一般比较明显,定位清楚。

4. 重氮盐选择以坚牢蓝 B,坚牢蓝 RR 及坚牢黑 B 的染色效果为好。

5. 染色的时间与温度应相对恒定。

6. 本试验对染色剂的 pH 要求比较严格,作用液 pH 以 6.1～6.4 为宜,否则影响染色效果。

7. 所用试剂必须是纯品,最好是 AR 级。器皿专用,严格按标准清洗。

实验十四　铁　染　色

【目的】
1. 掌握骨髓铁染色(bone marrow iron stain)的原理、结果判断及注意事项。
2. 掌握铁染色的操作方法。

【原理】　骨髓中的铁包括细胞内铁和细胞外铁,骨髓小粒中的含铁血黄素称细胞外铁,幼稚红细胞内的铁称为细胞内铁。骨髓中的三价铁和蛋白质结合不牢固,经稀盐酸处理后而游离,并能与酸性亚铁氰化钾溶液发生普鲁士蓝反应(见以下反应式),生成蓝色亚铁氰化铁沉淀,定位于胞质中含铁的部位。根据反应的强弱可了解骨髓中细胞内、外铁的含量。

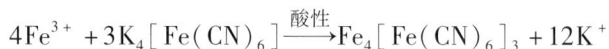

$$4Fe^{3+} + 3K_4[Fe(CN)_6] \xrightarrow{\text{酸性}} Fe_4[Fe(CN)_6]_3 + 12K^+$$

【试剂与器材】
1. 器材　骨髓涂片、染色缸、水浴箱、显微镜等。
2. 试剂
(1)酸性亚铁氰化钾溶液(临用前配制):200g/L 亚铁氰化钾溶液 20ml,缓缓滴加 5ml 浓盐酸,边滴边搅拌均匀,如有白色沉淀则加少量亚铁氰化钾溶液使白色沉淀消失,加入亚铁氰化钾溶液的总量为 25ml。
(2)2g/L 核固红-硫酸铝溶液:硫酸铝 2g 溶于 100ml 蒸馏水中,再加入核固红 0.2g。置 37℃水浴中振荡 1 小时,使之溶解,过滤后备用。

【操作】
1. 干燥骨髓涂片放入酸性亚铁氰化钾溶液中,染色 30 分钟。
2. 用蒸馏水冲洗,待干。
3. 用核固红染液复染 10～15 分钟。
4. 流水冲洗,待干,镜检。

【结果】　幼红细胞核呈鲜红色,胞质呈淡黄红色,铁粒呈蓝绿色。
1. 细胞内铁　用油镜计数 100 个中、晚幼红细胞,记录胞质中含有蓝色铁颗粒的幼红细胞(铁粒幼红细胞)的百分率。根据细胞内铁颗粒的数目、大小、染色深浅和颗粒分布的情况,将铁粒幼红细胞分为四型,详见表 1-35。

表 1-35　铁染色细胞内铁结果判断方法

实验结果	细胞
Ⅰ型细胞	幼红细胞内含 1～2 个小铁颗粒
Ⅱ型细胞	幼红细胞内含 3～5 个小铁颗粒
Ⅲ型细胞	幼红细胞内含 6～10 个小铁颗粒,或 1～4 个大铁颗粒
Ⅳ型细胞	幼红细胞内含 10 个以上小铁颗粒,或 5 个以上大铁颗粒

环形铁粒幼红细胞是指幼红细胞胞质内铁颗粒在 5 颗以上,围绕核周 1/3 以上者。
2. 细胞外铁　观察骨髓小粒中蓝色铁颗粒的情况,常分为五级,见表 1-36。

表1-36 铁染色细胞外铁结果判断方法

实验结果	染色情况
（-）	无颗粒
（+）	有少数铁颗粒或偶见铁小珠
（++）	有较多的铁颗粒或小珠
（+++）	有很多的铁颗粒、小珠和少数小块状
（++++）	有极多铁颗粒、小珠,并有很多密集成堆的小块

【参考区间】 细胞外铁（+）~（++）;细胞内铁阳性率为12%~44%,平均21.4%,以Ⅰ型为主,少数为Ⅱ型,Ⅲ、Ⅳ型及环形铁粒幼红细胞不见。

【注意事项】

1. 玻片需经去铁处理。将新玻片用清洁液浸泡24小时,取出后反复水洗,浸入95%乙醇中24小时,晾干,再浸泡在5%盐酸中24小时,取出后用双蒸水反复清洗玻片,取出烘干后备用。

2. 骨髓取材合格。细胞外铁存在于骨髓小粒中,故选择骨髓小粒丰富的涂片进行铁染色。取材不佳时,影响实验结果。

3. 酸性亚铁氰化钾溶液须新鲜配制。加浓盐酸时要慢,尤其不要把浓盐酸直接加到全量的亚铁氰化钾溶液中,否则会出现沉淀不溶解的现象。

4. 固定时间过长会导致阳性率降低。

5. 基质液中取出的骨髓涂片,用小水流冲洗或冲洗玻片背侧面,以免冲掉骨髓小粒。

6. 染色时HCl的浓度过低,会导致阳性率降低。

7. 已做过Wright染色的陈旧骨髓涂片,可浸入甲醇中至颜色褪去,再行铁染色。

（章亚倞）

第三节 血细胞染色体检验

血细胞染色体检验技术主要包括染色体非显带技术、染色体显带技术、染色体高分辨技术、姐妹染色单体互换技术及染色体荧光原位杂交技术（FISH）等。骨髓穿刺液或外周血中的血细胞呈悬浮状态,具有取材方便、容易培养等优点,可在离体培养的条件下,短时间内获取大量有丝分裂象细胞,计数并进行染色体核型分析。染色体检验技术在血液学研究及临床诊断领域有着广泛的应用,许多血液系统肿瘤具有较高的染色体畸变率,因此血细胞染色体分析除常用于遗传性疾病的临床诊断外,在血液系统肿瘤的诊断、分型、预后判断、复发监测及病因和发病机制的研究等方面均具有重要价值。

实验十五 染色体标本制作

一、外周血染色体标本制备

【目的】 掌握外周血染色体标本制备的原理、方法和注意事项。

【原理】 正常情况下,人外周血淋巴细胞处于G_1期或G_0期,在体内、外一般不分裂,但在适宜的培养条件及植物血凝素(PHA)刺激下,能转化为淋巴母细胞而获取重新分裂的能力。染色体制备时,秋水仙素因具有抑制细胞分裂时纺锤丝的形成,将细胞阻断于有丝分裂中期而易于核型分析,因为此阶段的染色体较为完整,长度适于分析,而较早阶段的染色体较长,中、晚期以后的染色体则短小、分叉,难以进行显带。向培养瓶中加入一定量的秋水仙素,然后将细胞悬液离心、低渗、固定处理,最后将细胞悬液滴于湿冷、清洁的玻片上,空气中自然干燥后即得中期染色体标本。

【试剂与器材】

1. 器材 带有成像系统及染色体分析软件的正置光学显微镜、二氧化碳孵箱(或附有温控仪的隔水式恒温培养箱)、恒温水浴箱、电热干燥箱、离心机、无菌室(超净工作台)、pH计、定时钟、G_6型玻璃漏斗或蔡斯漏斗(细菌滤器)、注射器、25ml培养瓶、标本缸、染色缸等。

2. 试剂

(1)RPMI 1640基础培养液:称取RPMI 1640培养粉10.4g溶于1000ml三蒸水中,并加入$NaHCO_3$ 2.0g/1000ml以缓冲pH,完全溶解后经G_6型玻璃漏斗抽滤后备用或买市售RPMI 1640基础培养液。

(2)肝素溶液:用生理盐水按效价单位配成500U/ml或4μg/ml,160kPa灭菌15分钟备用。

(3)双抗溶液:青霉素和链霉素用生理盐水按效价单位配成10 000U/ml的溶液,配制过程要求使用注射器式无菌过滤器。

(4)秋水仙素:用生理盐水配制成浓度为10μg/ml的溶液,103.43kPa 20分钟灭菌,分装,置-20℃保存。

(5)植物血凝素(PHA):用生理盐水配制PHA浓度为1mg/ml的溶液。

(6)低渗液:称取5.59g KCl溶于1000ml双蒸馏水中,配制成0.075mol/L KCl。

(7)固定液:甲醇:冰醋酸(3:1),临用时配制。

(8)Giemsa工作液:1份原液和10份磷酸盐缓冲液,临用时配制。

(9)灭活小牛血清:56℃,30~45分钟。

(10)混合细胞培养液(以每瓶含此混合液10ml为例):RPMI 1640培养液(80%~85%)8.0~8.5ml,PHA(10mg/ml)0.4ml,灭活小牛血清(15%~20%)1.5~2.0ml,肝素溶液0.08ml,加入双抗最终浓度为100U/ml,混合后用$NaHCO_3$调pH至7.0~7.2,分装于小瓶中,密闭瓶塞,置冰盒或低温冰箱中备用。临用前温化至37℃。

【操作】

1. 采血及接种培养 若使用二氧化碳孵箱,培养容器不需密闭,用循环的5% CO_2调节培养基pH;若使用普通恒温箱,培养瓶口要用瓶塞塞紧或密封。按培养所需血量则可分半微量全血法和血浆法(又称标准法)两种。

(1)半微量全血培养法:在无菌条件下,以肝素液湿润容积为2ml的灭菌注射器针筒后,采集静脉血1~2ml,转动注射器充分混匀血液与肝素,向培养基内注入肝素化全血40滴(7号针头),血量约为0.6ml。轻轻摇匀,静置37℃恒温箱内培养48~72小时。

(2)标准培养法:取静脉血5~10ml,室温下静置1~2小时或1000r/min离心5~8分钟。将血浆及白细胞层吸出混匀,以0.6~0.8ml接种到已配制的混合培养液5ml中培养48~72小时。培养过程中每天水平摇动培养物1~2次,使血液均匀悬浮,再继续培养。

2. 阻留中期分裂象 在培养终止前4~6小时加秋水仙素,一般在5ml培养液内加

3. 125μg/ml 的秋水仙素 1 滴(4 号针头)。

3. **收集细胞和低渗处理** 将培养物(细胞悬液)移入刻度离心管,1000r/min 离心 5~8 分钟。弃上清液,沿管壁缓缓加入预温至 37℃的 0.075mol/L KCl 溶液 8ml,用吸管轻微吹打细胞团,混匀后置 37℃温箱低渗处理 15~30 分钟。离心,弃上清液。

4. **固定** 加入 3:1 甲醇冰醋酸固定液 4~5ml 后,用吸管轻轻打匀细胞团,静置固定 20 分钟,离心后吸弃上清液。如此固定 3 次。如不能立即制片,可将离心管口盖好,置 4℃冰箱中过夜,或在加入适量固定液(大致为细胞团容积的 20~40 倍)后,加盖,置 -20℃冰箱中至少可保存 4 年,在此期间随时可将其取出供各种显带处理。

5. **制片** 将上述细胞悬液离心,弃上清液,留取沉淀物 0.2~0.3ml,轻轻打匀后吸取少量,于 10~15cm 高度向下滴至一端倾斜 15°的经冰水或乙醇浸泡过的洁净无脂玻片上,每片滴 2~3 滴,在乙醇灯火焰上来回通过数次,空气干燥后备用。

6. **染色** 用 10% Giemsa 染液染色 30 分钟,流水冲洗,晾干。

7. **结果观察** 染色体标本玻片干燥后,先用低倍镜寻找染色体分散良好的中期分裂象细胞,低倍镜下呈含红色条状物质的细胞轮廓,然后轻轻转动细准焦螺旋(微调),待细胞图像清晰后,选择交叉缠绕少、分散好、长短适宜的染色体分裂象置于视野中央,再用油镜观察染色体的长臂、短臂、着丝点位置及某些染色体次缢痕、随体等。

【结果】 人类 46 条染色体按其长短和着丝粒的位置编为 A~G 7 组,包括 1~22 号,以及 X 和 Y 染色体。通常 A 组的第 1~3 号染色体、E 组的第 16~18 号染色体在未分带标本片上可辨认。染色体和染色单体的裂隙、断裂及染色体畸变率等在制作良好的未分带染色体标本片上均可检出。

【注意事项】

1. 培养失败的常见原因

(1)水质不合格,配制各种培养基所用的溶液必须用三蒸水。

(2)玻璃器皿尤其是培养瓶洗涤必须干净,避免酸碱残留。

(3)不同来源和不同保存时间的 PHA 质量是培养成败的关键。

(4)小牛血清质量不佳。

(5)接种的细胞数目过少或过多。

(6)pH 过高或过低。偏酸造成细胞发育不良,偏碱时细胞会出现轻度固缩,或培养过程中瓶塞不紧,CO_2 逸出。

(7)细菌污染,尤其在夏季是常见的失败原因。

(8)培养细胞温度控制在 37℃±0.5℃。

(9)个体功能状况。细胞免疫水平低下患者或长期接受放疗、化疗后患者的血液在相同条件下,可出现对照培养结果正常而受试者培养不成功情况。

2. 染色体标本质量不佳的常见原因

(1)秋水仙素浓度过高或作用时间过久,使染色体形态短粗,单体离散。

(2)培养条件不适,分裂象过少,染色体亦较小,不易显带。

(3)低渗处理不足或过度,造成染色体分散不佳(重叠、聚集等)或染色体分散过度甚至丢失。

(4)离心、吸打等操作不当,造成分裂象或染色体的丢失。离心机最好用水平式,离心速度太高,难以打散沉降到管底的细胞团,速度太低,易丢失分裂象。低渗后离心速度过高,使分裂细胞过早破裂,导致完整分裂象过少。

（5）固定液不新鲜,固定时间不够。建议每次固定时间≥30分钟,加固定液应沿管壁缓慢加入,否则染色体容易扭转并出现毛刷状。

（6）玻片清洁度和湿冷程度影响染色体的铺展。

3. 当白血病患者外周血 WBC 在 15×10^9/L 以上,其中原始细胞 >10% 时,可采用不加 PHA 的外周血培养 24 小时或 48 小时以代替骨髓细胞培养。此法的优点是:

（1）分裂象均来自白血病细胞。

（2）由于外周血中不存在有碍制片的物质,故标本质量通常优于骨髓涂片。

二、骨髓细胞染色体标本制备

【目的】　掌握骨髓细胞染色体标本制备的原理、方法和注意事项。

【原理】　骨髓细胞具有丰富的自我增殖特性,其染色体制备方法分直接法、短期培养法和同步化法三种方法,制备过程中均不需加 PHA。直接法指骨髓采集后不经培养立即予以各种处理后制片;短期培养法指骨髓接种到培养基内经 24 小时或 48 小时培养后再收获细胞制片;同步化法是指采用某些药物如甲氨蝶呤(MTX),过量的胸腺嘧啶核苷(TdR),5-氟脱氧尿苷(FdU)等阻断 DNA 合成达一定时间,细胞高度阻滞于同一细胞周期,解除阻断作用后各细胞的 DNA 合成重新同步启动,使细胞处于同一分裂周期,获取大量早、中期的有丝分裂象,可提高染色体的制备质量。

【试剂与器材】

1. 器材　同外周血标本制备法。

2. 试剂　磷酸盐缓冲液(PBS)或 0.9% NaCl 溶液、0.2% 肝素、秋水仙素、0.075mol/L KCl、3∶1 甲醇冰醋酸固定液(临用前现配)、10% Giemsa 染色液(临用前以 pH 7.2 的 PBS 新鲜配制)、20% 小牛血清、80% RPMI 1640、青霉素、链霉素、FdU、5-溴脱氧尿嘧啶核苷 (BrdU)。

【步骤】

1. 直接涂片法　骨髓穿刺时用肝素湿润的针筒抽取骨髓 0.5~2.0ml,立即注入含 20ml PBS(或 0.9% NaCl)的标本瓶中,加入秋水仙素(终浓度为 0.05μg/ml),摇匀后置 37℃温箱中 1 小时,然后按外周血染色体标本制备步骤 3~7 进行。

2. 短期培养法

（1）培养液的配制和保存:RPMI 1640(80%)8ml、小牛血清(20%)2ml、青霉素 100IU/ml、链霉素 100μg/ml,调节培养液的 pH 至 7.0,置冰箱冻存,存放有效期约 3 个月,用前必须置 37℃水浴中融化。

（2）染色体标本制备:骨髓穿刺时用肝素湿润的针筒抽取骨髓 0.5~2.0ml,立即注入含 RPMI 1640 培养液 5ml 的标本瓶中。经骨髓有核细胞计数后,按(1~3)×10^6 细胞/ml 的密度接种到培养瓶中,放 37℃温箱中培养 24 小时或 48 小时。定时将内容物轻轻摇匀。然后按外周血染色体标本制备 3~7 步骤进行。

3. 5-氟脱氧尿苷(FdU)同步化法

（1）培养液的配制和保存:同短期培养法。

（2）前培养:接种后置 37℃培养 6~30 小时(可根据白血病病种而异)。

（3）同步化:无菌条件下采集患者骨髓有核细胞,使细胞数为 1×10^6/ml,加入终浓度为 10^{-7}mol/L 的 FdU,同时加入 4μmol/L 的尿嘧啶核苷。

（4）去阻滞：17小时后直接向培养基中加入终浓度为30μg/ml的5-溴脱氧尿嘧啶核苷（BrdU）。

（5）后培养：37℃再培养6～8小时，收获前30分钟加秋水仙素，终浓度为0.05～0.08μg/ml。

（6）收获细胞：制片可按外周血法3～6项进行。

（7）制好的标本片在65～70℃烘烤2～4小时或放37℃温箱1～2天后显带。

（8）结果观察：同外周血染色体标本。

【结果】 同外周血染色体标本。

【注意事项】

1. 骨髓液质量是骨髓染色体标本制备的成败关键，其采集量视外周血白细胞计数的多少而定，若外周血 WBC > 100×10^9/L 时，骨髓采集量至少为0.5ml，WBC < 10×10^9/L 时，骨髓采集量至少为2ml。此外，尽量去除骨髓内的脂肪等成分，否则影响制片的质量。

2. 骨髓培养时间可视骨髓涂片标本中的有丝分裂细胞多少而定，在低倍镜下观察骨髓涂片，随机推动，如每一视野都可见分裂细胞，仅需做2～4小时的培养，如偶见或不见分裂细胞，则做24小时或48小时的培养。

3. 骨髓细胞宜采用低浓度（0.05μg/ml）和短时间（<60分钟）的秋水仙素处理，低渗时间不少于30分钟，而外周血法只需15分钟。

4. 为确保染色体检查的成功并提高异常核型检出的机会，最好同时采用直接法和培养法制备染色体。骨髓细胞发现异常核型时，应加做 PHA 的外周血染色体培养，以排除体质性染色体异常的可能性。但公认的特异性异常如 t(8;21)、t(15;17)、t(9;22) 等则不在此列。

5. 同步化方法的关键是需要适宜的前培养和后培养时间，由于不同种类白血病细胞的差异，以及不同患者白血病细胞之间的异质性等原因，白血病骨髓细胞难以达到完全同步化。

实验十六 染色体显带技术

经某种特殊处理或特异染色后，染色体上可显示出一系列连续的明暗或深浅相间的带纹，称显带染色体。根据不同显带方法所现带纹的特点，将用喹吖因等染料显示的荧光带称为 Q 带；用 Giemsa 染料显示的带纹称为 G 带；在使用 Giemsa 或其他荧光染料的基础上，加上不同的预处理而获得的与 Q 带或 G 带着色强度正好相反的带纹称为 R 带。用于染色体分析的显带技术有很多种，这里仅介绍目前最常用的 G 显带和 R 显带技术。

一、G 显带法

【目的】 掌握染色体 G 显带法的原理、方法和注意事项。

【原理】 G 显带是最常用的染色体显带技术。染色体标本经胰蛋白酶等试剂处理后，胰蛋白酶抽提了与 DNA 上富含 GC 碱基对区段相结合的蛋白质，降低该区段和 Giemsa 染料的亲和力而呈浅带；反之，DNA 上富含 AT 碱基对的区段和组蛋白结合紧密，不易被胰酶抽提，和 Giemsa 染料有较强的亲和力而呈深带。所显示的带纹分布于整个染色体上，由于每条染色体具有较为恒定的带纹特征，G 显带后，可较为准确地识别每条染色体，并发现染色体上较细微的结构异常。

【试剂与器材】

1. 器材 恒温培养箱、电热干燥箱、染色缸、载片架、载玻片、烧杯、量筒、搪瓷缸等。

2. 试剂 RPMI 1640、小牛血清、灭菌生理盐水、PHA、胰酶、KCl、NaCl、NaOH、秋水仙素、肝素、吉姆萨染液、PBS 等。

【操作】 以胰酶 G 显带法为例。

1. 染色体标本制备 细胞经培养后制备中期染色体标本,室温下静置 1~2 周或置 75℃烤箱烘烤 2~3 小时后,自然冷却至室温备用。

2. 消化 用已预温至 37℃的 0.025% Difco 胰酶(0.85% NaCl 溶液配制,用 0.1mol/L NaOH 溶液调 pH 至 7.2)或用 0.05%国产胰酶溶液(pH 7.4)消化 1.5~2 分钟。

3. 染色 pH 6.8 的 PBS(37℃)冲洗后,用 5% Giemsa 液染色 15 分钟。

4. 结果观察 低倍镜下选择分散良好,染色体带型清晰的分裂象,转换油镜观察核型,根据各染色体的 G 显带特征和着丝粒位置,依次对 1~22 号染色体和性染色体进行分组、配对和排列,显微摄影,做出核型分析报告。若染色体未出现带纹,则为显带不足;若染色体边缘有毛刺为显带过头,此时应根据具体情况调整胰酶处理时间,重新制作标本。

【结果】 人类 46 条染色体分为 7 组:A 组,1~3 号染色体;B 组,4、5 号染色体;C 组,6~12 号和 X 染色体;D 组,13~15 号染色体;E 组,16~18 号染色体;F 组,19、20 号染色体;G 组,21、22 号和 Y 染色体。一个体细胞内的整套染色体按其相对恒定的特征排列起来的图像称为核型。正常男性核型为 46,XY;女性为 46,XX,见图 1-5。

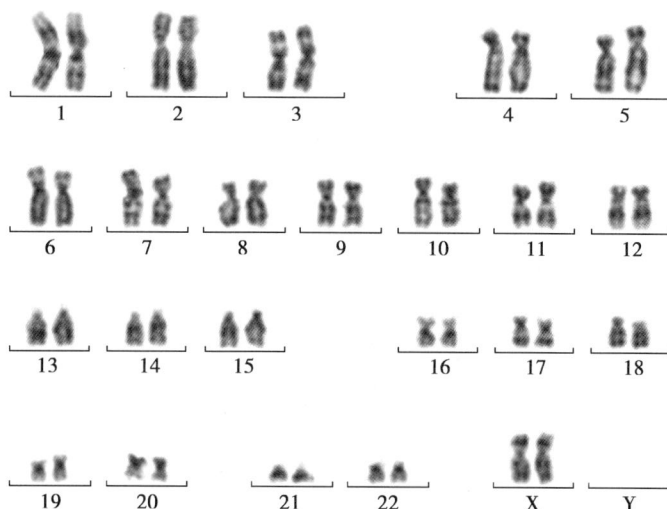

图 1-5 正常女性染色体核型

【注意事项】

1. 细胞培养是获得染色体标本的关键,培养过程中应严防污染,并控制温度、湿度和浓度。

2. 掌握好低渗时间,以得到满意的染色体分散效果。严格控制染色体标本烤片和消化的时间、温度、pH 等。温度过高、时间过长可致染色体变性;而温度过低、时间过短则分带不佳。

3. 胰酶的浓度和处理时间与片龄和气温高低有关。每份标本的胰酶处理时间不同,每次显带应预试 1~2 片,以确定合适的消化时间。一般规律:骨髓标本胰酶处理时间比外周血标本要长些;片龄长、气温低,时间宜长;片龄短、气温高,时间宜短。若片龄的时间在 1 年以上的标本通常染色不佳。骨髓标本的胰酶处理时间应比外周血稍长。胰蛋白酶的作用时间不够可致细胞呈紫蓝色,若细胞呈桃红色,说明作用时间适当。

4. Giemsa 染液应现用现配,以免沉淀影响染色效果。

5. G 显带带纹细致,但影响因素较多,对标本中分裂象的数量和质量要求较高,故对分裂象相对缺乏、染色体质量又差的白血病标本来说一般不易获得高质量的带型。另外,G 显带在多数染色体末端呈浅带,不利于该区异常的识别。

二、R 显带法

【目的】　掌握染色体 R 显带法的原理、方法和注意事项。

【原理】　按制备的方法不同可分为荧光 R 带和 Giemsa R 带两种类型,目前常用的是热处理 Giemsa R(RHG)显带法。其机制尚未完全明了,可能由于 DNA 受热变性,使富含 AT 碱基对的区段单链化,不易被 Giemsa 染液所染色,呈浅带;而富含 GC 碱基对的区段因保持正常的双链结构,易于被 Giemsa 染液染色,呈深带。所显示的深浅带纹与 G 带之带纹相反,故又称逆相 G 带(reverse G-band)。

【试剂与器材】　器材和试剂同外周血染色体制备。

【操作】

1. Earle 液的配制

NaCl	6.8g	葡萄糖	1.0g
KCl	0.4g	酚红	0.01g
NaH_2PO_4	0.164g	$MgSO_4$	0.2g
Na_2HPO_4	0.11g	$CaCl_2$	0.2g

双蒸水加至 1000ml

此液配制后呈橘黄色,pH 约 6.2(pH 计测定),经过 0.22μm 纤维素酯滤膜滤菌后置 4℃冰箱中保存备用;或配制中不加葡萄糖,临用前按每 100ml 加 0.1g 葡萄糖则不必过滤除菌保存。取 2~3 个 50ml 立式染缸,倒入 Earle 液(pH 6.2),加盖后置水浴箱中加温至 87.5℃。

2. 染色体标本制备　将制备好的骨髓细胞悬液打匀后滴片 6~8 张,平放于洁净滤纸上,待干。

3. 标本孵育　已干燥的染色体标本置于 Earle 液(87.5℃)中孵育 1~2 小时。孵育过程中令标本片相互分开为宜。

4. 染色　标本片孵育 1 小时后,每隔 10 分钟取出 1~2 片,流水冲洗,然后用新配制的 10% 吉姆萨染液(PBS 配制,pH 6.8)染色 8~10 分钟,水洗,待干。

5. 结果观察　同 G 显带法。

【结果】核型分析报告同 G 显带法。但注意 R 带带纹与 G 带正好相反,即前者的阳性带相当于后者的阴性带,而前者的阴性带则相当于后者的阳性带。

【注意事项】

1. 分裂象量多、质量好是制备 R 带标本的前提,这与细胞培养及收获技术密切相关。

2. Earle 液的 pH 和孵育温度是显带成功与否的关键因素,一般情况下 pH 应控制在

5.2~7.0 之间,温度应控制在 80~90℃之间。在此范围内,标本温育时间和 Earle 溶液的 pH 成正比,而和温度成反比。pH 6.5,温度 87.5℃为最佳显带条件。

3. 外周血细胞染色体标本在 Earle 液中的孵育时间应明显短于骨髓标本。

4. 陈旧的玻片标本或已经 Giemsa 染色的标本均可显 R 带,但需注意随着片龄增加,孵育时间要相应缩短。

5. R 带带纹不如 G 带精细,但作为 G 带的互补带,其优势是可确定位于 G 带阴性区的染色体重排断裂点,有助于揭示染色体末端的缺失和易位。

实验十七 荧光原位杂交技术(FISH)

荧光原位杂交技术(fluorescence *in situ* hybridization,FISH)是 20 世纪 80 年代末在放射性原位杂交技术基础上发展起来的一种非放射性分子细胞遗传学技术,用荧光标记取代核素标记而形成的一种原位杂交方法。FISH 技术不仅可以测定中期染色体的特异序列,也能测定间期细胞核中的特异序列,这一优势在白血病的检测中尤为重要,因为它弥补了白血病患者骨髓细胞培养后难以获得高质量中期染色体的缺陷。FISH 技术包括间期 FISH、染色体涂抹、多色 FISH 和逆向 FISH 等。本实验以间期 FISH 为例阐述其实验方法。

【目的】 掌握荧光原位杂交技术原理、方法及注意事项。

【原理】 利用已知核酸序列作为核酸探针(probes),与待检测染色体上的靶 DNA 呈序列同源互补性,经"变性→退火→复性",形成靶 DNA 与核酸探针的杂交体。探针以荧光素进行标记,或以非放射性物质(如生物素、地高辛等)标记后与靶 DNA 进行杂交,再通过免疫细胞化学过程连接上荧光素标记物,最后在荧光显微镜下观察杂交信号,从而对标本中待测核酸进行定性、定位和定量分析。

【试剂与器材】

1. 器材 恒温水浴箱、培养箱、染色缸、荧光显微镜、载玻片、盖玻片、移液器、暗盒、封口瓶等。

2. 试剂

(1)20×SSC:氯化钠 175.0g,枸橼酸钠 88.2g,加蒸馏水至 1000ml,充分混匀,用 0.1mol/L NaOH 调 pH 为 7.0,过滤后置 4℃冰箱保存。

(2)杂交液:甲酰胺 5ml,硫酸葡聚糖 1g,加入 2×SSC 至 10ml,充分混匀,过滤,分装后置 -20℃冰箱保存。

(3)变性液:甲酰胺 35ml,20×SSC 5ml,双蒸水 10ml,充分混匀后调 pH 为 7.0,置 4℃冰箱保存。

(4)0.1% Triton X-100:2×SSC 500ml,Triton X-100 500μl,充分混匀后置 4℃冰箱保存。

(5)Antifade 溶液:用 PBS 缓冲液配制浓度为 10mg/ml 的 Antifade 溶液,用 0.5mmol/L 的 NaHCO₃ 调 pH 为 8.0。

(6)DAPI/Antifade 溶液:用去离子水配制 1mg/ml DAPI 储存液,以 Antifade 溶液按体积比 1:300 稀释成工作液。DAPI 即 4′,6-二脒基-2-苯基吲哚,是一种可以穿透细胞膜的蓝色荧光染料,DAPI 溶液用水配制。

【操作】

1. 标本处理 体外培养贴壁细胞制备中期染色体标本,用新鲜甲醇/冰醋酸(3:1)滴片固定;置于 37℃已预温的 2×SSC 中老化 30 分钟,室温下分别在体积分数为 70%、85%、

100% 的乙醇中进行梯度脱水,每个梯度脱水 2 分钟;在 72℃ 变性液中变性 3 分钟,在 70%、85%、100% 的冰乙醇(−20℃)中梯度脱水,每个梯度 2 分钟,室温下待干。

2. 探针制备　1μl 荧光素直接标记 DNA 探针,加杂交液 4μl,混匀后在 75℃ 水浴中变性 10 分钟,立即置冰浴 2 ~ 3 分钟,使双链 DNA 探针变性。

3. 杂交　将变性后的 DNA 探针 10μl 滴加于已变性并脱水的标本上,盖上 18mm × 18mm 盖玻片,Rubber Cement 封片后置 37℃ 湿盒中杂交过夜(约 15 ~ 17 小时)。

4. 杂交后洗涤　杂交后标本置于 0.4 × SSC 72℃ 洗涤 5 分钟,再以 0.1% Triton X-100 室温洗涤 2 分钟。

5. 复染　200μl DAPI/Antifade 滴加在玻片标本上,盖上盖玻片,复染 20 分钟,同步骤 4 洗涤,晾干。

6. 结果观察　打开荧光显微镜,首先用低倍镜寻找合适的观察区域,然后用油镜在相应滤色镜的激发下观察间期细胞的荧光杂交信号,显微摄影记录图像。随机分析 200 个间期细胞,并记录杂交信号。

【结果】　根据探针说明书判断结果。以双色双融合 *bcr-abl* 探针为例,2 红 2 绿荧光信号为阴性,1 红 1 绿 2 黄荧光信号为阳性(图 1-6)。

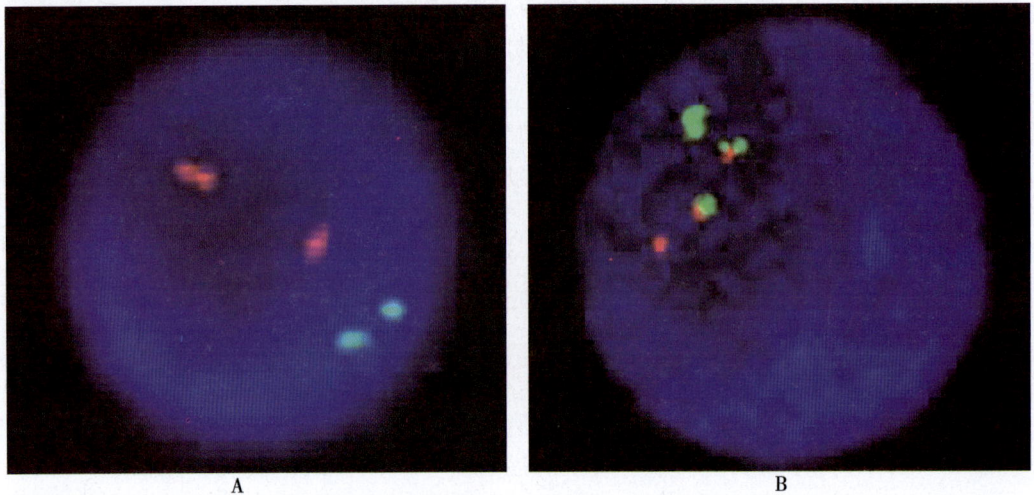

图 1-6　*bcr-abl* 探针 FISH 图

A. *bcr-abl* 阴性细胞;B. *bcr-abl* 阳性细胞

【注意事项】

1. 每次标本处理均需换用新的 2 × SSC、0.4 × SSC,变性液每周换 1 次,−20℃ 冰乙醇每个月换 1 次,室温乙醇每周换 1 次。

2. 进行荧光物质的实验操作时,应采取避光措施。

3. 湿盒 37℃ 预温,湿度不能太大。

4. 至少观察 200 个细胞的荧光信号,通过调整焦距,使同一细胞中不同平面的信号不被遗漏,避免造成假阴(阳)性结果。

5. DAPI 对人体有一定刺激性,需注意适当防护。

(杨志刚)

第二章
红细胞检验技术

临床上红细胞疾病以贫血最为常见,贫血的实验室检查包括三个步骤:①确定有无贫血;②贫血的严重程度和类型;③查明贫血的病因或原发病。

针对某种或某类贫血的病因检验,检测项目可分为两大类:

(1)红细胞生成减少性贫血的检验,包括骨髓造血功能障碍、造血原料不足或利用障碍性疾病,主要有:①红细胞疾病的细胞形态学检验;②铁代谢的检验,主要应用于缺铁性贫血、铁粒幼细胞贫血、感染性贫血等的检验;③叶酸和维生素 B_{12} 的检验,主要应用于巨幼细胞贫血、恶性贫血等的检验。

(2)因红细胞破坏过多而引起贫血的检验主要有:①确定溶血性贫血存在的检验;②针对红细胞先天性缺陷(内在缺陷)的检验,包括:红细胞膜缺陷、酶缺陷和血红蛋白异常的检验;③针对红细胞获得性缺陷(外在缺陷)的检验,如阵发性睡眠性血红蛋白尿症(PNH)和免疫性溶血性贫血的检验。

本章主要介绍临床上常用的、有助于明确贫血病因的检验技术。

第一节 红细胞疾病的细胞形态学检验

贫血的病因多种多样,常见的非恶性疾病所致的贫血主要有缺铁性贫血、巨幼细胞贫血、再生障碍性贫血、溶血性贫血,下面逐一介绍它们的形态学特点。

实验一 缺铁性贫血的细胞形态学检查

【目的】 掌握缺铁性贫血(iron deficiency anemia,IDA)的血象、骨髓象特点,正确书写 IDA 骨髓检查报告单。

【标本】 血涂片、骨髓涂片。

【形态观察】 按照骨髓细胞学检查方法进行细胞形态学观察。

1. 血象 小细胞低色素性贫血。红细胞大小不等,以小细胞为主,中心淡染区扩大,形态不一,可见少量靶形、椭圆形或形状不规则的红细胞(图 2-1),严重者可见环形红细胞及有核红细胞;白细胞数量无明显增减,各种白细胞比例及形态无明显异常;血小板易见,成堆分布,形态大致正常。

2. 骨髓象 呈增生性贫血骨髓象特点。骨髓有核细胞增生活跃或明显活跃,个别患者增生减低,粒红比值降低。红系增生,比例常占骨髓有核细胞总数30%以上;以中、晚幼红细胞增生为主,其形态特点是:胞体小,胞质少而着色偏蓝,边缘不整,呈撕纸状或如破布样;胞核小、染色质致密、深染,呈"核老质幼"的发育不平衡表现;成熟红细胞大小不等,以小细胞为主,中心淡染区扩大,可见嗜碱性点彩红细胞、嗜多色性红细胞和嗜碱性红细胞;红系分裂象易见。粒系细胞比例相对减低,各阶段比例及形态基本正常。巨核细胞、血小板数量和形态均无明显异常。单核细胞、淋巴细胞和其他细胞无明显异常(图2-2)。

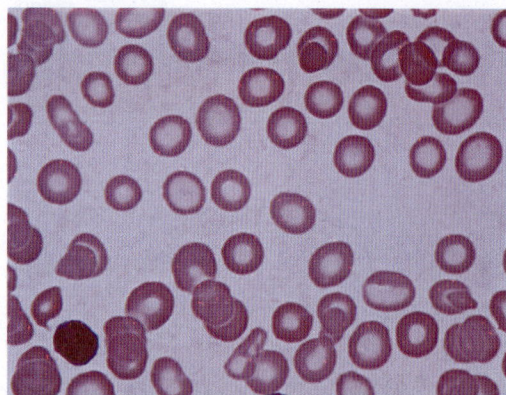

图2-1 缺铁性贫血的血象
(Wright-Giemsa 染色,×1000)

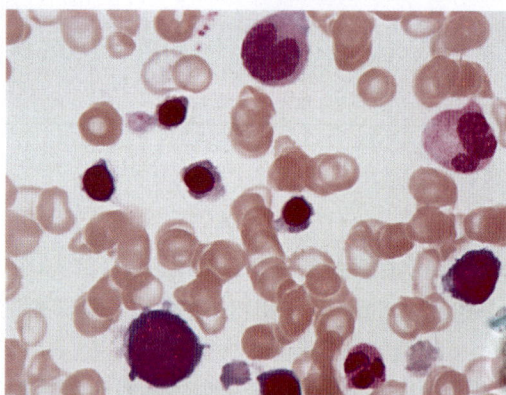

图2-2 缺铁性贫血的骨髓象
(Wright-Giemsa 染色,×1000)

3. 组化染色 铁染色:外铁消失,铁粒幼红细胞 <15%。

【注意事项】

1. 观察骨髓片时应选择厚薄合适、细胞分布均匀的部位观察,否则容易使细胞形态失真。

2. 注意观察形态异常红细胞及红细胞异常结构,如嗜碱性红细胞、嗜碱性点彩红细胞、嗜多色性红细胞、Howell-Jolly 小体、红细胞分裂象等。

3. 书写骨髓报告单时,应将红系置首位描述,详细描述幼红细胞比例、形态特点和成熟红细胞形态特点。

4. 鉴别

(1)"核老质幼"的幼红细胞与淋巴细胞鉴别:IDA 患者中、晚幼红细胞胞体小,胞质量少,嗜碱性,呈"核老质幼"改变,易误认为小淋巴细胞,两者的鉴别见表2-1。

(2)与其他小细胞低色素性贫血鉴别:珠蛋白生成障碍性贫血、慢性病性贫血和铁粒幼细胞贫血,均可表现出小细胞低色素贫血的血象和骨髓象特点,可通过铁染色以及铁代谢检测与 IDA 相鉴别。

表2-1 "核老质幼"幼红细胞与小淋巴细胞的鉴别

鉴别点	小淋巴细胞	"核老质幼"的幼红细胞
胞体	6~9μm(类)圆形、蝌蚪形,有时可见毛状突起	比正常中、晚幼红细胞小,与前者相仿或略大,胞体边缘不整齐
胞质量	常极少(位于局部)	较少,围绕核周
胞质颜色	淡蓝色	灰蓝色、灰红色
颗粒	常无颗粒,有时可有少许	无
核形	类圆形、或有小切迹	圆形
染色质	结块、副染色质不明显	结块、副染色质明显
核仁	消失、有时可有假核仁	无

实验二 巨幼细胞贫血的细胞形态学检查

【目的】 掌握巨幼细胞贫血(megaloblastic anemia,MgA)血象、骨髓象的特点,正确书写MgA 骨髓检查报告单。

【标本】 血涂片、骨髓涂片。

【形态观察】 按照骨髓细胞学检查方法进行细胞形态学观察。

1. 血象 大细胞正色素性贫血。红细胞明显大小不均,形态类圆形或不规则,以大细胞为主,可见大红细胞、巨红细胞、点彩红细胞、有核红细胞及 Howell-Jolly 小体(图 2-3)。中性粒细胞胞体偏大,核分叶过多(>5 叶),出现"核右移"现象,偶见中性中、晚幼粒细胞,可见巨大血小板。

2. 骨髓象 骨髓有核细胞增生活跃或明显活跃,粒红比值降低或倒置,以红系、粒系、巨核系三系细胞均出现巨幼变为特征(图 2-4)。

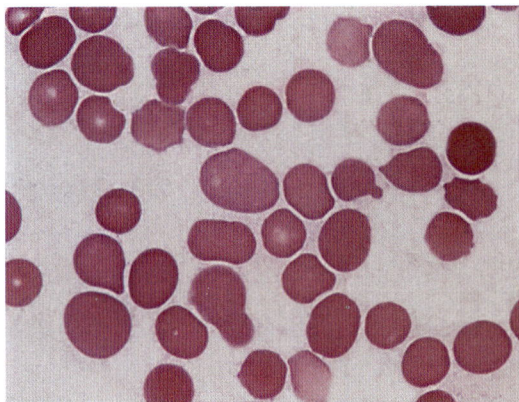

图 2-3 巨幼细胞贫血的血象
(Wright-Giemsa 染色,×1000)

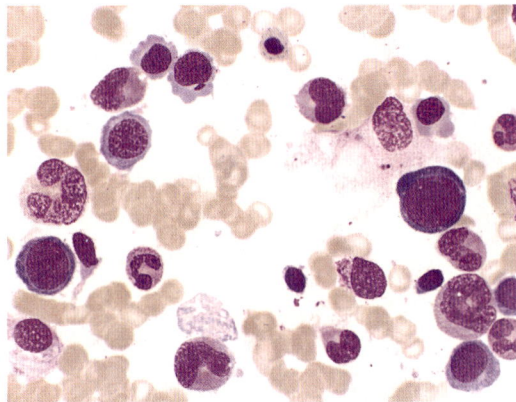

图 2-4 巨幼细胞贫血的骨髓象
(Wright-Giemsa 染色,×1000)

红系增生明显活跃,占骨髓有核细胞比例 >30% ,正常形态的幼红细胞减少,各阶段巨幼红细胞明显增多,其比例常 >10% ,其中以中、晚幼红细胞巨幼变常见且较明显。核分裂象和 Howell-Jolly 小体易见,可见核畸形、核碎裂和多核巨幼红细胞。巨幼红细胞的形态特征为:①胞体增大;②胞质丰富;③胞核大,染色质排列呈疏松网状或点网状,随着细胞的成熟,染色质也逐渐密集,但不能形成明显的块状,副染色质明显,核着色较正常幼红细胞浅;④核、质发育不平衡,细胞质较核成熟,呈"核幼质老"的核质发育不平衡表现。

粒细胞比例相对降低,可见巨幼变,以巨晚幼粒和巨杆状核粒细胞多见。其形态特征为:①细胞体积增大;②胞质因特异性颗粒减少,着色可呈灰蓝色,可见空泡;③胞核肿胀,粗大,可不规则,常见马蹄铁样核,染色质疏松网状,可见染色不良现象;④部分分叶核粒细胞分叶过多,常为 5~9 叶及以上,各叶大小差别甚大,可畸形,称巨多叶核中性粒细胞。

巨核细胞数量正常或减少,部分细胞可见胞体过大、分叶过多(正常在 5 叶以下)、核碎裂、胞质内颗粒减少等,血小板生成障碍,可见巨大血小板。

淋巴细胞形态一般无变化,单核细胞也可见巨幼变。

【注意事项】

1. 注意观察嗜碱性红细胞、点彩红细胞和嗜多色性红细胞、Howell-Jolly 小体及细胞分裂象等。

2. 粒细胞巨幼变常比红系巨幼变更具有诊断价值:①粒细胞巨幼变常在红细胞巨幼变和贫血前出现,为 MgA 的早期表现;②当患者经过治疗后,巨幼红细胞常在 48 小时后转为正常形态,而巨幼变的粒细胞常持续 1～2 周,此时仍可根据粒系巨幼改变做出明确诊断;③当巨幼细胞贫血合并缺铁性贫血时,巨幼红细胞巨幼变常被掩盖而变化不明显,但粒系细胞的巨幼变不被掩盖;④少数患者骨髓象中红系增生不良,幼红细胞少见或难见,巨核细胞也明显减少,但可见大量的巨幼变粒系细胞,此时可根据粒系细胞的形态学改变做出巨幼细胞贫血的诊断。

3. 由于营养不良或胃大部分切除等原因而引起的巨幼细胞贫血往往同时伴有缺铁性贫血,这种贫血称为混合性贫血,过去曾称双相性贫血,即血象和骨髓象表现为巨幼红细胞贫血与缺铁性贫血并存的细胞形态学改变。

4. 书写骨髓报告单时,应将红系置首位描述,详细描述巨幼红细胞的比例、形态特点以及成熟红细胞的形态特点,还应详细描述粒系巨幼变细胞的形态特点。

5. 鉴别

(1)与急性红白血病(M6)红血病期鉴别:二者均有红系细胞增生和红系细胞巨幼变,其细胞形态主要鉴别点见表 2-2。此外,红血病期骨髓红系前体细胞≥80%,以原红及早幼红多见。二者还可以通过糖原染色(PAS)进行鉴别,MgA 幼红细胞 PAS 染色呈阴性反应,而M6 幼红细胞 PAS 染色呈阳性反应。

表 2-2　巨幼细胞贫血和急性红白血病细胞形态鉴别

鉴别点	巨幼细胞贫血	急性红白血病
细胞大小	大小较一致	大小相差悬殊
细胞形态	典型巨幼红细胞	类巨幼红细胞
核质发育	核幼质老	核幼质老或核老质幼
核染色质	细致,排列疏松	粗细不均,排列不规则
副幼红细胞变	少见	多见
原始、幼稚粒细胞增多	无	多见
巨核细胞减少	不明显	明显

(2)与骨髓增生异常综合征(MDS)鉴别:二者均有红系细胞增生和红系细胞巨幼变,但是 MDS 可见粒、红、巨三系病态造血形态学改变,详见第三章实验十二骨髓增生异常综合征细胞形态学检查。

实验三　再生障碍性贫血的细胞形态学检查

【目的】　掌握再生障碍性贫血(aplastic anemia,AA)的血象、骨髓象特点,正确书写 AA 骨髓检查报告单。

【标本】　血涂片、骨髓涂片。

【形态观察】　按照骨髓细胞学检查方法进行细胞形态学观察。

1. 血象　几乎所有患者均表现全血细胞减少。贫血多为正细胞正色素性,成熟红细胞形态大致正常;中性粒细胞明显减少,淋巴细胞相对增多;血小板减少,形态大致正常。

2. 骨髓象 骨髓有核细胞增生减低或极度减低。红系、粒系和巨核系细胞明显减少，各系原始和幼稚细胞减少或不见，以成熟或近成熟阶段细胞为主；淋巴细胞相对增多；浆细胞和肥大细胞多见(图 2-5)。各系细胞形态无明显异常。如果有骨髓小粒，镜下常为空网状结构或一团纵横交错的纤维网，其间造血细胞减少。肥大细胞、脂肪细胞等非造血细胞增多，可成团存在(图 2-6)。

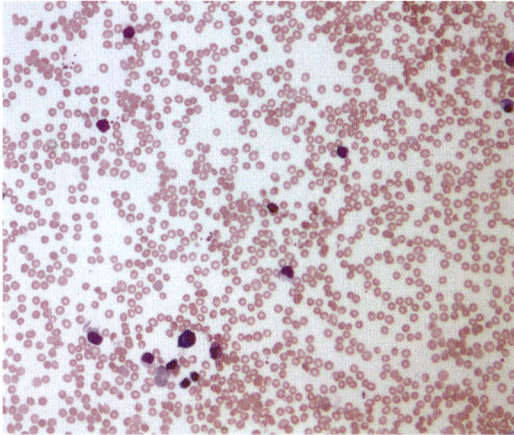

图2-5 再生障碍性贫血的骨髓象
（Wright-Giemsa 染色，×200）

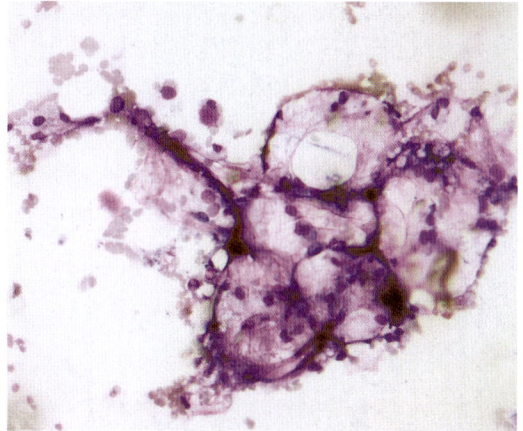

图2-6 再生障碍性贫血的骨髓小粒
（Wright-Giemsa 染色，×200）

【注意事项】

1. AA 骨髓涂片可见脂肪滴明显增多，骨髓液稀薄等特点，应注意观察。

2. 观察骨髓片时要全片观察。由于再生障碍性贫血有核细胞数少，注意与取材不良（无骨髓特有的细胞，如浆细胞、组织细胞、肥大细胞、成骨细胞、破骨细胞、巨核细胞等）或肿瘤转移骨髓导致增生减低（骨髓涂片中可找到恶性肿瘤细胞）区别，以免误诊或漏诊。

3. 急性 AA 的骨髓象一般比较典型，慢性 AA 的骨髓可以有散在增生灶，骨髓可以出现有核细胞增生活跃，红系可有代偿性增生，但巨核细胞明显减少或缺如，此为诊断再生障碍性贫血的要点之一，有时需要多部位穿刺才可以诊断。

4. AA 患者骨髓穿刺时易出现"干抽"，可行骨髓活检。

5. 鉴别

（1）与再生障碍性贫血危象鉴别：再生障碍性贫血危象患者一般有原发疾病。血象中的红细胞形态有改变，粒细胞胞质内可有中毒颗粒。骨髓象中可以见到巨大原始红细胞和巨大早幼粒细胞。而 AA 少有形态改变和原始、幼稚细胞。

（2）与 MDS 鉴别：MDS 患者常见全血细胞减少，但以病态造血为主要特征，如外周血中易见红细胞大小不等、大红细胞、有核红细胞、幼稚粒细胞和畸形血小板。骨髓多数增生活跃或明显活跃，粒、红、巨核三系均可出现形态异常，详见第三章实验十二骨髓增生异常综合征细胞形态学检查。

实验四 溶血性贫血的细胞形态学检查

【目的】 掌握溶血性贫血(hemolytic anemia，HA)的血象、骨髓象特点，正确书写 HA 骨髓检查报告单。

【标本】　血涂片、骨髓涂片。

【形态观察】　按照骨髓细胞学检查方法进行细胞形态学观察。

1. 血象　红细胞形态改变，可出现红细胞大小不均，易见大红细胞、嗜多色性、点彩红细胞及有核红细胞（以晚幼红细胞和中幼红细胞为主），部分幼红细胞可见 Howell-Jolly 小体、Cabot 环等。不同原因引起的溶血性贫血，有时会出现特殊的异形红细胞，如球形红细胞、椭圆形红细胞、口形红细胞、靶形红细胞、碎片红细胞、红细胞形态不整，对病因诊断具有一定意义（图 2-7）。白细胞和血小板常增多，中性粒细胞可出现核左移。

2. 骨髓象　呈增生性贫血骨髓象特点。骨髓有核细胞增生明显活跃，粒红比值降低或倒置（图 2-8）。红细胞显著增生，以中、晚幼红细胞增生为主，幼红细胞可出现核畸形，胞质中可出现 Howell-Jolly 小体、嗜碱性点彩等，核分裂型幼稚红细胞多见。成熟红细胞形态与血象相同。其他系细胞形态、比例无明显异常。

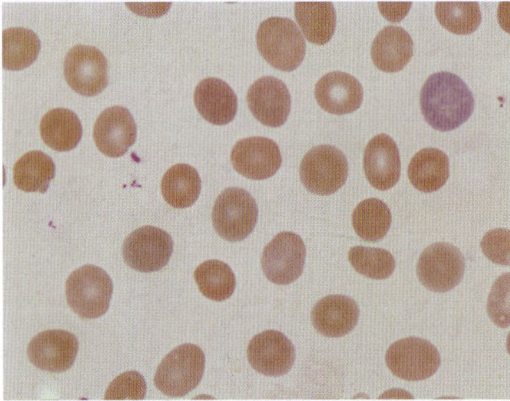

图 2-7　溶血性贫血的血象

（Wright-Giemsa 染色，×1000）

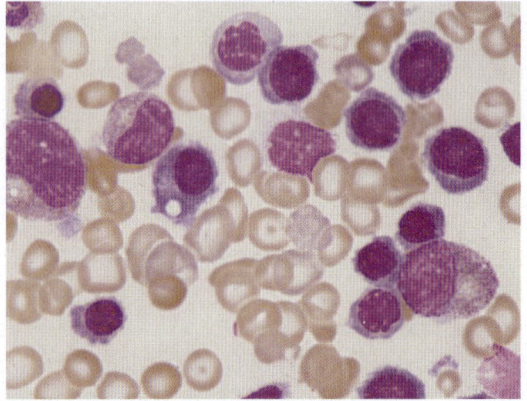

图 2-8　溶血性贫血的骨髓象

（Wright-Giemsa 染色，×1000）

【注意事项】

1. HA 有时候通过形态学检查对诊断和鉴别诊断有特殊意义。如：形态上异常的球形红细胞，可以提示遗传性球形红细胞增多症或自身免疫性溶血性贫血；裂片红细胞增多同时伴小球形红细胞，对于诊断机械性溶血性贫血有价值；裂片红细胞增多同时伴血小板减少和黄疸，对于诊断血栓性血小板减少性紫癜有价值；靶形红细胞增多常见于珠蛋白生成障碍性贫血和不稳定血红蛋白病。所以一定要注意对红细胞形态的观察。

2. HA 的病因很复杂，更多时候还需结合溶血性贫血的其他实验室检查进行诊断，明确病因，血象或骨髓象检查的结果仅仅是一种支持性诊断。

（莫武宁）

第二节　铁代谢检验

铁代谢检验主要包括血清铁蛋白、血清铁、总铁结合力、血清转铁蛋白及其受体等，铁代谢检查在小细胞低色素性贫血，如缺铁性贫血、珠蛋白生成障碍性贫血、感染性贫血和铁粒幼细胞贫血的诊断、鉴别诊断及疗效判断中发挥了重要作用。

实验五　血清铁蛋白检测

【目的】

1. 掌握血清铁蛋白检测的原理。

2. 熟悉血清铁蛋白检测的操作和注意事项。

一、化学发光酶免疫分析法

【原理】　化学发光酶免疫分析法(chemiluminescence enzyme immuno assay,CLEIA)是将血清样本和碱性磷酸酶标记的抗铁蛋白单克隆抗体依次加入到反应管中,血清铁蛋白与固相上包被的单克隆抗铁蛋白相结合,同时酶标抗铁蛋白抗体亦与铁蛋白结合形成固相抗体-铁蛋白-酶标抗体复合物,去除未结合的物质,加入发光底物金刚烷衍生物(AMPPD),测量酶促反应产生的光强度,所产生的光强度与铁蛋白浓度成正比,结合标准曲线分析待测样本中铁蛋白的浓度。

【试剂与器材】

1. 试剂

(1)包被稀释液:0.05mol/L pH 9.6 碳酸钠(Na_2CO_3)-碳酸氢钠($NaHCO_3$)缓冲液。

(2)封闭液:0.02mol/L pH 7.4 磷酸盐缓冲液(PBS),含 1% 牛血清白蛋白(BSA)和 0.5% 叠氮钠(NaN_3)。

(3)洗涤液:0.02mol/L pH 7.4 Tris-HCl-Tween 20。

(4)抗体:抗铁蛋白单克隆抗体、碱性磷酸酶标记的抗铁蛋白单克隆抗体。

(5)铁蛋白标准品(现用现配)。

(6)化学发光底物:AMPPD。

2. 器材　微孔板化学发光分析仪、漩涡混合器、微量振荡器、电热恒温水浴箱、微量加样器、48 或 96 孔聚苯乙烯微孔板、玻璃试管等。

【操作】

1. 包被稀释液稀释抗铁蛋白单克隆抗体,将稀释后的抗铁蛋白抗体加至微孔板中,每孔 100μl,4℃过夜。

2. 弃去孔内液体,加入洗涤液室温放置 1 分钟后弃去,如此 3 次。将微孔板倒扣于干净的吸水纸上,待孔内液体完全流出。

3. 将 300μl 封闭液加入微孔板孔内,室温放置 2 小时,弃去孔内液体后如步骤 2 洗涤 3 次。冷冻干燥、密封后,4℃保存备用。

4. 取包被后的微孔板,孔内加入 50μl 铁蛋白标准品或待测血清,后加入等量碱性磷酸酶标记的抗铁蛋白抗体,振荡混匀后,37℃温育 1 小时。

5. 弃去孔内液体,300μl 洗涤液冲洗 5 次,于干净吸水纸上拍干。

6. 每孔加入化学发光底物工作液 AMPPD 100μl,微量振荡器充分振荡混匀,室温避光反应 30 分钟后,用微孔板化学发光分析仪检测各孔的相对发光强度(relative light units,RLU)。

7. 用双对数坐标分别以标准品 RLU 值对铁蛋白标准品浓度作图,利用标准曲线计算待测血清铁蛋白浓度。

【参考区间】

成年男性:30～400μg/L;

成年女性:13~150μg/L。

【注意事项】

1. 标本严重溶血时会影响血清铁蛋白的检测结果,这是由于红细胞内富含铁蛋白,溶血时铁蛋白进入血清,可使测定结果假性增高;血红蛋白也是一种含铁蛋白,能与抗铁蛋白抗体发生非特异性反应,而使测定结果偏高。

2. 标准孔和待测孔均应设置复孔检测,测定结果取均值。

3. 加入发光底物后应在30~90分钟内完成RLU值检测。

4. 实验过程中应注意准确加样。

5. 若在8小时内无法完成检测,可将标本置于2~8℃保存;若在48小时内无法完成检测或需运输标本,可将标本置于-20℃或更低温度冷冻保存,但仅可解冻1次。

6. 临床多采用全自动化学发光分析仪检测血清铁蛋白水平。

二、固相放射免疫分析法

【原理】　将待测血清、^{125}I标记的铁蛋白(标记抗原)和限量的抗铁蛋白抗体共同温育,血清中的铁蛋白与标记抗原竞争结合抗体,除去过量未结合的抗原,利用第二抗体和聚乙二醇分离抗原抗体复合物,测量其放射性,血清中铁蛋白量与放射脉冲数成负相关,同时应用不同浓度铁蛋白标准液作竞争抑制曲线,即可得出待测样本中铁蛋白的浓度。

【试剂与器材】

1. 试剂

(1)0.1mol/L pH 7.4磷酸盐缓冲液(PBS)。

(2)兔抗人铁蛋白血清(一抗),按试剂说明稀释备用。

(3)铁蛋白标准液:将人肝铁蛋白标准品用PBS稀释为8个浓度,分别为0μg/L、5μg/L、10μg/L、20μg/L、40μg/L、80μg/L、160μg/L、320μg/L,4~8℃保存。

(4)^{125}I标记的铁蛋白:使用时用10ml PBS稀释,使放射脉冲数达到50 000~60 000cpm,4~8℃保存。

(5)二抗:羊抗兔IgG抗体。

(6)14%聚乙二醇6000(PEG 6000):PBS配制。

2. 器材　放射免疫测量仪、微量加样器、塑料试管、半对数坐标纸等。

【操作】

1. 取塑料试管,按表2-3操作。

表2-3　放射免疫法检测血清铁蛋白操作步骤

加入物(μl)	空白管(NSB)	标准管(8管)	测定管
PBS	400	200	200
铁蛋白标准液	—	100	—
待测血清	—	—	100
一抗血清	—	100	100
^{125}I-铁蛋白	100	100	100

2. 充分混匀各管液体,37℃温育 3 小时,期间摇动 2 次。

3. 每管加入 100μl 二抗,充分混匀后室温放置 30 分钟。

4. 吸取 100μl PEG 至各管,充分混匀后离心,4000r/min,15 分钟。弃上清液,取沉淀在放射免疫测量仪上检测其放射脉冲数(cpm)。

5. 计算

(1)标准管及测定管结合率 B/B$_0$(%)

$$结合率\ B/B_0(\%)=\frac{B-NSB}{B_0-NSB}\times100\%$$

B:测定管或标准管 cpm 值。

B$_0$:0μg/L 铁蛋白标准管 cpm 值。

(2)用标准管 B/B$_0$ 值为纵坐标、浓度为横坐标,在半对数坐标纸上绘制剂量反应曲线,利用剂量反应曲线计算待测血清铁蛋白浓度。

【参考区间】

成年男性:15 ~ 200μg/L;

成年女性:12 ~ 150μg/L。

【注意事项】

1. 标准管、测定管及空白管最好做平行管。

2. 加样量要准确,最好使用同一微量加样器加样。

3. ^{125}I 标记的铁蛋白液不能冷冻保存。

实验六　血清铁检测

【目的】

1. 掌握吡啶比色法测定血清铁的原理。

2. 熟悉吡啶比色法测定血清铁的操作和注意事项。

【原理】　血清中的铁以 Fe^{3+} 的形式与转铁蛋白结合,在酸性介质中,Fe^{3+} 与转铁蛋白解离,经还原剂还原成 Fe^{2+} 后与 2,2′-联吡啶结合生成粉红色复合物,比色测定吸光度值,并与经同样处理的铁标准液比较,即可得出血清铁含量。

【试剂与器材】

1. 器材　分光光度计、离心机、微量加样器、水浴锅、玻璃试管等。

2. 试剂

(1)0.5mol/L 醋酸缓冲液:分别量取 0.5mol/L 醋酸溶液 150ml、0.5mol/L 醋酸钠溶液 350ml,混合后调 pH 至 5.0。

(2)显色剂:称取 2,2′-联吡啶 0.375g,盐酸羟胺 0.5g,溶于 500ml 0.5mol/L 醋酸缓冲液中,储存于棕色瓶中,4℃冰箱保存。

(3)1.79mmol/L 铁标准贮存液:精确称取优级纯硫酸高铁铵 0.8635g,溶于约 50ml 去离子水中,逐滴加入浓硫酸 2ml,后转移至 1L 容量瓶中,加去离子水至 1L,混匀。置棕色瓶中可长期保存。

(4)铁标准应用液 17.91μmol/L:取 1ml 铁标准贮存液于 100ml 容量瓶中,加入约 50ml 去离子水和 0.5ml 浓硫酸,后加去离子水稀释至刻度,混匀。

【操作】

1. 取 3 支干净玻璃试管,按表 2-4 操作。

表2-4 联吡啶比色法测定血清铁操作步骤

加入物(ml)	空白管	标准管	测定管
血清	—	—	1.5
铁标准应用液	—	1.5	—
去离子水	1.5	—	—
显色剂	5.5	5.5	5.5

2. 混匀各管液体,煮沸 5 分钟,冷却后离心,取上清比色。用空白管调零,530nm 波长比色,读取测定管各管吸光度。

3. 计算

$$血清铁(\mu mol/L) = \frac{实际测定管吸光度}{标准管吸光度} \times 17.91$$

【参考区间】

成年男性:11.6~31.3μmol/L;

成年女性:9.0~30.4μmol/L。

【注意事项】

1. 受肾上腺皮质功能和自主神经系统影响,人体血清铁含量清晨正常,午后会降低,夜间含量更低,检测时标本采集时间以早晨 8 时为宜。

2. 标本应避免溶血,因溶血使血红蛋白铁进入血清而造成结果假性增高。黄疸及乳糜样血清对比色也会有影响。

3. 所用试剂要求高纯度,含铁量极微。

4. 实验用水必须经过去离子处理。

5. 玻璃器材须用 10%(v/v)盐酸浸泡 24 小时,取出后再用去离子水冲洗干净方可使用,同时应避免与铁器接触,防止铁污染。

6. 离心、煮沸时间要准确,如煮沸离心后的上清液浑浊,可加入 1.0ml 氯仿振荡片刻,离心后得到上清再进行比色。

7. 铁标准液呈色在 24 小时内稳定,而血清铁呈色只在 30 分钟内稳定,颜色会随着时间延长慢慢增加,故应在 1 小时内完成比色。

8. 很多药物可影响实验结果,如乙醇、雌激素和口服避孕药可增加血清铁含量,而抗生素、阿司匹林和睾酮则使血清铁含量降低。

9. 本试验临床多在全自动生化分析仪上完成。

实验七 血清总铁结合力检测

【目的】

1. 掌握血清总铁结合力测定的原理。

2. 熟悉血清总铁结合力测定的操作和注意事项。

【原理】 人体外周血中的铁通过与转铁蛋白结合进行转运,正常情况下只有约 1/3 的转铁蛋白与铁结合。总铁结合力(total iron binding capacity,TIBC)指血清中转铁蛋白能与铁结合的总量。在血清标本中加入过量铁,使血清中的转铁蛋白与铁结合达到饱和,除去多余铁,测定血清中铁含量即为总铁结合力。

【试剂与器材】

1. 器材 分光光度计、离心机、微量加样器、水浴锅、玻璃试管等。

2. 试剂

(1)测定 TIBC 时铁标准液 179μmol/L:取 10ml 铁标准贮存液于 100ml 容量瓶中,加入约 50ml 去离子水及 0.5ml 浓硫酸,后加去离子水稀释至刻度,混匀。

(2)碳酸镁粉。

(3)其他:0.5mol/L 醋酸缓冲液、联吡啶显色剂、血清铁测定所用铁标准贮存液及铁标准应用液。

【操作】

1. 在洁净玻璃试管内加入待测血清 0.5ml,测定 TIBC 所用铁标准液 0.5ml,充分混匀,室温放置 5 分钟;加入碳酸镁粉末 20mg,混匀,室温放置 30 分钟,每 10 分钟摇 1 次,3000r/min 离心 10分钟,取上清。

2. 余下按检测血清铁的方法测定铁含量。

3. 计算

$$血清总铁结合力(μmol/L) = \frac{实际测定管吸光度}{标准管吸光度} \times 17.91 \times 2$$

【参考区间】

成年男性:50～77μmol/L(280～430μg/dl);

成年女性:54～77μmol/L(300～430μg/dl)。

【注意事项】

1. 标本应避免溶血,因血红蛋白铁会影响检测结果。

2. 实验所用试剂、器材均无铁污染。

3. 不同厂家生产的碳酸镁吸附力可能存在差异,可用标准液代替血清测定其吸附力,完全吸附为合格。

4. 其余同血清铁检测。

实验八　血清转铁蛋白检测

【目的】

1. 掌握血清转铁蛋白测定的原理。

2. 熟悉血清转铁蛋白测定的操作和注意事项。

【原理】 免疫散射比浊法。将聚乙二醇与兔抗人转铁蛋白结合,再与待测血清中的转铁蛋白发生特异性抗原抗体反应,形成极细的抗原抗体复合物颗粒,溶液散射光强度与形成抗原抗体复合物浊度成正比,通过与转铁蛋白标准品比较可计算待测血清中转铁蛋白含量。

【试剂与器材】

1. 器材 分光光度计、离心机、微量加样器、玻璃试管等。

2. 试剂

(1)4% 聚乙二醇生理盐水溶液:称取 40g 聚乙二醇和 9g NaCl,溶于 1L 去离子水中,调 pH 至 4.5。

（2）兔抗人转铁蛋白抗体。

（3）转铁蛋白标准液：取商品化的转铁蛋白标准液，用生理盐水稀释，稀释倍数可根据转铁蛋白标准液浓度来决定。

【操作】

1. 用4%聚乙二醇生理盐水溶液稀释兔抗人转铁蛋白抗体，按1∶10稀释制备抗体工作液，也可根据抗体血清效价决定。4℃放置2小时，3000r/min离心20分钟，去除沉淀物。

2. 将待测血清用生理盐水稀释50倍，并按表2-5操作。

表2-5 免疫比浊法测定血清转铁蛋白操作步骤

加入物（ml）	空白管	抗体对照管	标准管	测定管
抗体工作液	—	2	2	2
转铁蛋白标准液	—	—	0.04	—
待测稀释血清	—	—	—	0.04
4%聚乙二醇	2	—	—	—
生理盐水	0.04	0.04	—	—

3. 充分混匀各管液体，室温放置10分钟，以空白管调零，340nm波长测定各管吸光度（A）值。

4. 计算

$$转铁蛋白(g/L) = \frac{测定管 A 值 - 抗体对照管 A 值}{标准管 A 值 - 抗体对照管 A 值} \times 标准液浓度 \times 50$$

【参考区间】 2.65～4.30g/L。

【注意事项】

1. 应及时分离血清，24小时内完成检测。标本不能溶血，也不能为黄疸、脂血标本，否则对检测结果有影响。

2. 抗原抗体反应有一定比例，若待测血清中转铁蛋白含量过高，需要进行适当稀释后再进行测定。

3. 应做预实验确定兔抗人转铁蛋白抗体最佳应用效价。

4. 为提高实验准确性，可将标准液稀释成不同浓度，作标准曲线。

5. 本试验临床多在全自动生化分析仪上完成。

实验九 血清转铁蛋白受体检测

【目的】

1. 掌握血清转铁蛋白受体测定的原理。

2. 熟悉血清转铁蛋白受体测定的操作和注意事项。

【原理】 酶联免疫双抗体夹心法。将转铁蛋白受体特异性多克隆抗体包被在酶标板上，加入标准品或待测血清，转铁蛋白受体可与多克隆抗体结合，再加入酶标的转铁蛋白受体特异性抗体，形成抗体-抗原-酶标抗体复合物，去除多余未结合的酶标抗体，加入底物和显色剂使酶联复合物显色，颜色的深浅与转铁蛋白受体的量成正比，结合标准曲线可得出待测血清中转铁蛋白受体的浓度。

【试剂与器材】

1. 器材 酶标仪、包被转铁蛋白受体多克隆抗体的酶标板、微量加样器、恒温水浴箱。

2. 试剂

（1）不同浓度的转铁蛋白受体标准品。

（2）辣根过氧化物酶标记的转铁蛋白受体多克隆抗体。

（3）洗板液：pH 7.4 磷酸盐缓冲液，含1%牛血清白蛋白。

（4）底物混合液：四甲基联苯胺与3%过氧化氢等量混合，现用现配。

（5）终止液：0.5mol/L 硫酸。

【操作】

1. 取出已包被转铁蛋白受体多克隆抗体的酶标板，在孔内分别加入不同浓度的标准液和待测血清各 100μl。

2. 将酶标板密封后37℃水浴2小时。

3. 弃去孔内液体，加入洗板液冲洗3次，每次1分钟，在吸水纸上充分拍干。

4. 每孔加入稀释好的酶标转铁蛋白受体的抗体100μl，密封后37℃水浴2小时。

5. 弃去孔内液体，加洗板液冲洗，同步骤3。

6. 加入100μl新配制的底物混合液至酶标板孔内，室温避光显色30分钟，观察颜色变化。

7. 每孔加入100μl终止液终止反应。

8. 酶标仪比色，波长630nm，测定各孔吸光度值。

9. 绘制标准曲线，以标准液的浓度为X轴，以对应吸光度值为Y轴。根据待测血清的吸光度值从标准曲线中得出转铁蛋白受体浓度。

【参考区间】 12.5～26.5μmol/L，不同方法可有不同参考区间，各实验室应根据试剂盒说明书上的参考范围进行判断。

【注意事项】

1. 标本采集后应立即分离血清，如不能立即检测，应分装后置于－20℃冻存，避免反复冻融。

2. 标本不能溶血，溶血会使结果增高。

3. 所有检测血清应进行适当的稀释，稀释倍数常不小于1∶100。

4. 底物混合液应在使用前30分钟内混合，以保证显色效果。

5. 应做预实验确定酶标抗体稀释倍数，可根据酶标抗体说明书提供的参考工作稀释度进行。

6. 酶标板应冲洗干净，并尽量拍干孔内液体，避免交叉污染和孔内游离酶的残留。

7. 当室温较低时，显色时可将酶标板置于37℃温育。

（吴　洁）

第三节　叶酸、维生素 B$_{12}$测定

对血细胞形态检查确诊的巨幼细胞贫血患者需进一步检测血清和红细胞叶酸、血清维生素 B$_{12}$含量，以明确病因、指导治疗。

实验十　血清和红细胞叶酸检测

【目的】

1. 掌握化学发光法测定血清和红细胞叶酸的原理。

2. 熟悉化学发光法测定血清和红细胞叶酸的操作和注意事项。

【原理】 化学发光酶免疫分析法原理:将血清样本(或全血溶液)和碱性磷酸酶标记的抗叶酸单克隆抗体依次加入到反应管中,样本中的叶酸与固相上包被的单克隆抗叶酸相结合,同时酶标抗体亦与叶酸结合形成固相抗体-叶酸-酶标抗体复合物,去除未结合的物质,加入发光底物金刚烷衍生物(AMPPD),测量酶促反应产生的光强度,所产生的光强度与叶酸浓度成正比,结合标准曲线分析待测样本中叶酸的浓度。

【试剂与器材】

1. 器材 微孔板化学发光分析仪、漩涡混合器、微量振荡器、电热恒温水浴箱、微量加样器、48 或 96 孔聚苯乙烯微孔板、玻璃试管等。

2. 试剂

(1)包被稀释液:0.05mol/L pH 9.6 碳酸钠(Na_2CO_3)-碳酸氢钠($NaHCO_3$)缓冲液。

(2)封闭液:0.02mol/L pH 7.4 磷酸盐缓冲液(PBS),含 1% 牛血清白蛋白(BSA)和 0.5% 叠氮钠(NaN_3)。

(3)洗涤液:0.02mol/L pH 7.4 Tris-HCl-Tween 20。

(4)抗体:抗叶酸单克隆抗体、碱性磷酸酶标记的抗叶酸单克隆抗体。

(5)叶酸标准品(现用现配)。

(6)化学发光底物:AMPPD。

【操作】

1. 采集空腹静脉血,制备血清,用于检测血清叶酸。红细胞内叶酸检测则采集肝素或 EDTA-Na_2 抗凝静脉血,用去离子水稀释 10 倍,室温放置 30 分钟,冻融 2 次,溶血后备用。红细胞内叶酸检测需同时测定血细胞比容(HCT)。

2. 用包被稀释液稀释抗叶酸单克隆抗体,在微孔板中加入稀释后的叶酸抗体,每孔 100μl,4℃过夜。

3. 弃去孔内液体,加入洗涤液室温放置 1 分钟后弃去,如此 3 次。将微孔板倒扣于干净的吸水纸上,待孔内液体完全流出。

4. 微孔板每孔加入 300μl 封闭液,室温放置 2 小时,弃去孔内液体后按步骤 3 洗涤 3 次。冷冻干燥、密封后,4℃保存备用。

5. 取包被后的微孔板,孔内加入 50μl 叶酸标准品或待测标本(血清/溶血液)后,加入等量碱性磷酸酶标记的叶酸抗体,振荡混匀后,37℃温育 1 小时。

6. 弃去孔内液体,300μl 洗涤液冲洗 5 次,于干净吸水纸上拍干。

7. 每孔加入化学发光底物工作液 AMPPD 50μl,微量振荡器充分振荡混匀,室温避光反应 30 分钟后,用微孔板化学发光分析仪检测各孔的相对发光强度(relative light units, RLU)。

8. 用双对数坐标分别以标准品 RLU 值对叶酸标准品浓度作图,利用标准曲线计算待测标本中叶酸浓度。红细胞内叶酸浓度计算如下

$$红细胞叶酸(\mu g/L) = \frac{溶血液叶酸 \times 10 - [血清叶酸 \times (1 - HCT/100)]}{HCT/100}$$

【参考区间】

血清叶酸:5.3 ~ 14.4μg/L;

红细胞叶酸:192.1 ~ 577.1μg/L。

【注意事项】

1. 食物会影响叶酸浓度,故必须空腹采血。

2. 红细胞叶酸浓度远大于血清叶酸的浓度,检测血清叶酸时不能有溶血,否则结果会偏高。

3. 溶血液必须在采血后 8 小时内制备,检测红细胞内叶酸浓度需同时检测血清叶酸浓度和血细胞比容。

4. 标本如不能及时检测,应置 -20℃ 低温保存,禁止反复冻融。

5. 包被微孔板和所用试剂在使用前均应平衡至室温。

6. 洗板时应防止孔内游离酶的残留而出现假阳性结果。

7. RLU 值应在加入发光底物后 30~90 分钟内完成检测。

8. 本试验临床一般采用全自动化学发光分析仪检测。

实验十一 血清维生素 B₁₂ 检测

【目的】

1. 掌握化学发光法测定血清维生素 B_{12} 的原理。

2. 熟悉化学发光法测定血清维生素 B_{12} 的操作和注意事项。

【原理】 化学发光酶免疫分析法原理:将血清样本和碱性磷酸酶标记的抗维生素 B_{12} 单克隆抗体依次加入到反应管中,样本中的维生素 B_{12} 与固相上包被的单克隆抗维生素 B_{12} 相结合,同时酶标抗体亦与维生素 B_{12} 结合形成固相抗体-维生素 B_{12}-酶标抗体复合物,去除未结合的物质,加入发光底物金刚烷衍生物(AMPPD),测量酶促反应产生的光强度,所产生的光强度与维生素 B_{12} 浓度成正比,结合标准曲线分析待测样本中维生素 B_{12} 的浓度。

【试剂与器材】

1. 器材 微孔板化学发光分析仪、自动洗板机、漩涡混合器、微量振荡器、电热恒温水浴箱、微量加样器、48 或 96 孔聚苯乙烯微孔板、玻璃试管等。

2. 试剂

(1)包被稀释液:0.05mol/L pH 9.6 碳酸钠(Na_2CO_3)-碳酸氢钠($NaHCO_3$)缓冲液。

(2)封闭液:0.02mol/L pH 7.4 磷酸盐缓冲液(PBS),含 1% 牛血清白蛋白(BSA)和 0.5% 叠氮钠(NaN_3)。

(3)洗涤液:0.02mol/L pH 7.4 Tris-HCl-Tween 20。

(4)抗体:抗维生素 B_{12} 单克隆抗体、碱性磷酸酶标记的抗维生素 B_{12} 单克隆抗体。

(5)维生素 B_{12} 标准品(现用现配)。

(6)化学发光底物:AMPPD。

【操作】

1. 采集空腹静脉血,制备血清。

2. 用包被稀释液稀释抗维生素 B_{12} 单克隆抗体,在微孔板中加入稀释后的维生素 B_{12} 抗体,每孔 100μl,4℃过夜。

3. 弃去孔内液体,加入洗涤液室温放置 1 分钟后弃去,如此 3 次。将微孔板倒扣于干净的吸水纸上,待孔内液体完全流出。

4. 微孔板每孔加入 300μl 封闭液,室温放置 2 小时,弃去孔内液体后如步骤 2 洗涤 3 次。冷冻干燥、密封后,4℃保存备用。

5. 取包被后的微孔板,孔内加入 50μl 维生素 B_{12} 标准品或待测血清标本,后加入等量碱性磷酸酶标记的维生素 B_{12} 抗体,振荡混匀后,37℃温育 1 小时。

6. 弃去孔内液体,300μl 洗涤液冲洗 5 次,于干净吸水纸上拍干。

7. 每孔加入化学发光底物工作液 AMPPD 50μl,微量振荡器充分振荡混匀,室温避光反应 30 分钟后,用微孔板化学发光分析仪检测各孔的相对发光强度(relative light units,RLU)。

8. 用双对数坐标分别以标准品 RLU 值对维生素 B_{12} 标准品浓度作图,利用标准曲线计算待测标本中维生素 B_{12} 浓度。

【参考区间】 187~1059ng/L。

【注意事项】

1. 食物摄入会影响维生素 B_{12} 浓度,故必须空腹采血。

2. 避免维生素 C 和氟化物污染,因其会破坏维生素 B_{12}。

3. 尽量采用血清标本检测,如用血浆,不宜用肝素抗凝,因肝素具有结合维生素 B_{12} 的能力。

4. 洗板时应防止孔内游离酶的残留而出现假阳性结果。

5. RLU 值应在加入发光底物后 30~90 分钟内完成检测。

6. 本试验临床一般采用全自动化学发光免疫分析仪检测。

(吴 洁)

第四节 溶血性贫血一般检验

溶血性贫血的实验室诊断主要包括三大方面:首先确定有无溶血的存在,然后确定溶血的部位,最后结合临床资料,选择相应检查项目和指标,查找引起溶血的病因,明确诊断。

实验十二 血浆游离血红蛋白测定

【目的】

1. 掌握血浆游离血红蛋白测定的原理。

2. 熟悉血浆游离血红蛋白测定的操作和注意事项。

【原理】 血红蛋白中的亚铁血红素具有类似过氧化物酶的活性,可催化过氧化氢释放出新生态的氧,使邻甲联苯胺氧化,由无色变为蓝紫色。根据显色深浅,与已知浓度的标准血红蛋白溶液制作的标准曲线进行比较,可测出血浆游离血红蛋白的含量。

【试剂与器材】

1. 器材 分光光度计、离心机等。

2. 试剂

(1)2g/L 邻甲联苯胺溶液:以 600ml 的冰醋酸溶解 2g 邻甲联苯胺,用蒸馏水加至 1L。于 4℃冰箱中避光保存,可用数周。

(2)1% 过氧化氢溶液:用 30g/L 过氧化氢溶液新鲜配制。

(3)10% 醋酸溶液:10ml 冰醋酸加蒸馏水至 100ml。

(4)100mg/L 血红蛋白标准应用液:取抗凝静脉血,离心取红细胞,用生理盐水洗涤 3 次。用等体积的蒸馏水与洗涤过的红细胞混合,再加红细胞体积一半的四氯化碳,剧烈振摇 5~10 分钟,高速离心,取上层血红蛋白液,以 HiCN 方法测定其血红蛋白浓度,再用生理盐水调节至 100g/L 的浓度,作为储存标准液,低温保存。临用前用生理盐水稀释储存液为100mg/L 的标准应用液。

【操作】

1. 抽取静脉血,分离血浆。

2. 取 3 只试管分别作为标准管、测定管和空白管按表 2-6 操作。

表 2-6 血浆游离血红蛋白测定操作步骤

加入物(ml)	测定管	标准管	空白管
邻甲联苯胺液	0.5	0.5	0.5
血红蛋白标准应用液	—	0.02	—
生理盐水	—	—	0.02
受检血浆	0.02	—	—
1% 过氧化氢	0.5	0.5	0.5
混匀后室温放置 10 分钟			
10% 醋酸溶液	5.0	5.0	5.0
室温静置 10 分钟			

3. 用分光光度计,波长为 435nm,空白管调零,读取标准管和测定管的吸光度。

$$血浆游离血红蛋白(mg/L) = \frac{测定管吸光度}{标准管吸光度} \times 100(mg/L)$$

【参考区间】 <40mg/L。

【注意事项】

1. 整个试验过程均要避免器皿被血红蛋白污染,且所用试管、吸管等玻璃制品使用前应用盐酸浸泡 24 小时,并用蒸馏水冲洗干净,以避免假阳性。

2. 本试验应于溶血后及时取样检验,而且采集标本及分离血浆时应严格防止体外溶血,如测定管吸光度值超过 0.6,应将标本稀释后重新测定。

实验十三 血浆高铁血红素白蛋白测定

【目的】

1. 掌握血浆高铁血红素白蛋白检测的原理。

2. 熟悉血浆高铁血红素白蛋白检测的操作和注意事项。

【原理】 血液中白蛋白和特异性的血红素结合蛋白(hemopexin,Hx)均能结合血红素。但血红素与 Hx 的亲和力远高于与白蛋白的亲和力。溶血时,当结合珠蛋白(haptoglobin,Hp)耗尽后,血浆中游离的血红蛋白可被氧化为高铁血红蛋白,再分解为珠蛋白和高铁血红素,后者先与血中的 Hx 结合,待 Hx 消耗完后,高铁血红素才与白蛋白结合形成高铁血红素白蛋白(methemalbumin),后者与硫化铵形成一个易识别的铵血色原(ammonium hemochromogen),用光谱仪观察结果,在绿光区 558nm 处有一最大吸收峰。

【试剂与器材】

1. 器材 离心机、自动记录分光光度计(带宽 <1nm)等。

2. 试剂

(1)饱和硫化铵(黄色)。

(2)乙醚。

(3)氨水。

【操作】

1. 将新鲜血高速离心,分离获得血浆。

2. 取血浆或生理盐水稀释血浆,以生理盐水作空白,用分光光度计从波长 500~700nm 描记吸收光谱曲线,如在 620~630nm(平均 624nm)出现吸收峰,说明可能有高铁血红素白蛋白存在。

3. 取 3ml 血浆(确保无残留红细胞)于试管内,覆盖上一层乙醚,然后加入 1/10 量的饱和硫化铵和氨水,振摇混匀,分层后取下层液体用分光光度计从波长 500~700nm 描记吸收光谱曲线。如在 620~630nm 吸收峰消失,在 558nm 出现强吸收峰,证明血浆中存在高铁血红素白蛋白。

【参考区间】 健康人呈阴性。

【注意事项】

1. 血标本要新鲜,并应同时作阴性对照。

2. 为保证血浆无残留红细胞,应对血浆进行第二次离心。

3. 高铁血红素白蛋白在 620~630nm 处有一吸收光谱,应与高铁血红蛋白区别。在加入过氧化氢后,高铁血红素白蛋白吸收光带不消失,而加入硫化铵后,该谱带消失而在 558nm 出现一新的谱带。

4. 标本切勿溶血,如溶血严重时,应用生理盐水稀释血浆。

(袁忠海)

第五节　红细胞膜缺陷检验

红细胞膜骨架蛋白在细胞膜上形成网格结构,维持红细胞的正常形态和变形性,其与红细胞膜缺陷所致的溶血密切相关。骨架蛋白质或量的缺陷以及蛋白之间相互作用的异常可造成多种遗传性红细胞膜缺陷性疾病,如遗传性球形红细胞增多症、遗传性椭圆形红细胞增多症和遗传性口形红细胞增多症等。红细胞膜缺陷的检验方法主要包括红细胞渗透脆性试验、红细胞孵育渗透脆性试验、自身溶血试验及其纠正试验、红细胞膜蛋白电泳分析等。

实验十四　红细胞渗透脆性试验

【目的】

1. 掌握红细胞渗透脆性试验的原理。

2. 熟悉红细胞渗透脆性试验的操作和注意事项。

【原理】 红细胞渗透脆性试验(erythrocyte osmotic fragility test)是检测红细胞对不同浓度低渗盐溶液抵抗力的一种半定量试验。在低渗盐溶液中,由于水分渗入细胞内,红细胞会膨胀甚至破裂、溶血。因此将红细胞加到不同浓度的低渗盐溶液中,观察发生溶血的情况,可判断红细胞对低渗盐溶液的抵抗能力。红细胞开始出现溶血的低渗盐溶液浓度为开始溶血浓度,红细胞完全溶血的盐溶液浓度为完全溶血浓度。当某些原因导致红细胞对低渗盐溶液抵抗能力降低时,红细胞容易破碎,发生溶血,称为红细胞渗透脆性增加;反之,称为红细胞渗透脆性降低。

【试剂与器材】

1. 器材　分析天平、注射器、针头、无菌小试管等。

2. 试剂　1% NaCl 溶液:用分析天平称取分析纯 NaCl 1.000g,加少量蒸馏水溶解,于100ml 容量瓶中用蒸馏水定容,置于玻璃瓶中灭菌后使用。

【操作】

1. 取 12 支无菌小试管编号,按表 2-7 配制不同浓度的 NaCl 溶液。

表 2-7　红细胞渗透脆性试验不同浓度盐溶液的配制

试剂(ml)	试管号											
	1	2	3	4	5	6	7	8	9	10	11	12
1% NaCl 溶液	0.85	0.8	0.75	0.7	0.65	0.6	0.55	0.5	0.45	0.4	0.35	0.3
蒸馏水	0.4	0.45	0.5	0.55	0.6	0.65	0.7	0.75	0.8	0.85	0.9	0.95
NaCl 浓度(g/L)	6.8	6.4	6.0	5.6	5.2	4.8	4.4	4.0	3.6	3.2	2.8	2.4

2. 用肝素湿润的注射器抽取待检者血液 1ml,向各管中加入 1 滴(中度以上贫血的标本加 2 滴)全血,轻轻摇匀,室温静置 2 小时后观察结果。

【结果】　从 1 号管开始观察溶血情况。

不溶血:上清液透明无红色;

开始溶血:上清液刚呈浅红色,管底有较多未溶的红细胞;

完全溶血:溶液呈透明红色,管底无红细胞。

【参考区间】

开始溶血 NaCl 浓度:3.8 ~ 4.6g/L;

完全溶血 NaCl 浓度:2.8 ~ 3.2g/L。

【注意事项】

1. NaCl 必须干燥,可将分析纯氯化钠于 100℃ 下烘干,置于干燥器中完全冷却后再准确称量使用。

2. 所用器具应干燥清洁,避免出现人为溶血。向试管内滴加血液时须将血液直接注入试剂中,不可沿管壁注入,混匀时动作须轻柔。

3. 观察溶血情况时以白色背景为宜。

4. 结果不易判断时,可低速短时离心后观察。

5. 每次试验应以相同实验条件做正常对照。被检者与正常对照开始溶血管的 NaCl 浓度相差 0.4g/L 即有诊断价值。

6. 黄疸标本结果不易观察,重度贫血患者红细胞过少,可离心弃血浆后用生理盐水洗涤,并配成 50% 的红细胞悬液进行试验。

7. 避免使用 EDTA 盐、枸橼酸盐和草酸盐抗凝,以免增加离子浓度,改变渗透压,也可选用洗涤红细胞进行检测。

实验十五 自身溶血及其纠正试验

【目的】

1. 掌握自身溶血试验及其纠正试验的原理。

2. 熟悉自身溶血试验及其纠正试验的操作和注意事项。

【原理】 自身溶血试验(autohemolysis test)是将红细胞在37℃孵育48小时后,观察其自发产生溶血的情况。在孵育时,加入葡萄糖或ATP作为纠正物,可使溶血得到一定程度的纠正,称为红细胞自身溶血试验的纠正试验(autohemolysis correcting test)。红细胞在孵育时由于膜或酶的异常,不能维持红细胞内外钠离子的平衡,使待检者红细胞在自身血清中经孵育后逐渐发生溶血。

【试剂与器材】

1. 器材 分光光度计、试管等。

2. 试剂

(1)无菌生理盐水。

(2)556mmol/L葡萄糖溶液(无菌):100g葡萄糖溶于1000ml蒸馏水中,于112℃灭菌15分钟。

(3)0.4mol/L ATP液:用无菌生理盐水配制腺苷三磷酸,并用无菌 NaHCO₃溶液调pH至7.0。

(4)氰化高铁血红蛋白转化液(HiCN转化液)。

【操作】

1. 取肝素抗凝血6ml。

2. 用无菌带塞试管按表2-8操作。

表2-8 自身溶血及其纠正试验操作表

加入物(ml)	检测管1	检测管2	检测管3	空白对照	溶血对照
待测抗凝血	1.0	1.0	1.0	1.0	1.0
生理盐水	—	—	0.05	—	—
ATP 液	—	0.05	—	—	—
葡萄糖液	0.05	—	—	—	—
1、2、3检测管于37℃孵育48小时,测定各管的HCT;空白对照及溶血对照4℃贮存 孵育后离心					
分离血浆	0.2	0.2	0.2	0.2	全血0.1
HiCN 转化液	4.8	4.8	4.8	4.8	9.9

3. 用分光光度计在540nm处比色,以空白管调零,测定各管的吸光度值(A)。

4. 按下式计算出3个测定管的溶血率

$$溶血率 = \frac{测定管\,A\,值 \times (1 - 红细胞比容)}{溶血对照管\,A\,值 \times 4} \times 100\%$$

5. 同时以正常人血标本做正常对照。

【参考区间】　正常人血液在无菌条件下孵育 48 小时后,溶血率很低,一般 <4% ;加葡萄糖或 ATP 后,溶血率更低(<1%)。

【注意事项】

1. 如用脱纤维蛋白血代替肝素抗凝血时,脱纤维动作要轻,避免机械性溶血。

2. 所有试管及试剂均应灭菌,整个操作过程均应严格无菌。

3. 空白管溶血程度须在正常参考范围内。

实验十六　红细胞膜蛋白电泳分析

【目的】

1. 掌握红细胞膜蛋白十二烷基硫酸钠聚丙烯酰胺凝胶电泳分析的原理。

2. 熟悉红细胞膜蛋白十二烷基硫酸钠聚丙烯酰胺凝胶电泳分析的操作和注意事项。

【原理】　红细胞膜蛋白十二烷基硫酸钠聚丙烯酰胺凝胶电泳(SDS-PAGE)分析是基于 SDS 与红细胞膜蛋白在加热至 100℃ 时,肽链之间的连接断开,肽链解离,同时肽链与 SDS 结合,形成多肽复合物;以 PAGE 为载体,在电场作用下,膜蛋白分离出各种区带,据此可以测定膜蛋白中的各种组分;而 SDS 多肽复合物的迁移率一般取决于相对分子量的大小,即可根据区带的位置推断其相对分子量。

【试剂与器材】

1. 器材　全自动蛋白电泳仪、凝胶成像分析系统。

2. 试剂

(1)等渗盐水溶液(0.015mol/L NaCl 液)。

(2)破膜液:取 $Na_2HPO_4 \cdot 12H_2O$ 0.895g,EDTA-Na_2 0.186g,溶于 450ml 蒸馏水中,用 0.1mol/L NaOH 调 pH 至 8.0,加蒸馏水至 500ml。

(3)丙烯酰胺贮存液:取丙烯酰胺 30g,甲叉双丙烯酰胺 0.8g,用蒸馏水配成 100ml。

(4)分离胶缓冲液:取 Tris 36.3g,加蒸馏水溶解,用 HCl 调 pH 至 8.8,加蒸馏水到 100ml。

(5)浓缩胶缓冲液:取 Tris 6g,用蒸馏水溶解,以 HCl 调 pH 至 6.8,加蒸馏水到 100ml。

(6)100g/L SDS 溶液:取 SDS 10g,用蒸馏水配成 100ml。

(7)15g/L 过硫酸铵溶液:取过硫酸铵 1.5g,用蒸馏水配成 100ml。

(8)样品处理缓冲液:pH 6.8,0.5mol/L Tris-HCl 缓冲液 4ml,DTT(二硫苏糖醇) 0.385mg,100g/L SDS 液 2.5ml,甘油 3.75ml,溴酚蓝 1.5mg。处理样品时,样品:样品缓冲液 =5:1(v/v)。

(9)电泳缓冲液:取甘氨酸 43.2g,加 Tris 9g,100g/L SDS 液 7.5ml,甘油 3.75ml,加蒸馏水溶解,调 pH 至 8.3,再加蒸馏水至 3L。

(10)染色液:取考马斯亮蓝(R250)0.05mg,加异丙醇 25ml,醋酸 10ml,溶解后加蒸馏水到 100ml。

(11)脱色液:水:乙醇:醋酸 =8:3:1(v/v)。

(12)分离胶:临用时配制,几种常用浓度的配方见表 2-9。

表2-9　几种常用浓度分离胶配制方法

试剂(ml)	浓度			
	5%	7.5%	10%	12.5%
蒸馏水	17.1	14.6	12.1	9.6
分离胶缓冲液	7.5	7.5	7.5	7.5
100g/L SDS液	0.3	0.3	0.3	0.3
丙烯酰胺贮存液	5.0	7.5	10	12.5
TEMED(四甲基乙二胺)	0.01	0.01	0.01	0.01
15g/L 过硫酸铵液	0.1	0.1	0.1	0.1
总体积	30	30	30	30

(13)浓缩胶:蒸馏水6.3ml,浓缩胶缓冲液2.5ml,100g/L SDS液0.1ml,丙烯酰胺贮存液1.0ml,TEMED 0.0075ml,15g/L 过硫酸铵溶液0.1ml,混匀即成,总量10ml,临用时配制。

【操作】

1. 取新鲜肝素抗凝血,4℃2500r/min离心5分钟,吸去血浆及红细胞表面的白膜层,加入红细胞3倍体积的预冷等渗盐水溶液,用玻璃棒轻轻混匀,同上条件离心5分钟,去上清液及沉淀表层,如此重复洗涤2次。

2. 洗净的红细胞加入30倍容量预冷的破膜液中,轻轻搅拌2分钟,使红细胞破膜。4℃12 000r/min离心10分钟,使红细胞膜沉淀。同上以等渗盐水洗涤3次,即得白色的红细胞膜样品,-20℃保存。

3. 取2~3mm厚的表面光滑的玻璃板两块(大小根据需要),玻璃板之间的左、右、下三面夹上1~3mm宽的玻璃条,用夹子夹紧,用石蜡或10%琼脂糖凝胶封边,垂直放好,从上口按所需的胶浓度注入分离胶至顶部约2~3mm,再轻加入蒸馏水约2cm厚,以隔离空气。待分离胶聚合后,倒去上层水分,倒入浓缩胶至近顶部,放入样品梳,梳齿下缘离分离胶约1.0~1.5cm,再封水,待浓缩胶聚合后,小心取出梳子和下边的玻璃条,将凝胶带玻璃装在电泳槽上,放好电泳缓冲液。

4. 将红细胞膜样品与样品缓冲液按5:1比例混合,在沸水浴中煮沸1分钟待检。

5. 先在加样孔中加满电泳缓冲液,用巴氏滴管或微量加样器吸取已处理的样品溶液,伸入加样孔下部,小心加入样品液50μl。

6. 用电泳缓冲液浸湿过的三层滤纸将上槽缓冲液与凝胶板上口的电泳缓冲液接通,形成盐桥,接通电源,开始用30mA,待示踪染料通过浓缩胶后,用50mA电流电泳约5~6小时。

7. 电泳结束后取出凝胶片。浸入考马斯亮蓝染色液中过夜,着色后取出,浸入脱色液中脱色,换脱色液2~3次,直至本底洗脱干净,将凝胶片放在玻璃板上风干,在光密度扫描仪上扫描即可得到各组分的含量。

【参考区间】　各种膜蛋白组分百分率变化较大,一般与正常红细胞膜蛋白电泳图谱相比较;或以带3蛋白为基准,各膜蛋白含量以与带3蛋白的比例表示。

【注意事项】

1. 全部试剂需用分析纯级别。

2. 制备红细胞膜,一定要在低温下操作,以免膜蛋白被膜上的蛋白水解酶水解。

3. 溶血缓冲液的 pH 以 7.5~7.8 较理想,pH 小于 7.4 不易得到白色的膜。

4. 为防止膜蛋白水解,破膜液中可加入氟磺酰甲基苯(PMSF),终浓度为 0.2mmol/L。

5. 滤纸盐桥要尽量缩短,以减少电阻。

6. 电泳时电流应恒定,电泳和染色应在 28~30℃进行。

7. 同时做正常人样本对照,对比观察有无异常。

(孙林英)

第六节　红细胞酶缺陷检验

红细胞酶缺陷所致的溶血性贫血是一类红细胞酶遗传性变异所引起的溶血性疾病。比较常见的酶缺陷性溶血性贫血有葡萄糖-6-磷酸脱氢酶缺陷症和丙酮酸激酶缺陷症。本节主要介绍的红细胞酶缺陷检验方法包括变性珠蛋白小体生成试验、高铁血红蛋白还原试验、葡萄糖-6-磷酸脱氢酶活性试验、丙酮酸激酶活性试验等。

实验十七　变性珠蛋白小体生成试验

【目的】

1. 掌握变性珠蛋白小体生成试验的原理。

2. 熟悉变性珠蛋白小体生成试验的操作和注意事项。

【原理】　变性珠蛋白小体生成试验(Heinz-body forming test)可作为 G-6-PD 缺乏的筛检试验,G-6-PD 缺乏的患者血液中加入乙酰苯肼于 37℃孵育 2~4 小时,乙酰苯肼可使血红蛋白氧化为高铁血红蛋白,高铁血红蛋白解离成高铁血红素和变性珠蛋白,变性珠蛋白聚合成变性珠蛋白小体,附于红细胞膜上。用煌焦油蓝染色观察红细胞中变性珠蛋白小体的情况。

【试剂与器材】

1. 器材　水浴箱、显微镜等。

2. 试剂

(1)1g/L 乙酰苯肼溶液:乙酰苯肼 2ml 加 pH 7.4 PBS 缓冲液 2ml。

(2)10g/L 煌焦油蓝盐水溶液:取 0.4g 煌焦油蓝,溶于 109mmol/L 枸橼酸钠 20ml 中,加生理盐水至 100ml,过滤后贮存于棕色瓶内。

【操作】

1. 取 0.1ml 肝素抗凝血加入 2ml 乙酰苯肼溶液,混匀于 37℃水浴 4 小时。

2. 取 0.5ml 孵育后的红细胞混悬液加 0.5ml 煌焦油蓝盐水溶液,混匀染色 10 分钟。

3. 取以上标本推片,于油镜下观察红细胞。变性珠蛋白小体是在红细胞内出现多个紫蓝色,大小不均,形状不规则的颗粒。

4. 计数 1000 个红细胞,计算含 5 个以上变性珠蛋白小体的红细胞的百分率。

5. 同时取正常人血标本按以上方法检测作为正常对照。

【参考区间】　健康人含 5 个及以上珠蛋白小体的红细胞小于 30%,阳性细胞百分率大于 30% 有临床意义。

【注意事项】

1. 阳性细胞指含 5 个以上的变性珠蛋白小体的红细胞,应仔细辨别。

2. 不稳定血红蛋白病也可出现变性珠蛋白小体,但其形态呈单一的圆形或椭圆形粗大颗粒,附于红细胞膜或突出在红细胞膜外。

3. 乙酰苯肼溶液应于 4℃ 保存。

实验十八 高铁血红蛋白还原试验

【目的】

1. 掌握高铁血红蛋白还原试验的原理。

2. 熟悉高铁血红蛋白还原试验的操作和注意事项。

【原理】 高铁血红蛋白还原试验(metahemoglobin reduction test,MHb-RT)是在血液中加入亚硝酸盐使红细胞中的亚铁血红蛋白转变成高铁血红蛋白,正常红细胞的葡萄糖-6-磷酸脱氢酶(G-6-PD)催化戊糖旁路使 $NADP^+$(辅酶 II 氧化型)变成 NADPH(辅酶 II 还原型),反应脱的氢通过亚甲蓝的递氢作用而使高铁血红蛋白(Fe^{3+})又还原成亚铁血红蛋白(Fe^{2+})。当 G-6-PD 缺乏时,高铁血红蛋白还原率下降,甚至不还原。通过比色测定高铁血红蛋白,可观察还原的多少和还原的速度,从而间接反映了 G-6-PD 的活性。

【试剂与器材】

1. 器材 分光光度计、离心机、水浴箱等。

2. 试剂

(1)0.18mol/L 亚硝酸钠-葡萄糖溶液:亚硝酸钠 1.25g,葡萄糖 5g,蒸馏水加至 100ml,储存于棕色瓶可保存 1 个月。

(2)0.4mmol/L 亚甲蓝溶液:亚甲蓝 15mg(含 3 个结晶水),加少量蒸馏水研磨后用蒸馏水溶至 100ml。

(3)0.02mol/L 磷酸盐缓冲液(pH 7.4):取 Na_2HPO_4 229.5mg,KH_2PO_4 52.2mg 加蒸馏水溶至 100ml。

(4)反应液:0.18mol/L 亚硝酸钠-葡萄糖溶液 1 份加 0.4mmol/L 亚甲蓝溶液 1 份,充分混合。

【操作】

1. 取枸橼酸钠抗凝血 2ml,加入葡萄糖 20mg,混匀后以 1500r/min 离心 5 分钟,调整血细胞与血浆比例为 1:1 后再混匀。

2. 取处理后的血标本 1ml,加反应液 0.1ml,颠倒混匀 15 次,使之与空气中的氧充分接触。

3. 加塞后 37℃ 水浴 3 小时,同时将以上未加反应液的血标本同样放于 37℃ 水浴 3 小时。

4. 取孵育后混匀的标本 0.1ml,加入 pH 7.4 的磷酸盐缓冲液 10ml,混匀放置 2 分钟,用分光光度计测吸光度,波长 634nm,以磷酸盐缓冲液调零。标本吸光度为 SA。

5. 同样取未加反应液的孵育标本 0.1ml,加入 pH 7.4 的磷酸盐缓冲液 10ml,混匀放置 2 分钟,用分光光度计测吸光度为 B。测定完吸光度的标本再加入 0.18mol/L 亚硝酸钠-葡萄糖溶液 5 滴,混匀后放置 5 分钟,再测其吸光度为 ST,此为标本变成高铁血红蛋白的对照。

6. 结果计算

$$高铁血红蛋白还原率 = \left(1 - \frac{SA - B}{ST - B}\right) \times 100\%$$

【参考区间】 健康人（G-6-PD 活性正常）外周血高铁血红蛋白还原率≥75%（脐带血≥77%）。

【注意事项】

1. 测定吸光度时分光光度计的波长应准确,一般 ST 应大于 B 8 倍以上。

2. 贫血患者应将血细胞比容调整至 0.35～0.40,比容过低则高铁血红蛋白还原率显著降低,可出现假阳性结果。

3. 细菌污染可产生亚硝酸盐而造成假阳性,应保证试管等器材无菌。

4. 试验的特异性和敏感性不是很理想,不稳定血红蛋白、HbH、高脂血症等均可出现假阳性结果。标本加入缓冲液后混浊可影响比色,可离心用上清液比色。

5. 血液孵育应选用枸橼酸钠或 ACD 液,标本可保持 1 周左右。抗凝剂比例也应注意,如 ACD 量太多,pH 降低可使高铁血红蛋白还原速度减慢,出现假阳性结果。

实验十九 葡萄糖-6-磷酸脱氢酶活性试验

【目的】

1. 掌握葡萄糖-6-磷酸脱氢酶活性试验的原理。

2. 熟悉葡萄糖-6-磷酸脱氢酶活性试验的操作和注意事项。

一、改良的 WHO 推荐法（Zinkhan 法）

【原理】 葡萄糖-6-磷酸脱氢酶（glucose-6-phosphate dehydrogenase,G-6-PD）活性试验是根据红细胞中 G-6-PD 催化葡萄糖-6-磷酸（G-6-P）转化成6-磷酸葡萄糖酸（6-PGA）,同时 NADP$^+$ 被还原成 NADPH,后者在 340nm 处有一吸收峰,通过测定 NADPH 吸光度的增高,计算出红细胞内 G-6-PD 活性。

【试剂与器材】

1. 器材 恒温分光光度计、恒温水浴箱、离心机等。

2. 试剂

（1）生理盐水。

（2）溶血素:16mg 洋地黄皂苷溶于 80ml 蒸馏水,过滤后加入 1mg NADP$^+$。

（3）3.8mmol/L NADP$^+$:0.29g NADP$^+$-Na$_2$,加蒸馏水至 100ml。

（4）0.5mol/L Tris 缓冲液（pH 7.5）:6.05g Tris 溶解于 70ml 蒸馏水中,以 HCl 调节 pH 至 7.5,加蒸馏水至 100ml。

（5）0.63mol/L 氯化镁溶液:1.28g 氯化镁溶于 100ml 蒸馏水中。

（6）33mmol/L G-6-P 液:931mg G-6-P 钠盐溶解于 100ml 蒸馏水中。

【操作】

1. 制备红细胞悬液 取抗凝血 2ml,用生理盐水洗涤红细胞 3 次（1500r/min 离心 10 分钟）,除去上清液和白膜层（主要为白细胞和血小板）,加入等体积的生理盐水制成红细胞悬液。

2. 制备溶血液 吸取上述红细胞悬液 0.05ml 加入溶血素 0.5ml,混匀后放置 10 分钟,完全溶血后作为溶血液,并测定其血红蛋白浓度(见《临床基础检验学技术实验指导》)。

3. 加样 按表2-10加入标本和试剂。

表2-10 Zinkhan法 G-6-PD活性测定操作表

试管	对照管	测定管
NADP$^+$液(ml)	0.1	0.1
Tris液(ml)	0.1	0.1
氯化镁液(ml)	0.1	0.1
蒸馏水(ml)	0.68	0.58
G-6-P液(ml)	—	0.1
37℃预热10分钟		
溶血液(μl)	20	20

4. 比色 加入溶血液后,立即于340nm处,1cm光径石英比色杯,对照管调零,37℃恒温,每分钟记录1次吸光度的变化,共6次。测定时间一般不超过15分钟。

5. 计算 1L溶血液每分钟催化反应产生1μmol的NADPH为1个国际单位,换算成与每克血红蛋白相关的酶活性。

$$G\text{-}6\text{-}PD 活性(U/gHb) = \Delta A/\min \times \frac{1000}{6.22} \times \frac{1000}{20} \times \frac{1}{Hb(g/L)}$$

$\Delta A/\min$:每分钟吸光度的平均变化值;

1000/6.22:NADPH微摩尔消光系数;

1000/20:总容量与溶血液的量之比;

Hb:溶血液所测的Hb浓度。

【参考区间】 Zinkhan法为(12.1±2.09)U/g Hb。

【注意事项】

1. G-6-PD在红细胞中含量最丰富,血清中含量极微。Mg^{2+}是G-6-PD的激活剂,Cu^{2+}、Zn^{2+}对其有轻度抑制作用,Hg^{2+}及氯汞苯甲酸能完全抑制其活性,且谷胱甘肽及半胱氨酸不能使其恢复活性。碘醋酸、草酸、氰化物、氟化物、EDTA及肝素对酶活性无影响。

2. G-6-PD活性在全血标本中比较稳定。溶血液制备后,在室温放置时G-6-PD活性会下降,应立即测定,否则应储存于0~4℃,但不能超过6小时。

3. 如连续6次吸光度测定,各$\Delta A/\min$之间相差较大时,应增加读数次数,直至连续5次$\Delta A/\min$读数间接近为止。

4. 溶血素在-20℃存放不宜超过48小时,在4℃存放不宜超过8小时。

5. 所用试剂应为分析纯级别,配制好的溶液应冷藏保存,一般可保存2周。

6. 缓冲液的pH、试剂及溶血液加入量、测定时间均应准确。

7. 肝素抗凝血标本应在12小时内测定,ACD抗凝血标本可冷藏保存3~5天。

二、快速分光光度法

【原理】 与WHO推荐方法相同,通过测定反应在一定时间内生成的NADPH的量,从而反映红细胞G-6-PD活性。本法反应在水浴中进行,在试验过程中加入7mol/L尿素溶液终止反应,使G-6-PD活性稳定在一定的水平,因此不需要在恒温条件下比色。

【试剂与器材】

1. 器材　分光光度计、水浴箱。

2. 试剂

（1）1mol/L Tris-盐酸缓冲液（pH 7.8）。

（2）12mol/L G-6-P溶液：20mg G-6-P-Na$_2$溶于4ml蒸馏水中，低温保存。

（3）NADP$^+$缓冲液：取6mmol/L NADP$^+$溶液15ml，1mol/L Tris-盐酸缓冲液30ml，0.3mol/L氯化镁溶液10ml，加入蒸馏水至100ml。冰冻状态下可保存2个月，应少量分装，避免反复冻融。

（4）7mol/L尿素：取210g分析纯尿素用蒸馏水溶解至500ml，于室温下保存溶血液。

（5）溶血液：巯基乙醇0.5ml加入0.27mol/L中性EDTA溶液10ml，用1mol/L氢氧化钠溶液调至中性，加入2mmol/L NADP$^+$溶液5ml，并加蒸馏水至1000ml，4℃保存备用。

（6）改良Drabkin溶液：铁氰化钾0.1g，氰化钾0.025g，无水磷酸二氢钾0.07g，加蒸馏水至500ml，4℃保存备用。

【操作】

1. 制备Hb液　取抗凝血0.5ml，用生理盐水洗涤3次，最后一次以3000r/min离心10分钟，弃去上清液，取红细胞50μl加入1.5ml溶血液中，混匀后置于0℃ 20分钟，取出后3000r/min离心15分钟，取上清液作为溶血素备用。应用改良Drabkin溶液测定溶血液的Hb浓度（见《临床基础检验学技术实验指导》）。

2. 加样　按表2-11进行操作。

表2-11　快速分光光度法G-6-PD活性测定操作表

试剂	对照管（ml）	测定管（ml）
NADP$^+$液	0.5	0.5
溶血素	0.05	0.05
12mmol/L G-6-P液	0.05	0.05
25℃温育	5分钟	15分钟
7mol/L尿素液	3.0	3.0

3. 比色　用分光光度计，波长340nm，以对照管为空白，读取测定管的吸光度A。

4. 计算　按下式计算G-6-PD的活性

$$G\text{-}6\text{-}PD活性（U/g\ Hb）= \frac{A}{Hb} \times 115.8$$

式中A为测定管吸光度，Hb为溶血液血红蛋白浓度，115.8为根据NADPH的吸光系数和溶血的量及反应总体积得到的换算系数。

【参考区间】

正常成人：男性（5.0±1.3）U/g Hb；女性（4.6±1.0）U/g Hb；

新生儿：男性（7.0±0.55）U/g Hb；女性（6.9±0.76）U/g Hb。

【注意事项】

1. NADP$^+$缓冲液在冰冻状态下可保存2个月，避免反复冻融，应少量分装。

2. 为准确掌握加试剂的时间，在对照管和测定管各类试剂之间应间隔一固定时间，如15秒。

实验二十　丙酮酸激酶活性试验

【目的】

1. 掌握丙酮酸激酶活性试验的原理。

2. 熟悉丙酮酸激酶活性试验的操作和注意事项。

【原理】　丙酮酸激酶(pyruvate kinase,PK)在二磷酸腺苷(ADP)存在的条件下催化磷酸烯醇式丙酮酸(PEP)转化成丙酮酸,在乳酸脱氢酶(LDH)作用下丙酮酸转化为乳酸,同时使 NADH 转化为 NAD^+。NADH 在 340nm 波长有一特定吸收峰,而 NAD^+ 没有,在此波长下,检测 NADH 减少的速率,即可计算 PK 活性。红细胞 PK 活性测定是诊断 PK 缺乏症直接而可靠的证据。

【试剂与器材】

1. 器材　恒温分光光度计、水浴箱等。

2. 试剂

(1)1mol/L Tris-盐酸缓冲液(含 5mmol/L EDTA):pH 为 8.0。

(2)1mol/L 氯化钾溶液。

(3)0.1mol/L 氯化镁溶液。

(4)2mmol/L NADH 液:NADH 1.4mg 溶于 1ml 蒸馏水中。

(5)30mmol/L ADP 溶液:ADP-Na_2 150mg 溶于 5ml 蒸馏水中。

(6)60U/ml LDH 液:取 LDH 液将其活性单位调至 60U/ml。

(7)50mmol/L PEP 溶液:取 24.05mg 磷酸烯醇式丙酮酸氨盐液溶于 1ml 蒸馏水中,4℃冷藏备用。

【操作】

1. 制备 Hb 液　取肝素抗凝血 3.5ml,加右旋糖酐 1ml,静置后弃去血浆。然后加右旋糖酐 1ml,生理盐水补足至 4.5ml 洗涤红细胞,反复洗涤 4～6 次,再将去除白细胞的红细胞用生理盐水洗 2 次。再加入冰浴的蒸馏水,制成 1:20 的溶血液,测定血红蛋白浓度。冰浴备用。

2. 加样　在 1ml 反应系统中按表 2-12 加入试剂及标本。

表 2-12　PK 活性测定加样表

试剂	对照(μl)	高 PEP 浓度(μl)	低 PEP 浓度(μl)
1mol/L Tris-盐酸缓冲液	100	100	100
1mol/L 氯化钾溶液	100	100	100
0.1mol/L 氯化镁溶液	100	100	100
2mmol/L NADH 液	100	100	100
30mmol/L ADP 液	—	50	20
60U/ml LDH 液	100	100	100
1:20 溶血液	20	20	20
蒸馏水	380	330	455
	混匀,37℃水浴 10 分钟		
50mmol/L PEP 溶液	100	100	5

3. 比色　37℃恒温,波长340nm,蒸馏水做空白,每分钟测定 1 次吸光度的变化,连续测定 10 分钟。

4. 计算

$$PK\,活性(U/g\,Hb) = \frac{100 \times \Delta A \times V_C}{Hb \times 6.22 \times V_H}$$

ΔA 为每分钟的吸光度变化;

V_C 为测定体系的总体积,试验总体积为 1ml;

Hb 为溶血液的血红蛋白浓度;

6.22 为 1mmol/L 的 NADH 在 340nm 的吸光度值;

V_H 为加入溶血液的量,本试验为 20μl。

【参考区间】　健康成人为(15.0 ± 1.99)U/g Hb。

【注意事项】

1. 血液标本要新鲜。

2. pH 和试验温度对结果有很大的影响,实验中尽可能保持相对恒定。

3. 白细胞、血小板等 PK 活性相当高,必须尽可能去除。

4. PK 为别构酶,在低 PEP 浓度时,PK 活性可被微量果糖-1,6-二磷酸(FDP)刺激而增加。在低 PEP 浓度测定时,加入 FDP 有助于对在高 PEP 浓度时酶活性测定接近正常的 PK 变异型的诊断,故当高浓度 PEP 测定结果不易判断时,可在低浓度 PEP 试验管中加入 10mmol/L FDP 液 50μl 进行试验。

5. 如果检测时用的是 1cm 以上的比色杯,反应体系中的各试剂可按倍数增加。开始测定吸光度时,以对照杯为基准,把分光光度计的读数调在 0.4 ~ 0.5 的范围,以备低吸光度样品的测定。

(孙林英)

第七节　血红蛋白异常检验

血红蛋白病是一组由于生成血红蛋白的珠蛋白肽链的结构异常或合成肽链速率的改变而引起血红蛋白功能异常所致的疾病,主要包括珠蛋白生成障碍性贫血和异常血红蛋白病。血红蛋白异常主要的实验室检查方法包括红细胞包涵体试验、抗碱血红蛋白测定、异丙醇试验、血红蛋白电泳试验和定量分析等。

实验二十一　红细胞包涵体试验

【目的】

1. 掌握红细胞包涵体试验的原理。

2. 熟悉红细胞包涵体试验的操作和注意事项。

【原理】　红细胞包涵体试验是由于不稳定血红蛋白易氧化变性沉淀,在新鲜血液中加入煌焦油蓝,37℃孵育后,易被染成墨绿色或蓝色球形小体,弥散而均匀地分布于红细胞内。

【试剂与器材】

1. 器材　显微镜、水浴箱、小试管(带塞)、玻片等。

2. 试剂　1%煌焦油蓝溶液:煌焦油蓝 1g,枸橼酸钠 0.4g,研磨溶解于 100ml 生理盐水中,棕色瓶中贮存,临用前过滤。

【操作】

1. 取 1% 煌焦油蓝溶液 0.5ml 于小试管中,加新鲜全血或抗凝血 3~4 滴,混匀,加塞,37℃水浴。

2. 分别于 10 分钟、1 小时、3 小时和 24 小时用毛细滴管取 1 滴血推成薄血片,待干镜检。

3. 油镜计数 1000 个红细胞,计算包涵体红细胞的百分率。

【结果】 HbH 包涵体是在红细胞内分布均匀的大小不等、数目不一、有折光性的蓝色球形小体。不稳定血红蛋白及 HbF 明显增高者的包涵体颗粒细小,需温育更长的时间。

根据每个视野含包涵体红细胞数目分别记录,常分为四级。平均每个油镜视野(100 个红细胞)可见包涵体红细胞数 1~2 个,记录"偶见";3~10 个记" + ";11~30 个记" + + ";≥31 个记" + + + "。

【参考区间】 健康成人 0%~5%。

【注意事项】

1. 不典型包涵体红细胞与网织红细胞的鉴别 不稳定血红蛋白及 HbF 明显增高者的包涵体颗粒细小、分布均匀,需温育更长时间(3 小时或更长);网织红细胞内的网状物质呈颗粒或网状不均匀排列,孵育 10~15 分钟就显现出来。HbH 病红细胞内包涵体一般在 10 分钟至 2 小时之间形成。

2. 温育 2 小时含包涵体的红细胞比温育 10 分钟的阳性细胞多,则可确定有 HbH 等不稳定血红蛋白的存在。

3. 制片后立即风干,否则红细胞形态不清楚,影响观察。潮湿、雨天血片应立即放入 37℃干燥箱烘干。

4. 制片后应及时计数,放置过久变性的血红蛋白小体可褪色消失。

实验二十二 抗碱血红蛋白测定

【目的】

1. 掌握抗碱血红蛋白测定的原理。

2. 熟悉抗碱血红蛋白测定的操作和注意事项。

【原理】 抗碱血红蛋白检测(alkali resistant hemoglobin)是将待检的血液与一定量的碱性溶液混合,胎儿血红蛋白(HbF)及某些异常血红蛋白具有比 HbA 更强的抗碱作用,不发生变性,存在于上清液中;而 HbA 则变性沉淀。取上清液于 540nm 处测定吸光度,即可检测抗碱血红蛋白的浓度。此试验也称为碱变性试验,其检测的是抗碱血红蛋白,除 HbF 外,Hb Bart's 和部分 HbH 也有抗碱能力,需进一步通过电泳鉴别。

【试剂与器材】

1. 器材 分光光度计、漏斗、滤纸等。

2. 试剂

(1)0.083mol/L 氢氧化钠溶液:经标定后置于聚乙烯瓶内,4℃保存。

(2)酸性半饱和硫酸铵溶液:饱和硫酸铵溶液加等体积的蒸馏水,再加入 1mol/L 的盐酸(2% 的浓度)。

【操作】

1. 取一定量的抗凝血,按血红蛋白电泳检测实验所述方法得血红蛋白溶液。

2. 取 0.083mol/L 氢氧化钠溶液 1.6ml 于试管内,25℃ ±1℃ 水浴 10 分钟。加入 0.1ml 血红蛋白液,立即混匀。碱化 1 分钟时,加入 3.4ml 酸性半饱和硫酸铵溶液终止反应,过滤后取滤液检测吸光度(A_1)。以蒸馏水调零,在 540nm 波长测定。

3. 将 0.02ml 血红蛋白液加入 5ml 蒸馏水中作为对照管,相同条件检测吸光度(A_0)。

4. 按下式计算

$$抗碱血红蛋白(100\%) = \frac{测定管吸光度(A_1)}{对照管吸光度(A_0)} \times 100\%$$

【参考区间】　本试验主要测定 HbF,健康成人≤2%,新生儿可高达40%以上。

【注意事项】

1. 每份标本要重复测定以提高准确性,每次测定应做正常对照。

2. 碱液浓度和碱化时间、温度应准确,过滤后应 1 小时内完成比色。

3. 血红蛋白液应新鲜,当天测定;否则会形成高铁血红蛋白,其遇碱变性,导致测定结果偏低。

实验二十三　异丙醇试验

【目的】

1. 掌握异丙醇试验的原理。

2. 熟悉异丙醇试验的操作和注意事项。

【原理】　异丙醇沉淀试验(isopropanol test)是因不稳定血红蛋白较正常血红蛋白更易裂解,在异丙醇这种能降低血红蛋白分子内部氢键的非极性溶剂中,不稳定血红蛋白的稳定性下降,比正常血红蛋白更快沉淀。当溶血液中含有不稳定血红蛋白时,溶血液在加入异丙醇后很快混浊,并形成绒毛状沉淀。

【器材与试剂】

1. 器材　水浴箱、离心机等。

2. 试剂

(1)pH 7.4 的 0.1mol/L Tris 缓冲液:取 Tris 1.21g 溶于少量蒸馏水中,滴加 1mol/L 盐酸溶液调节 pH 至 7.4,加蒸馏水至 100ml。

(2)17%(v/v)异丙醇缓冲液:取 17ml 异丙醇加入上述 Tris 缓冲液至 100ml,充分混匀后,加塞置于 4℃冰箱保存。

【操作】

1. 取抗凝血制备溶血液(方法见血红蛋白电泳)。

2. 于有塞的试管中加入 17% 异丙醇缓冲液 1ml,37℃水浴,预热 20~30 分钟。

3. 加入新鲜制备的 10% 的溶血液 0.1ml,混匀,加盖计时,37℃水浴,分别于 5 分钟、10 分钟、20 分钟和 30 分钟观察。

【结果】　5 分钟内混浊,20 分钟内出现大块沉淀为强阳性(++++),20 分钟内只出现混浊为弱阳性(+),介于两者之间为(++)或(+++),30 分钟内澄清透明为阴性(-)。

【参考区间】　健康成人标本阴性,脐血阳性,新生儿出生 1 个月后逐渐开始转为阴性,6 个月后为阴性。

【注意事项】

1. 严格控制试验温度,试剂预温时间要够。

2. 标本要新鲜配制,因血红蛋白可氧化成高铁血红蛋白而出现假阳性。

3. 溶血液浓度应合适(10%左右),血红蛋白浓度应小于100g/L;但血红蛋白浓度如果过低可出现假阴性。

4. 异丙醇浓度应严格控制,pH不能低于7.2。

5. 每批试验可取正常人血标本和脐血标本作为阴性对照和阳性对照。

实验二十四 血红蛋白电泳试验

一、醋酸纤维素薄膜血红蛋白电泳

【目的】

1. 掌握醋酸纤维素薄膜血红蛋白电泳的原理。

2. 熟悉醋酸纤维素薄膜血红蛋白电泳的操作和注意事项。

【原理】 血红蛋白电泳(hemoglobin electrophresis)是根据组成血红蛋白的珠蛋白肽链不同,所含氨基酸不同,因此具有不同的等电点,在一定pH的缓冲液中带有不同电荷。当血红蛋白等电点小于缓冲液pH时带负电荷,电泳时在电场中向阳极泳动,反之,血红蛋白带正电荷向阴极泳动。在一定电压下经过一定时间的电泳,不同的血红蛋白由于所带电荷不同、分子量不同,其泳动方向和速度不同,可分离出各自的区带;对泳动出的各区带进行比色或扫描,可对各种血红蛋白进行定量分析。一般最常用的是pH 8.5的碱性血红蛋白电泳。

【试剂与器材】

1. 器材 电泳仪、加样器、离心机等。

2. 试剂

(1)pH 8.5 TEB缓冲液:Tris 10.29g、EDTA 0.6g、硼酸3.2g,加蒸馏水至1000ml。

(2)硼酸盐缓冲液:硼砂6.87g、硼酸5.56g,加蒸馏水至1000ml。

(3)染液及漂洗液可选用以下任一组

1)丽春红S染液:丽春红S 0.1g,二氯醋酸1.4g,加蒸馏水至100ml。其漂洗液为3%醋酸溶液。

2)联苯胺染液:联苯胺0.1g溶于10ml甲醇中,加入500ml缓冲液(冰醋酸1.2ml,结晶醋酸钠0.8g,加蒸馏水至500ml),混匀于4℃保存。临用时,取上述液体30ml再加入1滴30%过氧化氢溶液和1滴5%亚硝基铁氰化钠溶液。其固定液为10%磺柳酸溶液,漂洗液为蒸馏水。

3)氨基黑溶液:氨基黑10B 1g、磺基水杨酸10g、冰醋酸20ml,加蒸馏水定容至400ml。其漂洗液为乙醇45ml、冰醋酸5ml加蒸馏水至100ml。

【操作】

1. 血红蛋白电泳

(1)制备Hb液:取肝素抗凝血3ml,2000r/min离心10分钟,弃去血浆,再用生理盐水洗涤红细胞3次(1000r/min,离心10分钟),最后一次3000r/min离心10分钟,弃上清。向红细胞沉淀中加入等体积的蒸馏水充分振摇,再加入0.5倍红细胞体积的四氯化碳,用力振摇,3500r/min离心15分钟,上清液即为溶血液。

(2)浸膜:将醋酸纤维薄膜(3cm×8cm)纸条,浸入 pH 8.5 TEB 缓冲液中,浸透后取出,用滤纸吸去多余的缓冲液。

(3)点样:用加样器蘸取血红蛋白液约20μl,然后垂直点加于醋酸纤维薄膜(无光泽面)距一端 1.5cm 处。

(4)电泳:将硼酸盐缓冲液作为电泳缓冲液,将点样后的醋酸纤维薄膜放于电泳槽架上,点样在阴极端,无光泽面向下,端电压 200~250V,电泳 20~30 分钟。

(5)染色:可选用丽春红染料、联苯胺染料或氨基黑染料进行染色。丽春红染色利于观察;电泳出的条带是否是血红蛋白带,可用联苯胺染色证实;HbA$_2$ 定量检测多选用氨基黑染色。

1)丽春红染色:将薄膜浸入丽春红染液中浸泡 10 分钟,移入 3% 醋酸液中漂洗至背景为无色,贴于玻片上干燥后观察结果。

2)联苯胺染色:将电泳后膜条用 10% 磺柳酸溶液固定 3 分钟,用蒸馏水充分冲洗后,浸于联苯胺显色液中,至显现清晰的蓝色区带后取出水洗,观察结果。

3)氨基黑染色:将电泳好的薄膜浸入氨基黑染液中,染色约 30 分钟,移入漂洗液中浸泡漂洗,更换染液数次,直至背景干净为止。

2. HbA$_2$ 及其他异常血红蛋白的定量测定

(1)电泳:方法同上。

(2)染色:方法同上,多选用氨基黑染色。

(3)洗脱:分别剪下 HbA、HbA$_2$ 及与 HbA$_2$ 大小相当的空白带,如有异常 Hb 带(如 HbH)也应剪下,将各带放入试管内,再分别加入 10ml、2ml 和 2ml 的 0.4mol/L 的 NaOH 溶液浸泡,不时轻轻振摇,待 Hb 完全洗脱后,混匀。

(4)比色:将以上各管洗脱液用空白带管调零,在 600nm 波长处测定吸光度。

(5)计算

$$HbA_2(\%) = \frac{HbA_2 管吸光度}{HbA 管吸光度 + HbA_2 管吸光度} \times 100\%$$

$$异常 Hb(\%) = \frac{异常 Hb 管吸光度}{HbA 管吸光度 + HbA_2 管吸光度 + 异常 Hb 管吸光度} \times 100\%$$

【参考区间】 pH 8.5 TEB 缓冲液醋酸纤维膜电泳,结果如下:

1. 正常 Hb 电泳区带 HbA > 95%，HbF < 2%，HbA$_2$ 1.0%~3.1%，1~2 条非血红蛋白成分(NHb$_1$、NHb$_2$)区带。但正常情况下 HbF 与 HbA 很难分开,因此形成如图 2-9 所示的条带。

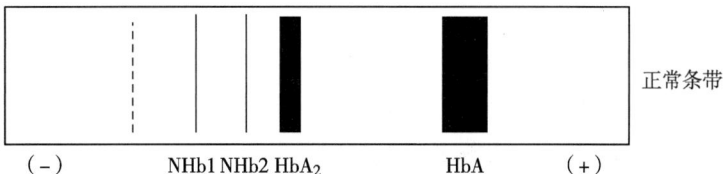

图 2-9 pH 8.5 醋酸纤维薄膜电泳正常血红蛋白分带示意图

2. 异常 Hb 区带 以 HbA 为标准,异常 Hb 分为快速异常 Hb(如 HbH、HbJ、HbK)和慢速异常 Hb(如 HbG、HbD、HbE 等),如图 2-10 所示。

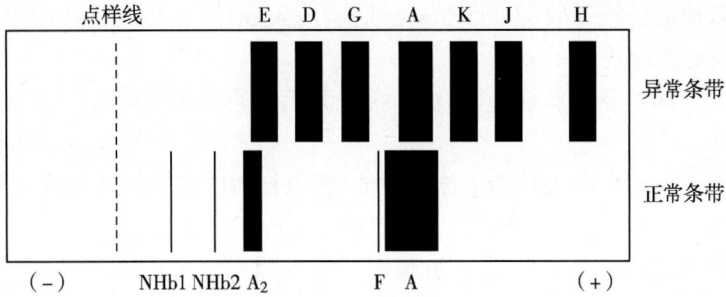

图 2-10　pH 8.5 醋酸纤维薄膜电泳异常血红蛋白分带示意图

【注意事项】

1. 所选缓冲液的浓度与样品和醋酸纤维薄膜厚薄有关。缓冲液浓度过低,区带泳动速度快,区带扩散变宽;缓冲液浓度过高,区带泳动速度慢,区带分布过于集中,不易分辨。

2. 点样前,将薄膜表面多余的缓冲液用滤纸吸去,以免引起样品扩散。但不宜太干,否则样品不易进入膜内,造成点样起始点参差不齐,影响分离效果。点样时,动作要轻、稳,用力不能太大,以免损坏膜片或引出凹陷,影响区带分离效果。点样量要适宜,点样过多,色带容易脱落,染色效果不佳,可出现 HbA_2 相对增高的假阳性结果;点样过少则洗脱后 HbA_2 吸光度太低,影响检测准确性。点样时不要到达膜的边缘,以免引起拖尾。

3. 电泳时间不能太长,电泳时醋酸纤维薄膜不能变干,故观察到 HbA 和 HbA_2 清晰分开时就应停止电泳,电泳时间过长区带反而扩散模糊。

4. 避免醋酸纤维素薄膜被蛋白质污染,手指尽量不触及薄膜或只能触及薄膜的两端。

5. 一般电流强度为 0.4～0.6mA/cm 膜宽度。电流强度高,则热效应高,血红蛋白条带分不开;电流过低,则样品泳动速度慢且易扩散。

6. 为保证电泳效果,电泳槽内缓冲液最多重复使用两次。

7. 染色和漂洗时间与气温有关,室温低时,染色时间延长,洗脱要完全;室温高时,洗脱时间不宜过长,否则洗脱液蓝色渐褪,并逐渐变为紫红色。

8. 洗脱后尽快比色,超过 30 分钟逐渐褪色而影响测定结果。

9. 检测时应设正常对照组和已知异常血红蛋白组作为阳性对照。

10. 血红蛋白定量测定时,电泳后也可不染色,直接剪下各血红蛋白区带,用蒸馏水洗脱,于 415nm 波长比色。

二、血红蛋白聚丙烯酰胺凝胶电泳

【目的】

1. 掌握聚丙烯酰胺凝胶电泳检测血红蛋白的原理。

2. 熟悉聚丙烯酰胺凝胶电泳检测血红蛋白的操作和注意事项。

【原理】　血红蛋白液中加入尿素后,Hb 分子的空间结构被破坏,裂解为多条肽链亚单位,通过聚丙烯酰胺凝胶电泳将各肽链分离成不同的区带。与正常 Hb 的电泳结果进行比较,可检测出各种 Hb 的比例和珠蛋白氨基酸结构的异常。

【试剂与器材】

1. 器材　聚丙烯酰胺凝胶垂直平板电泳仪。

2. 试剂

（1）丙烯酰胺-甲叉双丙烯酰胺储存液（600g/L-4g/L）：丙烯酰胺 60g，甲叉双丙烯酰胺 400mg，加入蒸馏水至 100ml，分装加塞于 4℃保存。

（2）150g/L 过硫酸铵液（催化剂）：过硫酸铵 0.15g 溶于 1ml 蒸馏水中，4℃保存。

（3）加速剂：四甲基乙二胺（TEMED），4℃保存。

（4）8mol/L 尿素液：尿素 240g，溶于蒸馏水至 500ml，于 4℃保存。

（5）制胶用液：8mol/L 尿素溶液 228ml，冰醋酸 15ml，Triton X-100 6ml，混匀，4℃保存。

（6）裂解液：尿素 5.4g，α-巯基乙醇 2ml，加 pH 8.5 TEB 缓冲液（见血红蛋白电泳的试剂配制）10ml。

（7）电泳槽用液：冰醋酸 20ml 加蒸馏水至 1000ml。

（8）染色液：甲醇 150ml，冰醋酸 35ml，蒸馏水加至 500ml。

（9）10g/L 琼脂糖：琼脂糖 0.2g，加蒸馏水 20ml 煮沸。

【操作】

1. 制备聚丙烯酰胺凝胶　安装好电泳槽，融化 10g/L 琼脂糖，取 5ml 封底。等琼脂糖完全凝固后，在胶模两侧加入清水，水不能浸入模内。取制胶用液 16ml 和丙烯酰胺-甲叉双丙烯酰胺储存液 4ml，混匀后加入 150g/L 过硫酸铵 0.15ml 和 TEMED 0.2ml，充分混匀后，立即倒入胶模内。插入样品槽梳，然后慢慢加入清水于电泳槽内，至封胶模上端。待 2 小时成胶。

2. 预电泳　倒去槽内清水，加入电泳槽用液，取出样品槽梳，接上电源（胶上端接正极，下端接负极），每个样品槽内加入 α-巯基乙醇 20μl，稳压 250V 电泳 3～4 小时。

3. 电泳　取待检血红蛋白液 10μl 加样品裂解液 90μl，混匀至形成清澈液。加入样品槽，然后用 15mA 稳流电泳 7 小时。

4. 染色　取出电泳好的凝胶浸入 0.6g/L 考马斯亮蓝染液，染色 12 小时。

5. 观察结果　取出后用漂洗液洗去胶板底色，观察结果。亦可用光密度扫描仪对各组分进行定量分析。

【参考区间】　正常人血红蛋白裂解后出现 β、γ、δ 和 α 四个区带。如出现正常肽链区带以外的其他区带提示有异常 Hb 存在。

【注意事项】

1. 抗凝剂以 ACD 为佳，肝素、枸橼酸钠液也可。

2. 血红蛋白液应新鲜制备。

3. 每板应同时做正常对照，最好有已知异常血红蛋白样品做阳性对照。

4. 裂解液的浓度应严格掌握，否则影响实验结果。

实验二十五　血红蛋白定量分析

一、微柱层析试验

【目的】

1. 掌握微柱层析法 HbA_2 定量检测的原理。

2. 熟悉微柱层析法 HbA_2 定量检测的操作和注意事项。

【原理】　HbA_2 微柱层析主要根据等电点的不同通过层析分离的方法将 HbA_2 和 HbA

分开。正常情况下,HbA 和 HbA$_2$ 的等电点不同,HbA$_2$ 的等电点为 pH 7.38,而 HbA 的等电点为 pH 6.95。在 pH 7.4 以上的缓冲液中血红蛋白均带负电荷,可以与层析柱内 DEAE 纤维素上的阴离子交换而吸附在纤维素分子上。改变洗脱液的 pH,使其接近 HbA$_2$ 的等电点时,HbA$_2$ 与 DEAE 纤维素分子的亲和力下降,其从纤维柱上洗脱下来。选用洗脱液的 pH 与 HbA 的等电点接近时可将 HbA 洗脱下来,通过对洗脱液比色可分别定量测定 HbA 和 HbA$_2$。

【试剂与器材】

1. 器材 巴氏滴管或层析柱玻管、二乙基氨基乙基纤维素(diethylaminoethyl-cellulose,DEAE 纤维素)、分光光度计。

2. 试剂

(1)1.0mol/L Tris 缓冲液(储存缓冲液):Tris 121g 加蒸馏水至 1000ml。

(2)pH 8.6 0.5mol/L Tris-HCl 缓冲液(洗柱缓冲液)。

(3)pH 8.0 0.5mol/L Tris-HCl 缓冲液(HbA$_2$ 洗脱液)。

(4)pH 7.0 0.5mol/L Tris-HCl 缓冲液(HbA 洗脱液)。

以上 0.5mol/L Tris-HCl 缓冲液均用储存缓冲液加蒸馏水配制,以 1mol/L HCl 调 pH,于 4℃保存。

(5)四氯化碳。

【操作】

1. 浸泡 用洗柱缓冲液(pH 8.6)浸泡 DEAE 纤维素 1 小时,其间多次搅拌和换液 2 次,弃去上清液于 4℃保存。

2. 制备血红蛋白液 取待检肝素抗凝血标本 3ml,2000r/min 离心 10 分钟,弃去血浆,用生理盐水洗涤红细胞 3 次,每次 1000r/min,离心 5 分钟,最后以 3000r/min 离心 10 分钟得压积红细胞。再加入等体积的蒸馏水和一半体积的四氯化碳,用力振摇数分钟,再以 3000r/min 离心 20 分钟,吸取上层清晰的血红蛋白液并测定血红蛋白浓度,调整为 100g/L 备用。

3. 装柱 将 0.5cm×16cm 巴氏滴管或层析柱玻管安装在架子上,管下面先塞少许脱脂棉,将以上泡洗过的 DEAE 纤维素搅匀后倒入管内,注意不要产生气泡,待其自然下沉使柱高约 6cm,不断加入洗柱缓冲液以保持湿润,柱下端加带夹胶管控制缓冲液流速。

4. 加样 取待检 Hb 液 0.05ml,加 pH 8.6 缓冲液 0.2ml 混匀,慢慢加入层析管内,待 Hb 液浸入纤维柱后,再用洗柱缓冲液数毫升洗涤柱,洗去未吸附的成分,洗液弃去。

5. HbA$_2$ 洗脱 不断加入 pH 8.0 HbA$_2$ 洗脱液,并在下面用容量瓶收集洗脱液,直至 HbA$_2$ 全部被洗脱下来(一般正常标本用洗脱液 3~4ml,怀疑 HbA$_2$ 增高的标本一般不超过 10ml 洗脱液)。洗脱液用 10ml 容量瓶收集,加 pH 8.0 HbA$_2$ 洗脱液至 10ml。

6. HbA 洗脱 改用 pH 7.0 HbA 洗脱液冲洗,用容量瓶收集洗脱液,直到 HbA 全部被洗脱,一般需用 15~20ml 洗脱液,将收集的洗脱液加 pH 7.0 HbA 洗脱液至 25ml。

7. 定量 将以上收集的洗脱液分别进行比色,以蒸馏水调零,波长 414nm,测定吸光度。

8. 计算 按下式计算 HbA$_2$ 的含量

$$HbA_2 \text{ 的百分率}(100\%) = \frac{HbA_2 \text{ 吸光度}}{HbA_2 \text{ 吸光度} + HbA \text{ 吸光度} \times 2.5} \times 100\%$$

【参考区间】 健康成人 HbA$_2$ 为 1.41%~3.61%,1 岁以下小儿约 1%。

【注意事项】

1. 所用标本应新鲜,ACD 抗凝血标本可于 4℃保存 1 周。

2. 在整个操作过程中,应注意加入缓冲液防止制好的柱干涸。

3. 某些异常血红蛋白的等电点与 HbA$_2$ 接近,注意防止假阳性。

4. 纤维素的再生处理　用 0.5mol/L NaCl 和 0.5mol/L NaOH 液浸泡用过的 DEAE 纤维素,过夜,弃去上清液,再用 pH 8.6、0.5mol/L Tris-HCl 缓冲液充分洗涤至 DEAE 纤维素的 pH 为 8.6。

二、毛细管电泳法

【目的】

1. 掌握毛细管电泳法进行 Hb 定量检测的原理。

2. 熟悉毛细管电泳法进行 Hb 定量检测的操作和注意事项。

【原理】　全自动毛细管电泳(capillary electrophoresis,CE)是在充满电泳液的毛细管中进行快速电泳分离。不同血红蛋白分子带电不同,在电场(高压电流)及碱性电泳液的电渗压作用下,其移动能力也各不相同。红细胞样品在裂解液中稀释后注射到毛细管的阳极末端,在高电压的作用下电泳分离,血红蛋白在毛细管阴极端用 415nm 光波检测装置检测,从而对异常血红蛋白进行定性或定量分析。

【试剂与器材】

1. 器材　全自动毛细管电泳仪。

2. 试剂　不同的毛细管电泳所用的试剂不同,一般包括:

(1)红细胞裂解液。

(2)碱性电泳液。

(3)冲洗液。

(4)毛细管护理液。

(5)蒸馏水或去离子水。

(6)生理盐水。

【操作】　毛细管电泳仪操作步骤因仪器而异,应严格按照仪器说明书进行操作。

1. 开机前准备　将缓冲液、溶血素、冲洗液从冰箱取出,置于室温平衡一段时间。在规定位置安放血红蛋白缓冲液、洗液、新鲜的蒸馏水,检查废液瓶和试剂杯回收盒是否已经排空;加入需要的试剂杯。

2. 开机,设置仪器参数　按仪器说明书进行。

3. 做质控　若质控在控,进行下一步样品检测;否则,查找并消除原因后再次做质控,直到质控在控。

4. 样品准备　将新鲜抗凝全血 3000r/min 离心 5 分钟,取出并检查样本,尽量不采用溶血标本和带纤维蛋白原标本。对合格样本,用吸管尽量吸去血浆。

5. 上样　将样本编号,依次放入样品位。

6. 高压电泳　0～30kV,稳定、连续可调的直流电源,具有恒压、恒流、恒功率输出。

7. 自动检测　415nm 光波检测器依次检测通过的 Hb。

8. 数据软件分析　获得各种 Hb 的信息。

9. 检测完毕,执行关机程序。

【参考区间】　健康人 HbA$_2$ 为 2.15%～3.5%,且无其他异常 Hb。

【注意事项】

1. 使用抗凝的新鲜标本进行分析,抗凝剂选用 EDTA、枸橼酸钠或肝素均可。

2. 标本置于 2~8℃可保存一周。保存超过 7 天,Hb 可发生降解反应,产生其他干扰片段。保存超过 10 天,可在红细胞中观察到聚集的黏状物,在分析前必须弃去这些黏状物。

若需要长时间保存,须在采集 8 小时内 5000r/min 离心 5 分钟,弃去血浆,用 10 倍体积的生理盐水洗涤红细胞 2 次(每次洗涤后均要离心处理),冰冻前去除红细胞上层多余的生理盐水并振荡混匀。将标本冷冻在 -80℃,可保持稳定最长达 3 个月。

3. 尽可能弃去血浆。不要使用覆盖在红细胞上厚度超过 3mm 血浆的标本,若试管中的血浆厚度超过 3mm 将会影响分析结果。

4. 每次检测前,所有毛细管都要经过彻底洗涤,然后在毛细管中注入电泳液以便进入下一个测试。

5. 两性电解质液必须用前新鲜配制,配制后超过 12 小时不宜使用。

6. 必须使用新鲜的纯净水,以防过滤器生霉阻塞。

7. 严格按操作规程操作,特别是关机程序。如不按规程关机,将对仪器产生严重损坏。停机 3~7 天,使用特殊关机程序。

8. 按仪器说明书进行保养。

(孙林英)

第八节 阵发性睡眠性血红蛋白尿症有关检验

阵发性睡眠性血红蛋白尿症(paroxysmal nocturnal hemoglobinuria,PNH)是一种获得性造血干细胞基因突变引起红细胞膜缺陷所致的溶血病。其筛选试验包括蔗糖溶血试验、热溶血试验和尿含铁血黄素试验,确诊试验包括酸化血清溶血试验、流式细胞术检测 CD55 及 CD59 和流式细胞术检测 Flaer。

实验二十六 蔗糖溶血试验

【目的】

1. 掌握蔗糖溶血试验的操作和结果判断。

2. 熟悉蔗糖溶血试验的原理。

3. 了解蔗糖溶血试验的注意事项。

【原理】 蔗糖溶液离子强度低,经孵育后促进补体与红细胞膜结合,使对补体敏感红细胞的膜造成缺损,导致蔗糖溶液进入红细胞内,引起渗透性溶血。而正常人红细胞则不发生溶血。

【试剂与器材】

1. 器材 37℃孵箱、离心机、分光光度计、试管。

2. 试剂

(1)10% 蔗糖溶液:蔗糖 10g,加蒸馏水 100ml,4℃可保存几个月。

(2)正常新鲜血清:取与患者同型健康者或 AB 型新鲜血清。

(3)生理盐水。

(4)0.01mol/L 氢氧化铵溶液。

【操作】

1. 定性法

（1）取患者枸橼酸钠抗凝血按表 2-13 加入试剂。

表 2-13 蔗糖溶血试验定性法检测操作步骤

试剂与标本	试验管	对照管①	对照管②
患者全血（ml）	0.1	0.1	0.1
10% 蔗糖溶液（ml）	0.9	—	—
生理盐水（ml）	—	0.9	—
蒸馏水（ml）	—	—	0.9

（2）将以上各管混匀后，置于 37℃ 水浴 30 分钟。

（3）低速离心后观察上清液有无溶血现象。对照管①应不溶血或轻度溶血（PNH 患者），对照管②应完全溶血。试验管出现溶血为阳性。

2. 定量法

（1）取患者抗凝血，用生理盐水洗涤 3 次，并配制成 50% 红细胞悬液。

（2）按表 2-14 加入标本和试剂。

表 2-14 蔗糖溶血试验定量法操作步骤

试剂与标本	试管①	试管②	试管③	试管④
10% 蔗糖溶液（ml）	0.9	0.95	0.95	—
50% 红细胞悬液（ml）	0.05	0.05	—	0.05
正常血清（ml）	0.05	—	0.05	—
0.01mol/L NH₄OH（ml）	—	—	—	0.95

（3）各管置于室温 1 小时，先肉眼观察有无溶血现象，然后每管加生理盐水 4ml，离心取上清液，以蒸馏水作空白管，于 540nm 波长进行比色。

【结果】

$$溶血率（\%）=\frac{管①吸光度-（管②吸光度+管③吸光度）}{管④吸光度-管②吸光度}×100\%$$

【参考区间】

定性试验：健康人为阴性；

定量试验：正常人无溶血，第 1 管溶血率 <5% 。

【注意事项】

1. 采血应顺利，避免溶血。

2. 所用器具必须清洁干燥，以免溶血造成假阳性。

3. 每次实验应同时做正常对照。

4. 血清不新鲜而致补体含量太少可出现假阴性。

5. 加入血清量过多时可出现假阳性。

实验二十七 酸化血清溶血试验

【目的】

1. 掌握酸化血清溶血试验的原理。

2. 熟悉酸化血清溶血试验的操作和注意事项。

【原理】 酸化血清溶血试验也称 Ham 试验。正常人红细胞在酸化的自身新鲜血清中（含补体），经37℃温育后不会发生溶血。而阵发性睡眠性血红蛋白尿症（paroxysmal nocturnal hemoglobinuria，PNH）患者由于红细胞膜缺陷，对补体敏感性增高，可被健康人血清补体作用而发生溶血，特别在酸性（pH 6.6～6.8）条件下，经37℃温育，溶血现象更明显。如血清经56℃加热30分钟，使补体灭活，患者红细胞即不溶解。

【试剂与器材】

1. 器材 37℃孵箱、离心机、试管等。

2. 试剂

（1）0.2mol/L HCl。

（2）生理盐水。

【操作】

1. 取患者静脉血5ml于三角烧瓶内，用竹签或玻璃珠轻轻搅动制备去纤维蛋白血。倒入试管内，用3倍生理盐水洗涤，1200r/min 离心5分钟，弃去上清液。共洗涤3次，最后一次离心10分钟，弃去上清液。取压积红细胞，加入等量生理盐水配制成50%的红细胞悬液。

2. 取与待检标本相同血型或O型健康人静脉血10ml，置8ml于试管中，待凝固后分离血清作为正常血清，并取1/3量血清置56℃水浴中30分钟作为正常灭活血清。另2ml血如上法制成50%红细胞悬液。

3. 取6支试管，按表2-15加入试剂和标本。

表2-15 酸化血清溶血试验检测操作步骤

试剂与标本	试验管			对照管		
	1	2	3	4	5	6
正常人新鲜血清（ml）	0.50	0.50	—	0.50	0.50	—
正常人灭活血清（ml）	—	—	0.50	—	—	0.50
0.2mol/L HCl（ml）	—	0.05	0.05	—	0.05	0.05
50%患者红细胞（ml）	0.05	0.05	0.05	—	—	—
50%健康人红细胞（ml）	—	—	—	0.05	0.05	0.05
加塞混匀，置于37℃水浴中1小时（中间轻轻混匀1次）后离心沉淀						
阳性结果（溶血）	±	3+	—	—	—	—

【结果】 置37℃孵箱中放置1小时后直接观察或低速（800r/min 离心5分钟）离心后观察有无溶血现象。对照管全部不溶血，PNH患者第1管（未酸化的血清）通常不溶血或极轻微溶血；第2管部分溶血；第3管（加正常人灭活血清）也溶血，则表明此溶血不依赖补体，故不是PNH，可能是红细胞有其他缺陷，如球形红细胞增多症等，应做进一步鉴别。

【参考区间】 健康人阴性。

【注意事项】

1. 一切用具要干燥,红细胞悬液要直接滴入液体,不要沿管壁流下,以免溶血,出现假阳性。

2. 正常血清可抽取 AB 型健康人静脉血制备血清。血清需新鲜,以免补体失活,造成假阴性。

3. 血清酸化后,如不将试管塞紧,则 CO_2 逸出,使血清酸度降低,溶血能力将成比例减低。

4. 此种患者血中的溶血因素是凝血系统中的一种蛋白,所有抗凝剂均可阻碍凝血机制,因而阻碍溶血,故本试验常选用去纤维蛋白血。

5. 若患者经多次输血,其血中所含的不正常红细胞相对减少,可呈弱阳性或阴性,对此可延长保温时间(4~6 小时),再观察有无溶血。

实验二十八 CD55 和 CD59 检测

【目的】

1. 掌握 CD55 和 CD59 检测的原理。

2. 熟悉 CD55 和 CD59 检测的操作和注意事项。

【原理】 PNH 的发病机制是血液细胞膜表面糖化磷脂酰肌醇(GPI)锚连接蛋白,如 CD55(C3 转化酶衰变加速因子)和 CD59(反应性溶血膜抑制物)等的缺失,在骨髓及外周血产生了病态造血细胞系,致使血细胞对补体异常敏感,出现以血管内溶血为特征的一系列症状。因此,可通过检测 CD55 和 CD59 这两种常见的血细胞表面锚蛋白相关抗原的表达情况,辅助诊断 PNH。检测方法是根据免疫学原理,用 CD55 或 CD59 荧光标记的单克隆抗体,通过流式细胞仪检测红细胞和(或)粒细胞 CD55 和 CD59 细胞数,计算其百分率。

【试剂与器材】

1. 器材 流式细胞仪、漩涡混匀器、离心机、专用试管、加样器。

2. 试剂

(1)荧光标记的抗人 CD55 抗体(CD55-FITC 或-PE)。

(2)荧光标记的抗人 CD59 抗体(CD59-FITC 或-PE)。

(3)pH 7.4 磷酸盐缓冲液(PBS)。

(4)1% 多聚甲醛。

(5)溶血剂:80.2g NH_4Cl(1.5mol/L),8.4g $NaHCO_3$(0.1mol/L),3.7g EDTA-Na_2(10mmol/L)加蒸馏水 900ml,用 NaOH 或 HCl 调节 pH 为 7.4,再加蒸馏水至 1L 作为贮存液,可于 4℃保存 6 个月。临用时稀释 10 倍。

【操作】

1. 标本采集 取患者 EDTA 或肝素钠抗凝的静脉血 1ml。

2. 红细胞 CD55、CD59 的检测

(1)用 pH 7.4 PBS 将检测标本红细胞数调整至大约 10 000/μl。

(2)取 2 个专用试管分别加入相应 CD55-FITC 和 CD59-FITC 抗体试剂 20μl。

(3)向试管中加入 100μl 以上相应检测标本,混匀室温孵育 15 分钟。

(4)向试管中加入 2~3ml 的 PBS,混匀,1500r/min 离心 5 分钟。

(5)弃去上清液,加入 1% 多聚甲醛 500μl。

(6)放置约 5 分钟后上机检测,或 2~8℃避光保存(可保存 24 小时)后上机检测。

3. 粒细胞 CD55、CD59 检测

（1）取适量标本加入约相同体积的溶血剂，室温放置 5 分钟。

（2）1500r/min 离心 5 分钟，弃上清液。再用 PBS 洗涤 1 次，用 PBS 将细胞浓度调整为 3000 ~ 10 000/μl。

（3）取 2 个专用试管分别进行标记，方法同红细胞的检测。

（4）放置约 5 分钟后上机检测，或 2 ~ 8℃ 避光保存（可保存 24 小时）后上机检测。

4. 流式细胞仪检测

（1）调校好流式细胞仪，设置 CD55-FITC 和 CD59-FITC 的直方图。

（2）在 FSC/SSC 对数图上设置粒细胞门，FSC/SSC 线性图上设置红细胞门。

（3）上机检测时收获 1 万 ~ 2 万个细胞，以正常标本作为阳性对照，采集信号时将 CD55-FITC 或 CD59-FITC 的阳性峰值调至 10^4 左右。

（4）分析检测结果，计算 CD55 或 CD59 低表达群的比例。

【参考区间】　正常人红细胞 CD55、CD59 及粒细胞 CD55、CD59 表现为单一阳性峰，低表达群应小于 3%（图 2-11）。

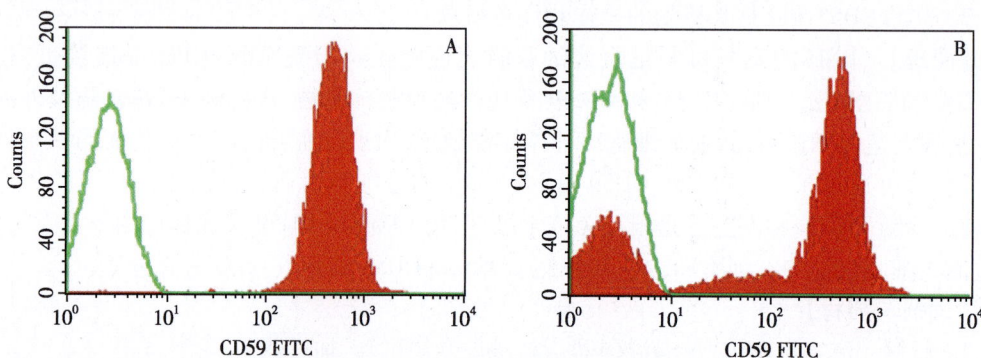

图 2-11　正常人与 PNH 患者 CD59 分析

A. 正常人，CD59 表达强，阳性率 99.8%；B. PNH 患者，完全阴性占 37%，部分缺乏占 11.45%。
红色：CD59 测定直方图，10^0 ~ 10^1 为 CD59 阴性细胞；10^1 ~ 10^2 为 CD59 部分表达细胞；10^2 ~ 10^3 为 CD59 完全表达细胞（正常细胞）。绿色：阴性对照直方图。将阴性对照直方图和 CD59 测定直方图重叠后进行比较

【注意事项】

1. 加样须准确，加入溶血剂后应使红细胞完全溶解。

2. 细胞群的设门应严格按仪器说明书进行，才能准确地获取和分析数据，从而得到临床诊断或研究中有价值的信息。

3. 每次检测必须同时做正常人对照。同时应做荧光标记抗人 IgG 的同型对照。

实验二十九　白细胞 Flaer 分析方法

【目的】

1. 掌握白细胞 Flaer 分析方法的原理。

2. 熟悉白细胞 Flaer 分析方法的操作和注意事项。

【原理】　荧光标记嗜水气单胞菌溶素（fluorescein- labeled aerolysin，Flaer）前体的变异体，可特异性地与细胞膜上的 GPI 结合，产生绿色荧光，且不形成细胞通道，不会导致细胞死亡。PNH 细胞因缺乏 GPI，Flaer 无法与之结合，故不会产生荧光而呈阴性，未标记者亦为

阴性。因此可以通过流式细胞仪检测有核细胞(主要是粒细胞和单核细胞)的 Flaer 荧光强度,分析相应细胞 GPI 的表达和缺失情况,有助于对 PNH 的诊断。此法为诊断 PNH 更敏感、特异的方法。为了对不同类型白细胞来源的 PNH 克隆进行诊断,通常将 Flaer(FITC)与 CD45、CD33 和 CD14 组合,采用流式四色分析技术进行测定。

【试剂与器材】

1. 器材 流式细胞仪、漩涡振荡器、台式离心机、专用试管、加样器。

2. 试剂

(1)抗体:CD45-ECD、CD33-PE、CD14-PC5 抗体和 Flaer。

(2)阳性对照血:采用经过鉴定的 PNH 患者的静脉血。

(3)溶血剂:Optilyse C 如 Beckman Coulter 试剂 IM1401。

(4)抗体稀释液(含 3% 牛血清白蛋白的 PBS):在 100ml 的 PBS 中,溶解 1.0g 的牛血清白蛋白和 0.1g 的 NaN₃。10ml/支分装后,-20℃保存。用前取出,室温溶解备用,余下的部分可 4℃保存备用 1 周。

(5)标本预处理试剂:①溶血剂:取甲酸 0.6ml,加入双蒸水至 500ml,混匀即成;②终止液:称取碳酸钠 3.00g,氯化钠 7.25g,硫酸钠 15.65g,溶解于 300ml 双蒸水中并补足至 500ml;③固定剂:称取多聚甲醛 5g 加入到 300ml PBS 中,加入一小块固体 NaOH,使 pH 偏碱性助溶,充分搅拌,待多聚甲醛彻底溶解后,以 1mol/L 的 HCl 调 pH 至 7.4,用 PBS 补足 500ml。三者均室温保存。

(6)鞘液:即 PBS 溶液,也可采用检验科血液常规分析仪使用的鞘液。

(7)清洁液:可采用检验科血液常规分析仪使用的鞘液。

【操作】

1. 标本采集 取患者 EDTA-K₂ 抗凝(紫头管)的静脉血 2ml。

2. 标本白细胞悬液的制备

(1)取血液标本 100μl,加入溶血剂 625μl,漩涡器上振荡混匀 10 秒。

(2)加入 PBS 3~4ml,混匀,1500r/min 离心 5 分钟,弃上清液。重复洗涤细胞 1 次。

(3)向细胞沉淀加入 100μl 抗体稀释液,轻轻打散细胞沉淀。

3. 按表 2-16 加样。

表 2-16 Flaer 分析加样

加样内容	阳性对照管(μl)	测定管(μl)
Flaer	10	10
CD33-PE	10	10
CD45-ECD	5	5
CD14-PC5	5	5
标本白细胞悬液	—	50
阳性对照血白细胞悬液	50	—

4. 手持试管轻轻摇匀,室温(16~22℃),避光放置 15~20 分钟。

5. 加入 PBS 4~5ml,混匀,1500r/min 离心 5 分钟,弃上清液。

6. 加入 PBS 900μl、固定剂 100μl,混匀。

7. 上机测定。

8. 流式细胞仪检测

（1）打开 Flaer 流式检测方案［CD45-ECD/CD33-PE/CD14-PC5/Flaer（FITC）］。如图 2-12，其中的 R1 门为白细胞群，R2 门为单核细胞群，R3 门为中性粒细胞群，R4 门为淋巴细胞群。

（2）将阳性对照管插入样品台，仪器自动进行测定。调节 FITC 对应的电压值，直到在与 R1 门（白细胞群）关联的图 FLAER/SS LIN 中出现明显分离的 FLAER⁻ 和 FLAER⁺ 细胞群为止；且在与 R2 门（单核细胞群）关联的图 FLAER/CD14-PC5 中，在 CD14⁻FLAER⁻ 区域出现阳性对照已知的单核细胞群 PNH 克隆百分数（一般达到 ±5% 即可）为止；且在 R3 门（中性粒细胞群）关联的图 FLAER/CD14-PC5 中，在 CD14⁻FLAER⁻ 区域出现阳性对照已知的中性粒细胞群 PNH 克隆百分数（一般达到 ±5% 即可）为止；且在 R4 门（淋巴细胞群）关联的图 FLAER/CD14-PC5 中，在 CD14⁻FLAER⁻ 区域出现阳性对照已知的淋巴细胞群 PNH 克隆百分数（一般达到 ±5% 即可）为止。然后，继续采集细胞，待 R1 门细胞数量达到 10 万个以上，停止上样，保存图像信息。

（3）将测定管插入样品台，仪器自动进行测定，待 R1 门细胞数量达到 10 万个以上，停止上样，记录检验结果并保存图像信息。

【参考区间】 正常人及非 PNH 贫血患者因 GPI 是正常的，白细胞 Flaer 检测几乎 100% 阳性。而 PNH 细胞因缺乏 GPI，Flaer 无法与之结合，故呈阴性，未标记者亦为阴性（图 2-12、图 2-13）。

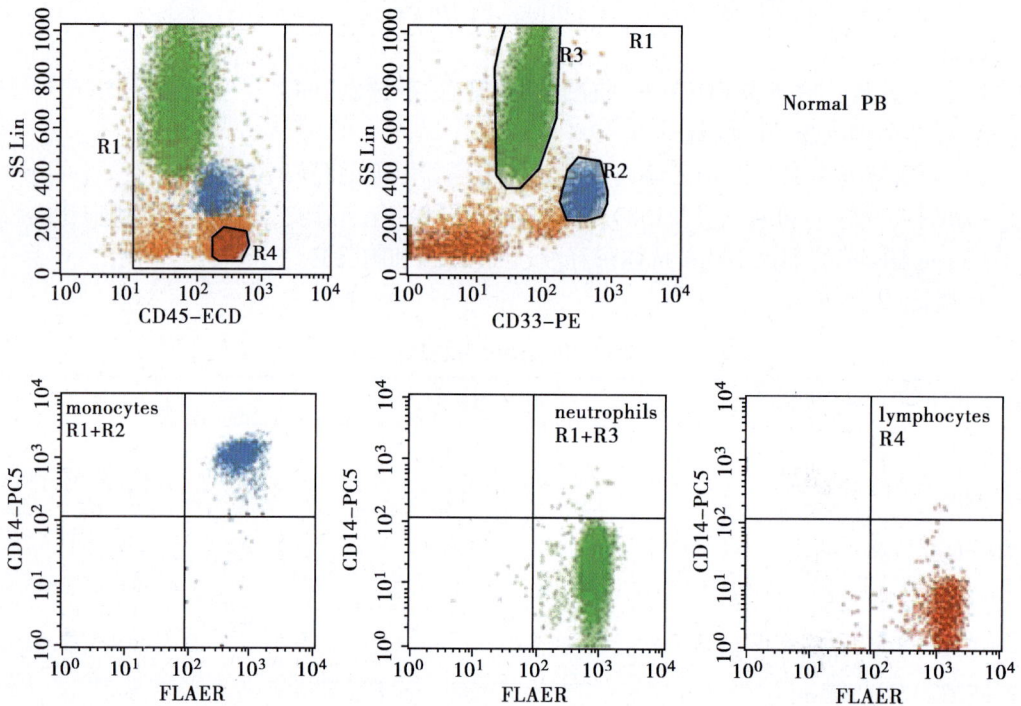

图 2-12 正常人 Flaer 分析

正常人外周血标本用 FLAER、CD33、CD45 和 CD14 染色。R2 门单核细胞群的复合表型为（CD45⁺ CD33ᵇʳⁱᵍʰᵗCD14⁺FLAER⁺）、R3 门中性粒细胞群的复合表型为（CD45lo、CD33lo、CD14lo 和 FLAER⁺）和 R4 门淋巴细胞群的复合表型为（CD45hi、CD33⁻CD14⁻FLAER⁺）；CD14⁻FLAER⁻ 的单核细胞和中性粒细胞 <0.5%（PNH 表型）

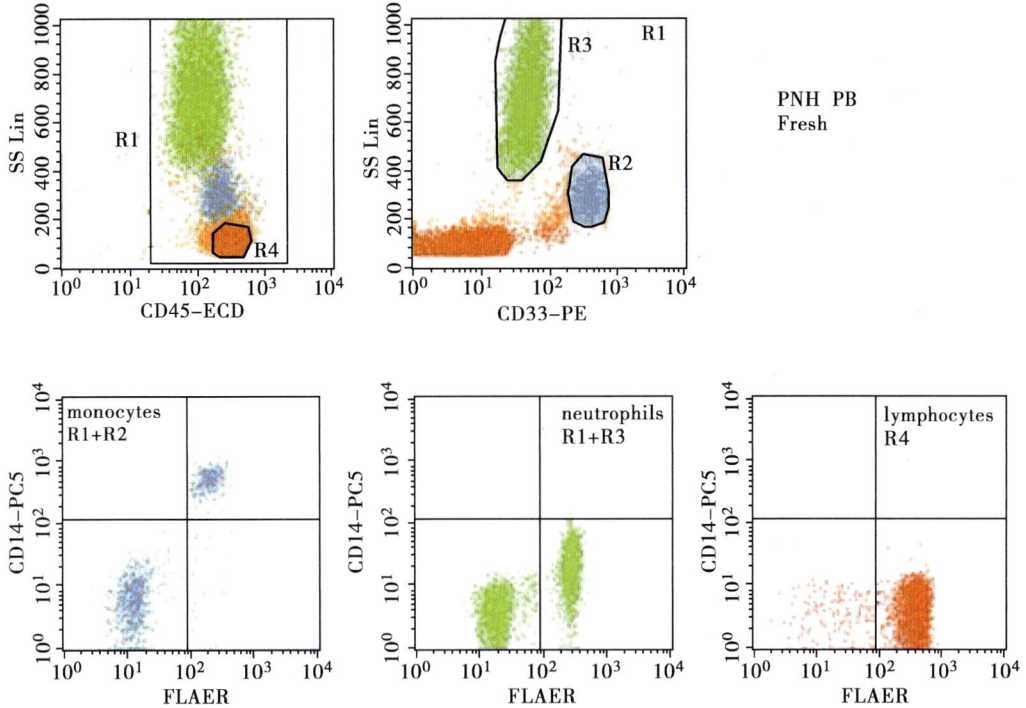

图2-13　PNH 患者 Flaer 分析

新鲜 PNH 标本用 FLAER、CD33、CD45 和 CD14 染色。R2 区域71%的单核细胞显示 CD14⁻FLAER⁻
的 PNH 表型(下左)。R3 区域51%的中性粒细胞显示 CD14⁻FLAER⁻ 的 PNH 表型(下中)

【注意事项】

1. 严重脂血、凝血标本原则上不能检测。

2. 标本采集后应尽量在 6 小时内检测,特殊情况下不能及时检测,标本应放于室温(16~22℃),但不能超过 48 小时。

3. 阳性对照管十分重要,原则上每日的每批检验均需要阳性对照管的平行测定,以确定各荧光通道的电压、增益选择,以及仪器性能和试剂质量控制等。

4. 由于 Flaer 对光异常敏感,孵育时必须严格避光,孵育后的细胞洗涤过程也尽量在避光条件下进行,并立即上机测定。

5. Flaer 试剂有两种类型,包括液体试剂和粉剂,其中液体试剂性质更稳定,PNH 阳性诊断率更高。

(袁忠海)

第九节　免疫性溶血性贫血检验

免疫性溶血性贫血(immune hemolytic anemia)是由于红细胞表面结合抗体和(或)补体而引起溶血所致的贫血。其血清学检查主要有抗球蛋白试验、冷凝集素试验和冷热溶血试验。

实验三十 抗球蛋白试验

【目的】

1. 掌握抗球蛋白试验的原理。

2. 熟悉抗球蛋白试验的操作和注意事项。

【原理】 抗球蛋白试验(Coombs 试验)可检测自身免疫性溶血性贫血(AIHA)的自身抗体(IgG),其分为直接抗球蛋白试验(direct antiglobulin test,DAT)和间接抗球蛋白试验(indirect antiglobulin test,IAT)。在 AIHA 的患者体内,这种自身抗体能与表面有相应抗原的红细胞相结合,使红细胞致敏而不发生凝集,待加入抗球蛋白血清(AHGS)[抗 IgG 和(或)C3d]与红细胞表面黏附的 IgG 结合,使红细胞连在一起发生凝集反应,此即直接抗球蛋白试验(DAT)。如患者血清中存在游离的不完全抗体,则可用 Rh(D)阳性 O 型正常人红细胞加以吸附,然后再加入 AHGS 作用而发生凝集反应,此即间接抗球蛋白试验(IAT)。

【试剂与器材】

1. 器材 水浴箱、离心机、显微镜。

2. 试剂

(1)抗球蛋白血清(多种特异性或单种特异性):用人球蛋白免疫兔制备含广谱的抗人球蛋白抗体,主要抗 IgG。

(2)正常 O 型混合压积红细胞:取数名 O 型人抗凝血,离心去血浆,用大量生理盐水洗涤 3 次,离心得压积红细胞。

(3)抗 D(Rh)血清:抗 Rh 血型系统 D 抗原的 IgG 型抗体。

(4)AB 型血清。

(一)直接抗球蛋白试验

【操作】

1. 制备受检者压积红细胞 取受检者 EDTA 抗凝血 2ml,离心去血浆,用适量生理盐水洗涤 3 次,离心得压积红细胞。

2. 制备对照同型者压积红细胞 制作方法同上,亦可用正常 O 型混合压积红细胞。

3. 取 3 支大试管,按表 2-17 加入标本与试剂。

表 2-17 DAT 操作方法

反应物(滴)	①受检管	②阳性对照管	③阴性对照管
受检者压积红细胞	2	—	—
对照同型者压积红细胞	—	2	2
抗 D(Rho)血清	—	4	—
AB 型血清	—	—	4

4. 将②、③管置 37℃ 水浴 1 小时,然后三管均用大量生理盐水洗涤 2 次,制成 10% 红细胞悬液。

5. 取 4 支小试管,按表 2-17(续)加入标本与试剂。

表 2-17(续) DAT 操作方法

反应物(滴)	受检管	盐水对照管	阳性对照管	阴性对照管
抗人球蛋白血清	2	—	2	2
①管悬液	2	2	—	—
②管悬液	—	—	2	—
③管悬液	—	—	—	2
生理盐水	—	2	—	—

6. 混匀后,置室温 30 分钟后观察结果。

【结果】 如阳性对照凝集,盐水对照及阴性对照均无凝集,表示操作及试剂均无问题。然后观察受检管,有凝集反应者为 DAT 阳性,无凝集反应者为 DAT 阴性。

(二)间接抗球蛋白试验

【操作】

1. 取出已分离的受检者血清、受检者压积红细胞与对照同型者压积红细胞(亦可用正常 O 型混合压积红细胞)和试剂按表 2-18 操作。

表 2-18 IAT 操作方法

反应物(滴)	①受检管	②盐水对照管	③阳性对照管	④阴性对照管
受检者血清	2	—	—	—
抗 D 血清	—	—	2	—
AB 血清	—	—	—	2
受检者压积红细胞	1	1	—	—
对照同型者压积红细胞	—	—	1	1
生理盐水	—	2	—	—

2. 混匀后,置 37℃ 水浴 1 小时。

3. 离心弃去上清液,用大量生理盐水洗涤 2 次,将每管制成 5% 红细胞悬液。

4. 取 4 支小试管,按表 2-18(续)加入标本与试剂。

表 2-18(续) IAT 操作方法

反应物(滴)	受检管	②盐水对照管	③阳性对照管	④阴性对照管
抗人球蛋白血清	2	—	2	2
①管悬液	1	—	—	—
②管悬液	—	2	—	—
③管悬液	—	—	1	—
④管悬液	—	—	—	1
生理盐水	—	1	—	—

5. 混匀后,置室温 30 分钟后观察结果。

【结果】

1. 如阴性对照和盐水对照不出现凝集,而阳性对照与受检者红细胞出现凝集为阳性结果,表示受检者血清中有不完全抗体,IAT 阳性。

2. 如所有对照管与受检者红细胞均不凝集,不能判定为阴性结果,可能是 AHGS 或抗 D 血清失效,应更换试剂重做。

3. 如所有对照管与受检者红细胞均出现凝集,不能判定为阳性结果,可能是 AHGS 中含有非特异性 AHG,应重做,或用 37℃ 生理盐水充分洗涤阳性对照的红细胞。

【参考区间】　正常人直接和间接抗人球蛋白试验均为阴性。

【注意事项】

1. 必须设定阳性对照、阴性对照和盐水对照。

2. 为保证结果的可靠性,使用 EDTA 抗凝血为佳,且标本应新鲜,以免标本放置过程中有非特异性补体结合,出现假阳性结果。

3. 在研究温抗体型自身免疫性溶血性贫血时,可选用单种特异的抗人球蛋白抗体(如抗 IgG、抗 IgA 等),试验不仅能诊断 AIHA,还可对疾病进一步分型。

4. 抗人球蛋白血清应新鲜、效价标准、用量恰当,使阳性对照红细胞出现最强的凝集反应。

5. 试验所用器具和试剂不能被球蛋白、Cr^{2+}、Fe^{3+} 等污染。

6. 洗涤红细胞时要用大量的生理盐水(pH 不宜过低)充分洗涤,以免存在血浆球蛋白中和抗人球蛋白血清而出现假阴性结果。

实验三十一　冷凝集素试验

【目的】

1. 掌握冷凝集素试验的原理。

2. 熟悉冷凝集素试验的操作和注意事项。

【原理】　冷凝集素综合征(cold agglutinin syndrome,CAS)的患者血清中存在冷凝集素(cold agglutinin),为 IgM 类完全抗体,通常具有抗 I 特性,少数情况亦具有抗 i 特性。在低温时可使自身(或 O 型、同型)红细胞发生凝集。凝集反应的高峰在 0~4℃,当温度回升到 37℃时凝集消失。

【试剂与器材】

1. 器材　冰箱、离心机、试管等。

2. 试剂

(1)正常 O 型或与受检者相同血型的红细胞　取与受检者血型相同或 O 型血正常人抗凝血 1ml,离心获得红细胞,用生理盐水洗涤 3 次,最后用生理盐水配成 2% 红细胞悬液。

(2)生理盐水。

【操作】

1. 抽取患者 4~5ml 血液,立即置于 37℃水浴箱内,待血块收缩后,离心分离出血清,置于清洁试管中。

2. 取 10 支小试管,每管加 0.2ml 生理盐水,第 1 管加 0.2ml 受检者血清,混匀后吸取 0.2ml 加到第 2 管内,以此类推倍比稀释至第 9 管,第 10 管为生理盐水对照。

3. 每管加2%红细胞悬液0.2ml,混匀后置4℃冰箱中2~4小时,立即观察结果,并记录出现凝集的血清的最高稀释度。

【结果】 如第9管仍凝集,可继续稀释观察其凝集的最高稀释度,并将该试管放入37℃水浴2小时,再观察凝集是否消失。

【参考区间】 正常人血清冷凝集素效价(4℃)小于1∶16。

【注意事项】

1. 患者血标本抽取后应立即37℃水浴,不能放入冰箱,以防止冷凝集素被红细胞吸收出现假阴性结果。

2. 除看凝集外,同时要注意溶血现象(冷凝集素为IgM,主要固定补体C3,介导红细胞溶解),如发现溶血,应同时报告。

3. 需用自身红细胞和正常人红细胞做自身对照和正常对照。

4. 为进一步确定及提高诊断价值,可进行下列两项试验:①30℃白蛋白酶解凝集试验;②冷凝集素滴度试验(I、i特异性试验)。反应温度<20℃特异性为I。如抗体有蛋白特异性,则不与酶处理红细胞反应;有i特异性抗体则脐带血红细胞效价最高;有I特异性抗体,一般对其他人红细胞比自身红细胞反应效价更高。

5. 如红细胞被C3d包裹,因巨噬细胞无C3d受体,红细胞不被破坏且如正常无异,此时除可见高效价的冷凝集的自身抗体外,尚伴有DAT阳性。急性感染(如支原体)患者的冷凝集素效价可增高,但一般不伴有DAT阳性。

实验三十二 冷热溶血试验

【目的】

1. 掌握冷热溶血试验的原理。

2. 熟悉冷热溶血试验的操作和注意事项。

【原理】 阵发性寒冷性血红蛋白尿症(paroxysmal cold hemoglobinuria,PCH)患者血清中有一种特殊的冷反应抗体(Donath-Landsteiner抗体,D-L抗体),此抗体为双相溶血素,在20℃以下(常为0~4℃)时与红细胞结合,同时吸附补体,但不溶血。当温度升至37℃时,补体激活,红细胞膜破坏而发生急性血管内溶血。

【器材与试剂】

1. 器材 三角烧瓶、冰箱、水浴箱等。

2. 试剂

(1)生理盐水。

(2)补体:豚鼠心脏血2~4ml,分离血清于冰箱保存,临用时用生理盐水作1∶10稀释。

【操作】

1. 直接法

(1)取患者静脉血3ml,加到3支已预温至37℃的小试管中,每管1ml,分别标记为A、B、C。

(2)A管血凝固后置于37℃1小时;B管血凝固后置于4℃1小时;C管血凝固后先置于4℃30分钟,再置于37℃30分钟或1小时,各管均不可摇动。

(3)观察结果:如仅C管溶血,A、B管不溶血则为阳性,表明患者可能有D-L抗体。

2. 间接法

(1)取患者及同血型或O型健康人静脉血8ml。分别注入盛有小玻璃珠的三角烧瓶内,轻轻摇动,制备去纤维蛋白血,离心分离血清。取患者部分血清,在56℃30分钟灭活补体,即为灭活血清。剩余红细胞用生理盐水洗涤3次,并用生理盐水配制50%红细胞悬液。

(2)按表2-19加入各标本和试剂。

表2-19　冷热溶血试验操作步骤

试管号	血清(0.5ml)	红细胞悬液(0.25ml)	补体(ml)	生理盐水(ml)
1	患者	患者	0.05	—
2	患者	患者	—	0.05
3	患者	健康人	0.05	—
4	患者	健康人	—	0.05
5	患者灭活血清	患者	0.05	—
6	患者灭活血清	患者	—	0.05
7	健康人	患者	0.05	—
8	健康人	患者	—	0.05
9	健康人	健康人	0.05	—
10	健康人	健康人	—	0.05

先将各管放冰箱冷藏30分钟,再放37℃水浴30分钟。

(3)结果判断:1000r/min离心1分钟,观察各管上层有无溶血现象。第1管和第3管发生溶血而其余各管无溶血发生则为阳性结果,表明患者血清中有D-L抗体。

【参考区间】 健康人为阴性(各管均无溶血)。

【注意事项】

1. 应同时做正常对照。

2. 标本采集时,不能加抗凝剂而用去纤维蛋白血。

3. 试验设有多种阴性对照。健康人血清无D-L抗体、患者血清经56℃30分钟灭活D-L抗体、加生理盐水管均为不能出现溶血的阴性对照。

4. 如患者近期正处于溶血发作,由于补体被消耗,可得出假阴性结果。

(袁忠海)

第三章
白细胞检验技术

第一节　急性白血病

急性白血病(acute leukemia,AL)是造血细胞克隆性增殖的恶性血液病,其特点为骨髓中造血细胞恶性增殖、分化阻滞和凋亡受抑。急性白血病的分型经历了以细胞形态学为主的 FAB 分型,再到以细胞形态学(M)、免疫学(I)、细胞遗传学(C)、分子生物学(M)为特征的 MICM 分型方法,2008 年 WHO 的"造血和淋巴组织肿瘤分类"就是基于 MICM 和临床特征的分型方案。与 FAB 分型显著不同的是,WHO 分型将急性髓系白血病(AML)的诊断标准,即骨髓原始细胞(blast)≥30% 改为≥20%,在某些情况下,如检测到重现性染色体或融合基因时,即使骨髓中原始细胞 <20% 也诊断为 AML。

无论是 FAB 分型还是 WHO 分型,细胞形态学检查均为急性白血病诊断的重要方法,因此本节主要介绍急性髓系白血病和急性淋巴细胞白血病的细胞形态学检查,下文论及的血象、骨髓象检查的细胞计数和细胞百分比,除特别注明外,均参照 FAB 分型法。

1. 急性髓系白血病(acute lymphocytic leukemia,AML)(实验一至实验八)　以髓系起源的白血病细胞在血液、骨髓和其他组织中克隆性增殖为主要特征,部分亚型具有重现性遗传学异常和特异性融合基因,如 AML 伴 t(8;21)(q22;q22);*RUNX1-RUNX1T1*,AML 伴 inv(16)(p13.1;q22)或 t(16;16)(p13.1;q22);*CBFβ-MYH11* 等。急性髓系白血病非特指型(AML,non otherwise specified,AML-NOS)与伴有重现性遗传学异常的 AML 不同,没有特异性染色体或基因异常,这一组 AML 可以大致对照 FAB 分型中的急性髓系白血病的各亚型,它们在形态学、细胞化学和免疫表型等方面可相互对照与联系。

2. 急性淋巴细胞白血病(ALL)(实验九)　FAB 分型将急性淋巴细胞白血病(ALL)分为 L1、L2、L3,尽管该分型对原始细胞的形态学描述仍有用,但由于其与临床治疗、预后关联性不大,目前已不再广泛地作为危险评估的主要标准。

在 WHO 的淋巴组织肿瘤分型中,将淋巴瘤和淋巴细胞白血病都归为一大类,原因是许多淋巴组织肿瘤患者存在实体瘤(淋巴瘤)和循环扩散(白血病)期,研究认为淋巴瘤和淋巴细胞白血病是同一肿瘤的不同疾病时期表现。当肿瘤细胞广泛出现在骨髓和(或)外周血,原始和幼稚淋巴细胞≥20%者诊断为急性淋巴细胞白血病,原始和幼稚淋巴细胞<20%者,一般应考虑为淋巴母细胞淋巴瘤。

实验一　急性髓系白血病微分化型(FAB M0)形态学检查

【目的】　掌握急性髓系白血病微分化型(acute myeloid leukemia,minimally differentiated)的血象、骨髓象特点,正确书写骨髓检查报告单。

【标本】 制备良好的急性髓系白血病微分化型血片和骨髓片。

【形态观察】

1. 血象 白细胞数较低,可≤3×10^9/L,甚至低达0.6×10^9/L,部分患者白细胞数增高,高者可达175×10^9/L,外周血原始细胞百分数较低。血小板可较低或者正常,伴正细胞正色素性贫血(图3-1)。

2. 骨髓象 骨髓有核细胞增生程度较轻,原始细胞≥30%,可达90%以上。白血病细胞形态一般较小,也可较大,核圆形,核仁明显。胞质少,嗜碱性,无颗粒,可透明。无Auer小体。红系、巨核系有不同程度的增生减低(图3-2)。

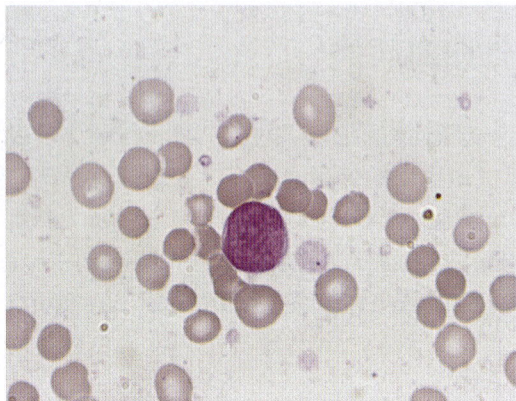

图3-1 M0血象

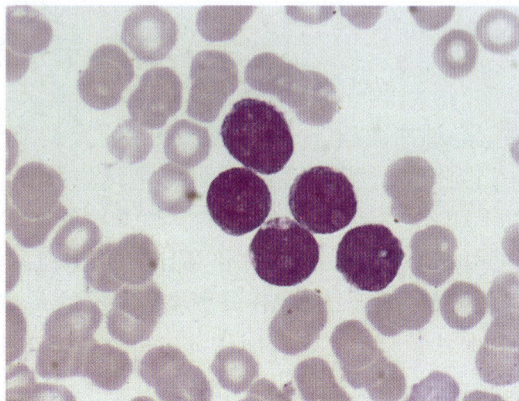

图3-2 M0骨髓象

3. 细胞化学染色

MPO染色 阴性。

PAS染色 阴性。

NAS-DCE染色 阴性。

α-NAE染色 阴性。

【注意事项】

1. AML-M0细胞内无Auer小体,若发现Auer小体则诊断为M1。

2. M0形态学易误诊为急性淋巴细胞白血病(ALL),但其常规细胞化学染色阴性,这点不同于ALL。

3. M0细胞形态学不能作出肯定性诊断,需结合免疫学、细胞超微结构检查才能确诊。

4. 免疫学分型有髓系分化抗原,不表达T和B细胞系分化抗原;MPO阳性。

实验二 急性髓系白血病无成熟型(FAB M1)形态学检查

【目的】 掌握急性髓系白血病无成熟型(acute myeloblastic leukemia without maturation, AML without maturation)的血象、骨髓象特点,正确书写骨髓检查报告单。

【标本】 制备良好的急性髓系白血病无成熟型血片和骨髓片。

【形态观察】

1. 血象 红细胞和血红蛋白显著减少,可见幼稚红细胞。白细胞常增多,多数患者常为$(10 \sim 50) \times 10^9$/L,以原始粒细胞为主,可见畸形小原始粒细胞,原粒细胞中易见Auer小体(典型Auer小体粗短)。白细胞数减低者原始粒细胞比例低或者难以见到,而呈淋巴细胞相对增多现象。血小板常减少(图 3-3)。

2. 骨髓象　骨髓有核细胞增生极度活跃或明显活跃,少数病例增生活跃甚至降低。粒系细胞增生极度活跃,以原始粒细胞(Ⅰ型+Ⅱ型)增生为主,占非红系细胞计数(noneryth-roid cells count,NEC)90%以上,可见典型原始粒细胞、小原始粒细胞、副原始粒细胞和Ⅱ型原始粒细胞。早幼粒细胞少见,中幼以下阶段的粒细胞不见或者罕见,少数患者伴有嗜碱性粒细胞增多。有的患者原始粒细胞中可见 Auer 小体,细胞核分裂象多见。红系、巨核系细胞增生受抑制或缺如,血小板少见。白血病性原始粒细胞可见以下形态:①典型原始粒细胞(Ⅰ型原始粒细胞)特征为:胞体中等大小 10～20μm、规则,胞质中无颗粒,核染色质细致,核仁明显,2～5个,核浆比约为 0.8。②小原始粒细胞特征:有原粒细胞的特征,但胞体小;胞质量少,可有少量细小颗粒;胞核染色质较正常原始粒细胞细致、浓集,形态与原始淋巴细胞相似。③副原始粒细胞特征:细胞染色质细致,但核有显著变形,不规则,可见核凹陷、折叠、扭曲、肾形等。注意与原始单核细胞加以区别。④Ⅱ型原始粒细胞特征:胞质中有少许、细小的嗜苯胺蓝颗粒(颗粒多少目前尚无统一标准),核质比较Ⅰ型原始粒细胞小,其他同Ⅰ型原始粒细胞(图 3-4)。

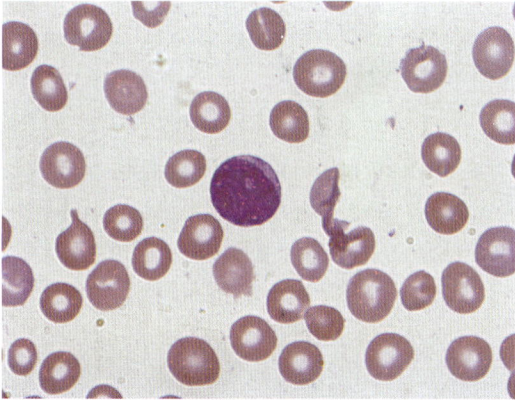

图 3-3　M1 血象

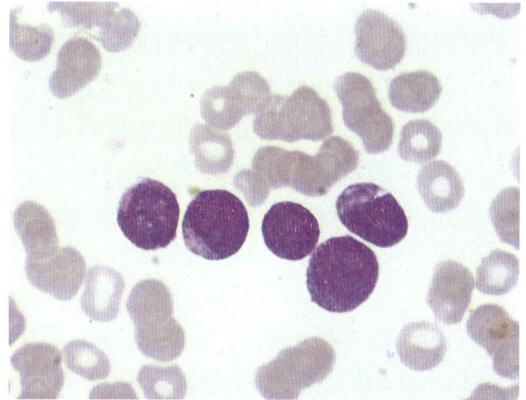

图 3-4　M1 骨髓象

3. 细胞化学染色

MPO 染色　部分阳性,阳性率>3%,阳性常为(+)～(++)。

PAS 染色　部分阳性,呈弥散阳性或细颗粒状阳性。

NAS-DCE 染色　部分阳性或均阴性。

α-NAE 染色　阴性或弱阳性,弱阳性者加 NaF 不抑制。

α-NBE 染色　均阴性。

【注意事项】

1. 观察涂片时,注意选择涂片较薄、细胞结构清楚的部位进行观察。

2. 小原始粒细胞和原始淋巴细胞形态上相似,注意区别。判断时可结合细胞化学染色。

3. Auer 小体(Auer body)又称棒状小体,在瑞氏或吉姆萨染色的骨髓涂片或者血涂片中,白细胞胞质内出现的呈紫红色细杆状物质,长约 1～6μm,一条或者数条不等,称为 Auer 小体。在急性粒细胞白血病的原始细胞胞质中多见,呈粗短棒状,常为 1～2 条;在 M3 中则可见数条甚至数十条成束的 Auer 小体;急性单核细胞白血病中也可出现,常为 1 条细而长的棒状小体;而在 ALL 中则不出现 Auer 小体,故 Auer 小体对急性白血病细胞类型的鉴别有重要参考价值。

4. AML 可出现"白血病裂孔"现象,即在急性白血病时可见大量幼稚细胞,而较成熟的中间细胞一个或者几个阶段缺如,亦残留少量成熟粒细胞。

5. 书写骨髓报告单时,可将粒细胞系置各系之首,详细描述原始粒细胞的比例和形态特点及 Auer 小体的形态特点。

实验三 急性髓系白血病伴成熟型(FAB M2)形态学检查

FAB 的 M2 型可分为 M2a 和 M2b 两种亚型,分别介绍如下。

一、M2a 型

【目的】 掌握急性髓系白血病伴成熟型(acute myeloblastic leukemia with maturation, AML with maturation)的血象、骨髓象特点,正确书写骨髓检查报告单。

【标本】 制备良好的急性髓系白血病伴成熟型血片和骨髓片。

【形态观察】

1. 血象 红细胞和血红蛋白显著减少,白细胞常增多,分类原始粒细胞增多,同时可见早幼粒细胞、中性中幼粒及中性晚幼粒细胞,部分患者原粒细胞中可见 Auer 小体;少数患者可见幼稚红细胞;血小板常中到重度减少(图 3-5)。

2. 骨髓象 骨髓有核细胞增生极度活跃或明显活跃。粒系列细胞增生极度活跃,原始粒细胞明显增多,占 30% ~ 89%(NEC),可见早幼粒、中幼粒、晚幼粒、成熟粒细胞,早幼粒及其以下各阶段细胞 >10%,单核细胞 <20%。半数患者白血病细胞内可见 Auer 小体,核分裂象多见。有时可见少许形态异常的中性中幼粒细胞。白血病细胞形态特征同 M1。可归纳总结为:大小异常,形态多变,胞体有瘤状突起,核畸形如核凹陷、核扭曲、核折叠、肾形核等;核质发育不平衡,一般胞核幼稚,胞质成熟有颗粒;细胞有退行性变,如胞体模糊、结构紊乱、胞核固缩、胞核和胞质中出现空泡变性等。

红系增生受抑制或较增生,形态无明显异常或少数有异常;巨核系细胞增生受抑制或较增生,有的可见病态巨核细胞,血小板常少见(图 3-6)。

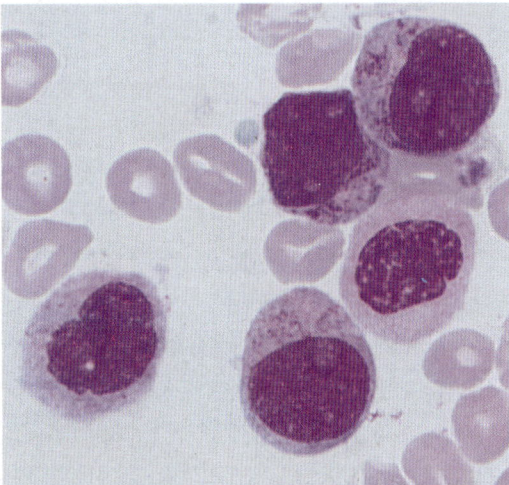

图 3-5 M2a 血象

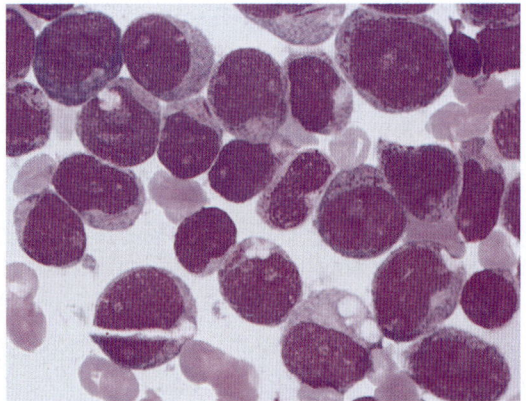

图 3-6 M2a 骨髓象

3. 细胞化学染色

MPO 染色　部分阳性,阳性率 >3% ,阳性常为(+) ~ (+ +)。

PAS 染色　部分阳性,呈弥散阳性或细颗粒状阳性。

NAS- DCE 染色　部分阳性。

α- NAE 染色　多数阳性,阳性者加 NaF 不抑制。

α- NBE 染色　均阴性。

【注意事项】

1. 观察涂片时,注意选择涂片较薄、细胞结构清楚的部位进行观察。

2. 书写骨髓报告单时,可将粒细胞系置各系之首位,详细描述粒细胞的比例及形态特点及 Auer 小体的形态特点。

二、M2b 型

【目的】　掌握 M2b 的血象、骨髓象的特点,正确书写 AML- M2b 骨髓检查报告单。

【标本】　制备良好的 M2b 血片和骨髓片。

【形态观察】

1. 血象　多为全血细胞减少,红细胞和血红蛋白常明显减少,白细胞常减低,随着病情的进展和恶化,多数患者的白细胞数常有增高的趋势。分类可见各阶段幼稚粒细胞,以异常中性中幼粒细胞增多为主,有的患者可见原始粒细胞。嗜酸性、嗜碱性粒细胞也可增多。可见少许幼稚红细胞。血小板常减少(图 3-7)。

2. 骨髓象　骨髓有核细胞增生极度活跃或明显活跃。粒系列细胞增生明显活跃,以异常中性中幼粒细胞为主 ≥30% (NEC),原始粒细胞、早幼粒细胞明显增多,但原粒细胞 <30% 。异常中性中幼粒细胞形态特点为:核质发育不平衡,细胞核发育滞后于胞质,出现"核幼质老"。细胞核椭圆形,核染色质细质疏松,有核仁,胞质量多,内含丰富的细小中性颗粒,可见空泡。有时可见细胞内质、外质,内质量多,内含丰富的中性颗粒,粉红色;外质量少,无颗粒或者颗粒很少,浅蓝色,常有伪足。部分患者可见 Auer 小体。

红系增生受抑制或较增生,形态无明显异常或少数有异常;巨核系细胞增生受抑制或较增生,有的可见病态巨核细胞,血小板常少见(图 3-8)。

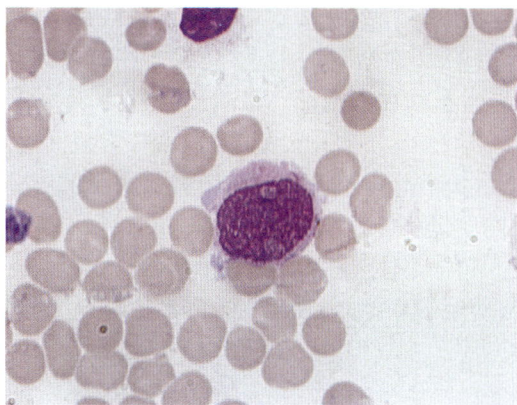

图 3-7　M2b 血象

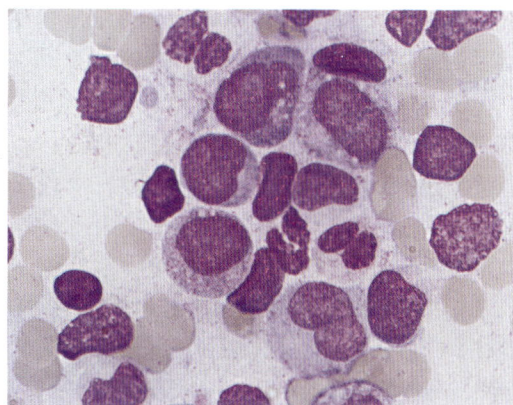

图 3-8　M2b 骨髓象

3. 细胞化学染色

MPO 染色　均阳性,常呈强阳性。

PAS 染色　均阳性,呈弥散阳性。

NAS-DCE 染色　均阳性,常呈强阳性。

α-NAE 染色　均阳性,常呈强阳性,阳性者加 NaF 不抑制。

α-NBE 染色　均阴性。

【注意事项】

1. 观察涂片时,注意选择涂片较薄、细胞结构清楚的部位进行观察。

2. M2b 多数病例外周血表现为全血细胞减少,易被误诊为 AA,但 M2b 外周血象中可见幼稚粒细胞,而 AA 外周血无幼稚粒细胞。

3. 由于 M2b 骨髓中的异常中幼粒细胞形态特点具有明显的特征性,所以通过骨髓细胞形态学检查一般可以作出肯定性诊断意见,而细胞化学染色对其亚型判断帮助不大。形态不典型的患者必须要结合细胞遗传学、分子生物学检查,大多数患者可以检测到特异性的 t(8;21)(q22;q22)和 *AML1-ETO* 融合基因。

4. 异常中性中幼粒细胞也可出现在 M2a、MDS 等,所以 M2 亚型判断要与其他疾病相鉴别。

5. 书写骨髓报告单时,可将粒细胞系置各系之首,详细描述异常中幼粒细胞的形态特点。

实验四　急性早幼粒细胞白血病(FAB M3)形态学检查

【目的】　掌握急性早幼粒细胞白血病(acute promyelocytic leukemia,APL)的血象、骨髓象特点,正确书写 M3 骨髓检查报告单。

【标本】　制备良好的 M3 血片和骨髓片。

【形态观察】

1. 血象　红细胞和血红蛋白常明显减少,白细胞常减低,有时明显减低,大多数患者可见异常早幼粒细胞,比例多少不一,白细胞数明显下降者比例也低。可见少数原始粒细胞及其他各阶段的粒细胞,Auer 小体、柴捆细胞易见,可见幼稚红细胞,血小板数常减少,有时明显减低(图 3-9)。

2. 骨髓象　多数患者骨髓有核细胞增生极度活跃。粒系列细胞增生极度活跃,以颗粒增多的早幼粒细胞为主,≥30%(NEC),可见少量原始、中幼粒细胞,早幼粒与原粒之比为3:1以上,其他阶段细胞明显减少。颗粒增多的异常早幼粒细胞形态最主要特征为:颗粒异常增多,核型不规则。异常早幼粒细胞胞体大小不等,外形不规则。胞核偏小,核常扭曲、折叠甚至分叶、双核。核染色质较细致,常有核仁,1~3 个。胞质量多,常有丰富、密集的嗜苯胺蓝颗粒,紫红色,有的细胞可出现内质和外质,内质量多,内含丰富的颗粒,外质量少,无颗粒或者颗粒很少。APL 细胞胞质中多见短而粗的 Auer 小体,呈束状交叉排列,酷似柴捆样,故称"柴捆细胞"(faggot cell)。红系、巨核系细胞增生明显受抑制或缺如,血小板常少见(图3-10)。

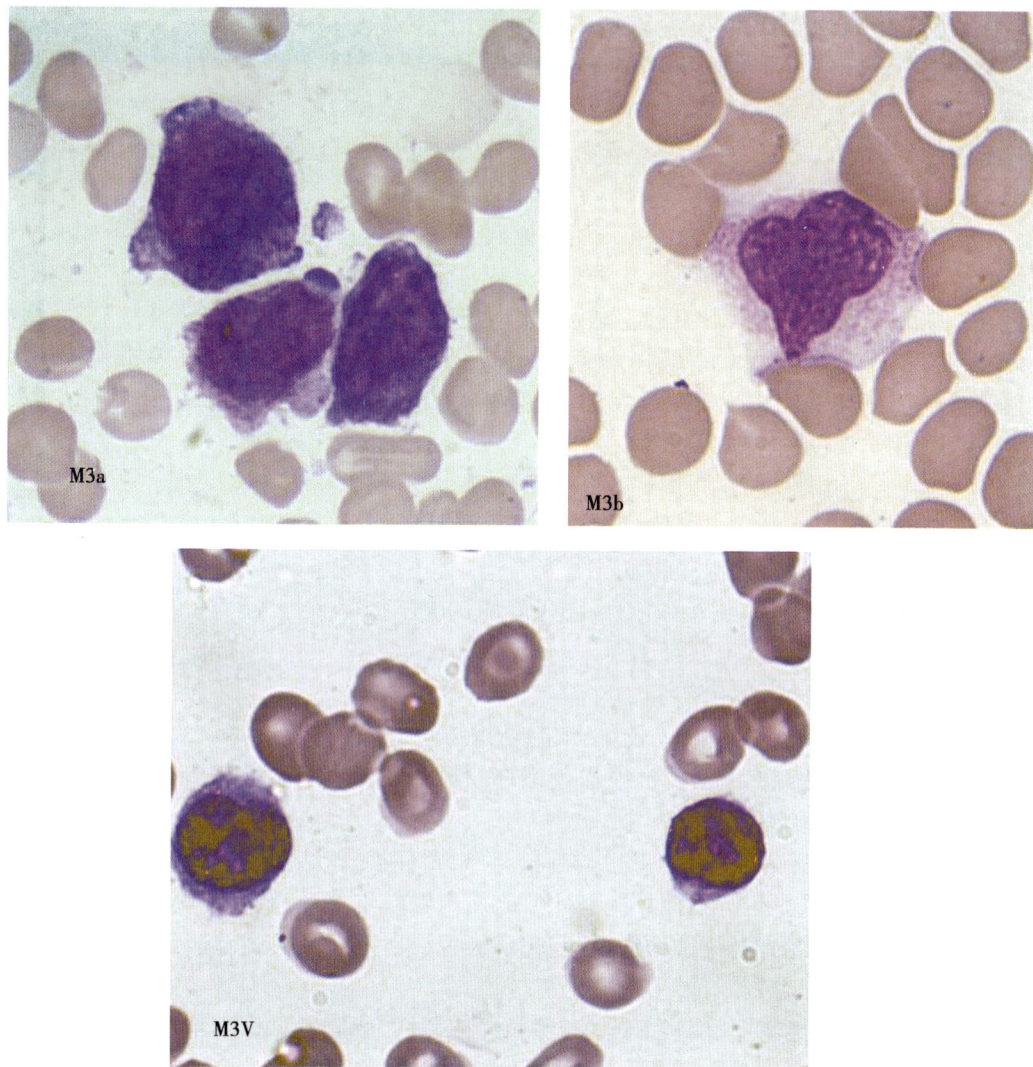

M3a

M3b

M3V

图 3-9　M3 血象

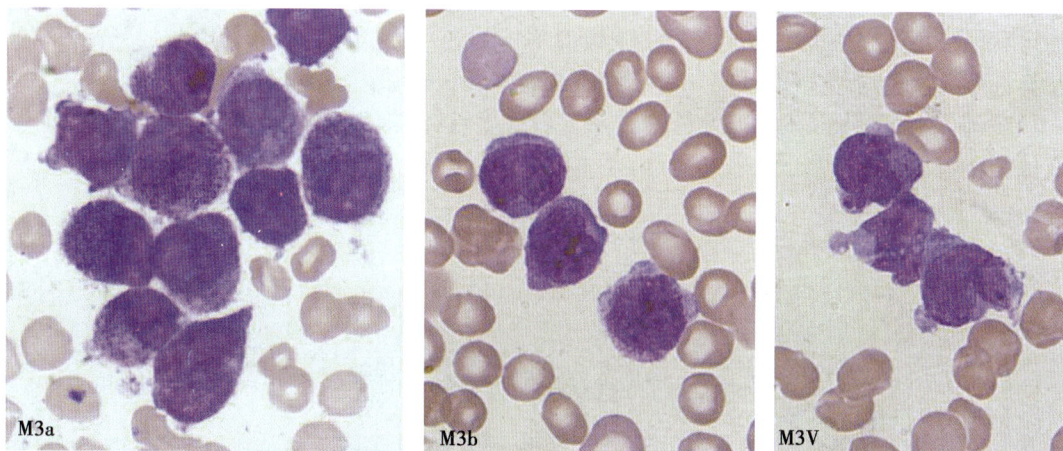

M3a

M3b

M3V

图 3-10　M3 骨髓象

按照胞质中颗粒粗细不同分为两型：

粗颗粒型（M3a 型）：胞质中颗粒粗大、密集或出现融合的嗜苯胺蓝颗粒；胞质量多，外胞质成伪足样突出，胞质中常含较多 Auer 小体，呈柴捆样。

细颗粒型（M3b 型）：胞质中分布着密集而细小的嗜苯胺蓝颗粒，核扭曲、折叠，似单核细胞，易被误诊为急性单核细胞白血病。

近年来出现了变异型急性早幼粒细胞白血病（M3V 型）：其特点是几乎每个外周血早幼粒细胞核均为双叶、多叶或肾形，大多数细胞无或仅含少许嗜天青颗粒，但至少部分细胞具典型 M3 的胞质特征。骨髓细胞形态更接近典型 M3 的特征，与典型 M3 不同，M3V 的白细胞计数常明显升高（可达 $200 \times 10^9/L$），而典型 M3 的白细胞计数常略高于正常或低于正常；与典型 M3 一样，M3V 易出现 DIC 并发症，染色体多有 t（15；17）异常。

3. 细胞化学染色

MPO 染色　均阳性，常呈强阳性。

PAS 染色　均阳性，呈弥散阳性。

NAS-DCE 染色　均阳性，常呈强阳性。

α-NAE 染色　均阳性，常呈强阳性，阳性者加 NaF 不抑制。

α-NBE 染色　均阴性。

【注意事项】

1. 观察涂片时，注意选择涂片较薄、细胞结构清楚的部位进行观察。如果患者外周血白细胞数减少，观察血片时尤其要注意血膜尾部的观察，因为早幼粒细胞体积较大，在尾部多见。

2. 异常早幼粒细胞颗粒密集、颜色与胞核相似，要仔细辨认，注意区分核形、颗粒成分，并注意观察棒状小体，是否有柴捆细胞。M3b 胞质内颗粒细小，细胞核显著变形，此类细胞似单核细胞，易被误诊为 M5，可以通过细胞化学染色、染色体检查、细胞遗传学和分子生物学检查、电镜观察加以鉴别。

3. 由于异常早幼粒细胞形态特点具有明显的特征性，所以通过骨髓细胞形态学检查一般可以做出肯定性诊断意见。形态不典型的患者必须要结合细胞遗传学、分子生物学检查，大多数患者可以检测到特异性的 t（15；17）（q22；q11～12）和 *PML-RARα* 融合基因。

4. 变异型急性早幼粒细胞白血病的大多数早幼粒细胞胞质中无颗粒或者颗粒极少，有的可见棒状小体和柴捆细胞。此类细胞极似单核细胞，但此类细胞 MPO 染色、特异性和非特异性酯酶染色均是强阳性，可与单核细胞相鉴别。

5. 书写骨髓报告单时，可将粒细胞系置各系之首，详细描述异常早粒细胞的形态特点及棒状小体和柴捆细胞的特征。

实验五　急性粒-单核细胞白血病（FAB M4）形态学检查

【目的】　掌握急性粒-单核细胞白血病（acute myelomonocytic leukemia, AMMoL）的血象、骨髓象特点，正确书写骨髓检查报告单。

【标本】　制备良好的急性粒-单核细胞白血病血片和骨髓片。

【形态观察】

1. 血象　红细胞和血红蛋白常减少，白细胞数常增多，可见一定数量的粒、单核两系早期细胞，原、幼单核细胞可见较活跃的吞噬现象，有时可见成熟单核细胞和嗜酸性粒细胞增加,有的白血病细胞胞质中可见棒状小体。血小板数常减少(图 3-11)。

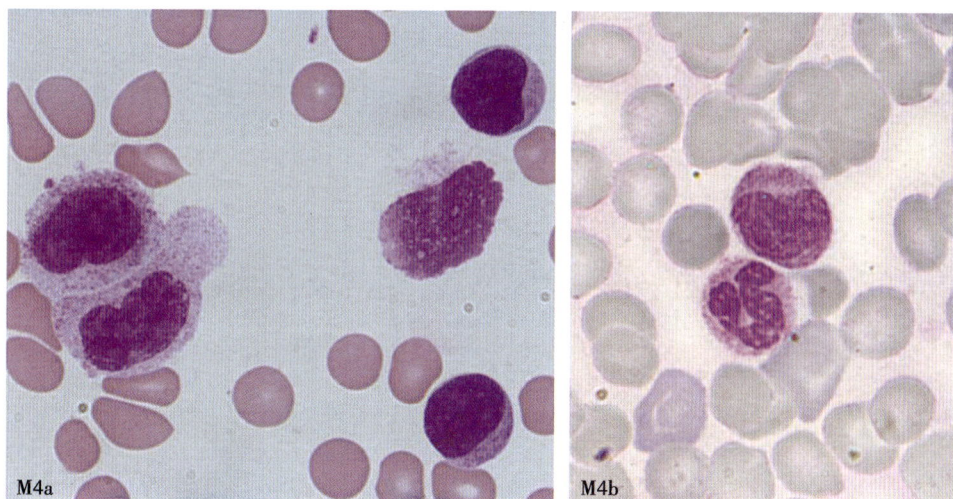

图 3-11 M4 血象

2. 骨髓象 骨髓有核细胞增生极度活跃或者明显活跃。粒、单核两系同时增生,有时可见棒状小体。红系、巨核系细胞增生明显受抑制或缺如,可见小巨核,血小板常少见,有时浆细胞易见。本病至少包括两种类型的细胞:①异质性白血病细胞增生型:白血病细胞分别具有粒系、单核系形态学特征。②同质性白血病细胞增生型:白血病细胞同时具有粒系、单核系形态学特征。异质性原始粒细胞形态特征、原始和幼稚单核细胞形态特征分别见 M1、M5。同质性原粒单、幼粒单特征为:胞质丰富,浅蓝色或蓝灰色,有的可见嗜苯胺蓝颗粒,部分可见中性颗粒;核不规则,染色质细网状,核仁较明显。成熟粒-单核细胞似正常成熟单核细胞,但胞质中可见中性颗粒。急性粒-单核细胞白血病骨髓象见图 3-12。

依据增生细胞特征及数量,M4 可分四个亚型:M4a、M4b、M4c、M4Eo。

M4a:以原粒、早幼粒细胞增生为主,原、幼单核细胞 >20%(NEC)。

M4b:以原、幼单核增生为主,原粒、早幼粒细胞增生 >20%(NEC)。

M4c:具有粒、单二系标记的原始细胞 >30%(NEC),其他特征与 M4a 相同。

M4Eo:除上述特征外,可见异常嗜酸性粒细胞增加,占 5%~30%(NEC),核多为圆形和单核样,不分叶,嗜酸性颗粒大而圆,并常伴嗜碱性颗粒。

3. 细胞化学染色

MPO 染色 部分阳性,阳性以(±)~(++)为主,少数(+++)。

PAS 染色 阳性,呈弥散、细颗粒状阳性。

NAS-DCE 染色 部分阳性。

α-NAE 染色 阳性,部分细胞阳性较强,加 NaF 部分抑制。

α-NBE 染色 部分阳性,加 NaF 抑制。

酯酶双染色(NAS-DCE 和 NAS-DAE)可分别见到 NAS-DCE 阳性细胞、NAS-DAE 阳性细胞,有时也可见到双酯酶均阳性细胞。在 M4a 和 M4b 中可见两群细胞,一群特异性酯酶阳性,一群非特异性酯酶阳性。在 M4c 中可见一群阳性细胞,在同一个细胞中同时可见特异性和非特异性酯酶阳性。

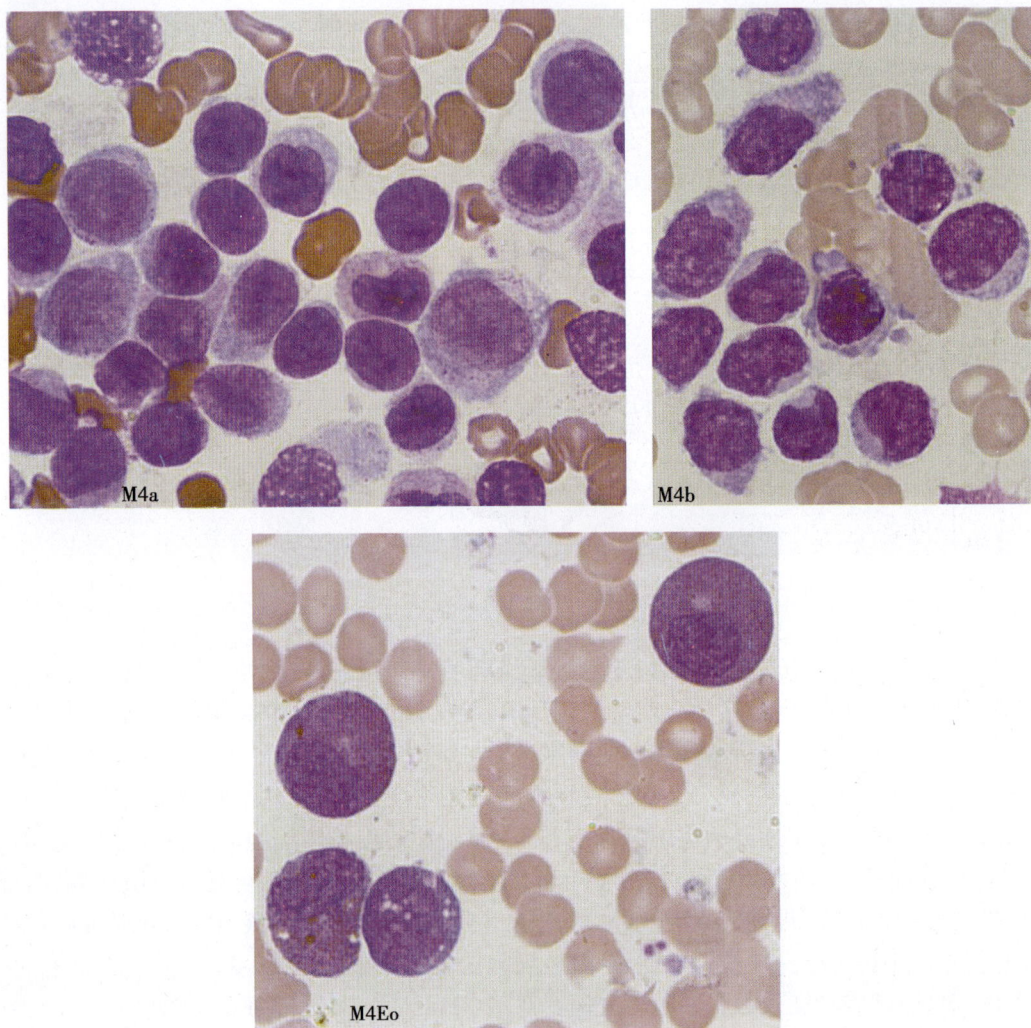

图 3-12　M4 骨髓象

【注意事项】

1. 观察涂片时,注意选择涂片较薄、细胞结构清楚的部位进行观察。

2. 观察细胞时应该注意粒系、单核系两个系统的细胞特征。其诊断一定要依靠细胞化学染色,尤其是酯酶双染色,酯酶双染色对诊断 M4 具有重要的价值。酯酶双染色中,M4 可分别呈现 NAS-DAE 阳性细胞、NAS-DCE 阳性细胞或双酯酶阳性细胞。

3. 对于伴有嗜酸性粒细胞增多的急性白血病患者要考虑 M4Eo 的可能性,M4Eo 几乎均有特异性的 inv(16)(q13;q22) 或 t(16;16)(p13;q22) 和 *CBEβ-MYH11* 融合基因形成,有条件时结合细胞遗传学检查和分子生物学检查,诊断并不困难,而 M4a、M4b 和 M4c 由于形态特点和细胞化学染色结果常不典型,诊断相对较难。

实验六　急性单核细胞白血病（FAB M5）形态学检查

【目的】　掌握急性单核细胞白血病(acute monocytic leukemia,AMoL)的血象、骨髓象特点,正确书写骨髓检查报告单。

【标本】　制备良好的急性单核细胞白血病血片和骨髓片。

【形态观察】

1. 血象　红细胞和血红蛋白常减少,白细胞数常增多,可见一定数量的原、幼单核细胞,M5a 以原始单细胞增多为主,M5b 以幼稚单核细胞增多为主,也常有成熟单核细胞增多。部分患者原、幼单核细胞胞质中可见 Auer 小体(典型者细长)。偶见幼稚红细胞和幼稚粒细胞。血小板数常减少(图 3-13)。

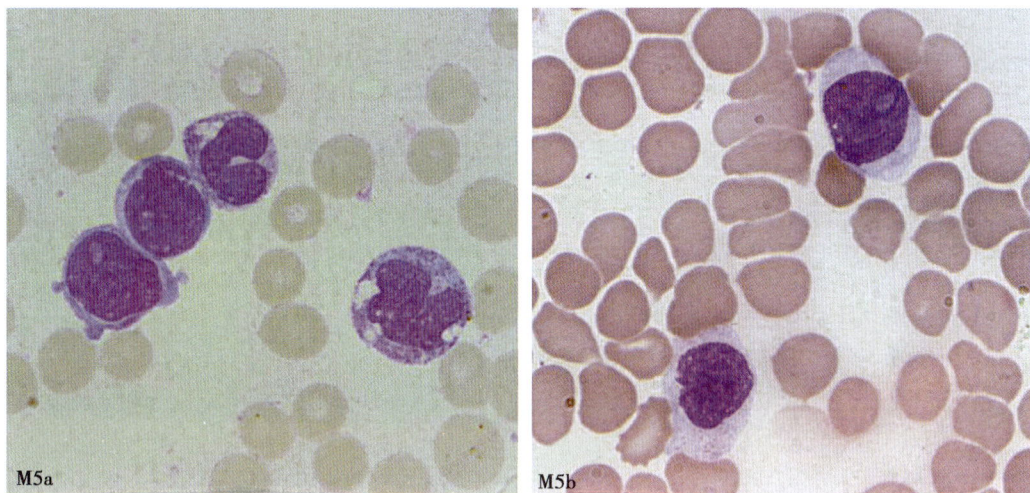

图 3-13　M5 血象

2. 骨髓象　骨髓有核细胞增生极度活跃或者明显活跃。单核系列细胞增生活跃,以原始单核细胞(Ⅰ型和Ⅱ型)、幼稚单核细胞增生为主,原单 + 幼单细胞≥30%(NEC)。粒系、红系、巨核系细胞增生明显受抑制或缺如(常见于 M5a),血小板常少见,有时浆细胞易见。白血病性单核细胞形态异常:①胞体较大(常比原淋、原粒大),形态变化多端,常有伪足。②胞核较小,常偏于一侧,形态不规则,可扭曲、折叠、呈马蹄形、肾形或不规则形。核染色质疏松、细致(常较原淋、原粒细致),排列似蜂窝状,着色较淡。核仁常 1 个,大而清晰。③胞质量多(常比原淋、原粒多),有明显伪足,边缘清晰,颗粒的粗细和数量不一,胞质中常有空泡、细长的棒状小体和被吞噬的细胞。常有内、外双层胞质,外层胞质呈淡蓝色,透明,无颗粒或颗粒甚少,内层胞质呈灰蓝色,不透明,似有毛玻璃感。临床上除上述描述典型的白血病性单核细胞外,有的患者细胞形态不典型,常见的有:①核呈圆形的原始单核细胞:胞核圆形,胞质量较丰富,此类细胞非特异性酯酶染色常呈强阳性;②体积较小的原始单核细胞:胞体约 10 ~ 18μm,胞质量少或者中等,常无颗粒,胞核不规则或者规则,染色质细致或偏粗,核仁不大,多个(图 3-14)。

根据原、幼单核细胞增生的比例,M$_5$ 可分为 M5a 和 M5b 两个亚型。

M5a 原始单细胞≥80%(NEC),幼单细胞较少;M5b 骨髓中原始、幼稚、成熟单核细胞均可见,原单 + 幼单细胞≥30%(NEC),原单细胞<80%,白血病细胞胞质中有时可见 1 ~ 2 条细长形 Auer 小体。

3. 细胞化学染色

MPO 染色　少数阳性,常 >3%,阳性以(±)为主。

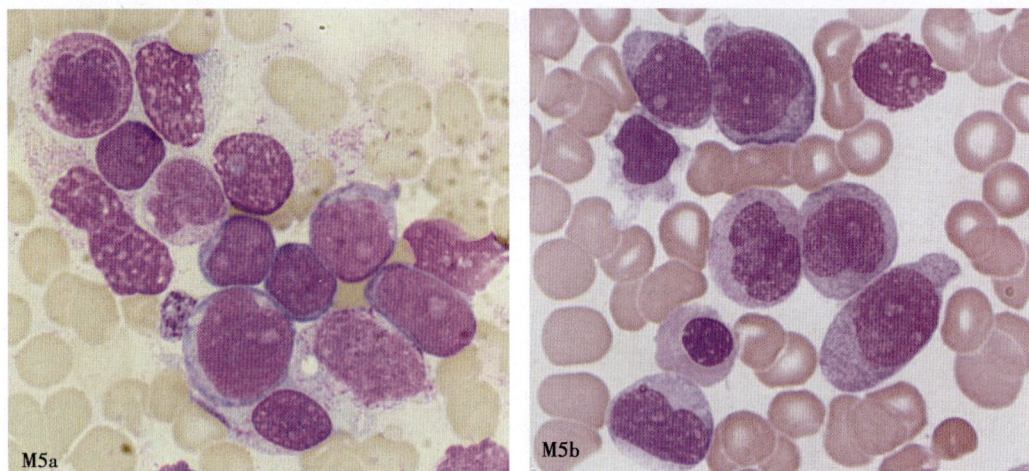

图 3-14 M5 骨髓象

PAS 染色 部分阳性,呈细颗粒状阳性。

NAS-DCE 染色 阴性,部分弱阳性。

α-NAE 染色 均阳性,阳性常较强,加 NaF 抑制。

α-NBE 染色 均阳性,加 NaF 抑制。

【注意事项】

1. 观察涂片时,注意选择涂片较薄、细胞结构清楚的部位进行观察。

2. 注意观察粒系和单核系两个系中 Auer 小体的特征。注意各期单核细胞的分期,尤其是幼稚单核和成熟单核细胞的区别。

3. 白血病的原始细胞形态变化较大,要注意原始单核细胞、原始粒细胞和原始淋巴细胞的区别。

4. M5a 患者可见 t(9;11)(p21;q23),11q23(MLL)改变。

5. 书写骨髓报告单时,可将单核细胞置各系之首位,详细描述白血病性单核细胞的比例、形态特点及 Auer 小体的特征。

实验七 急性红白血病(FAB M6)形态学检查

【目的】 掌握急性红白血病(acute erythroleukemia,AEL)的血象、骨髓象特点,正确书写骨髓检查报告单。

【标本】 制备良好的急性红白血病血片和骨髓片。

【形态观察】

1. 血象

(1)红血病期:红细胞数减少,可见各阶段幼红细胞,以原始红细胞和早幼红细胞为主。幼红细胞形态奇特并有巨幼样改变。网织红细胞轻度增高,少数病例可正常或偏低,白细胞数常减少,随着病情的发展可增多。血小板数常减少。

(2)红白血病期:红细胞数中度到重度减少,血象可见各阶段的幼红细胞,以中幼红细胞、晚幼红细胞为主,且形态异常,可见点彩、靶形及异形红细胞;可见原始粒细胞和早幼粒细胞,随着病情的进展,幼稚粒细胞逐渐增多,幼红细胞逐渐减少。白细胞数一般减少,少数病例正常或升高。血小板数常明显减少,可见畸形血小板(图 3-15)。

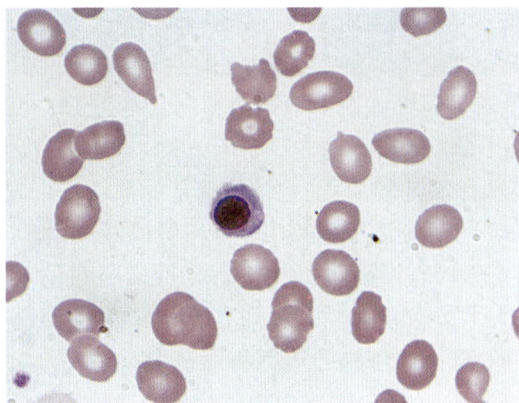

图 3-15　M6 血象

（3）白血病期：根据疾病发展不同，可有相应的原始和幼稚粒细胞增多。

2. 骨髓象

（1）红血病期：骨髓有核细胞增生极度活跃或明显活跃，粒红比值倒置。红系细胞异常增生，常≥50%，原始及早幼红细胞多见，常有中幼红细胞缺如，称为"红血病裂孔"（hiatus erythremicus）或中幼红细胞阶段减少，称为"红血病亚裂孔"（subhiatus erythremicus）。常见红系细胞的形态异常包括类巨幼样变和副幼红细胞改变，类巨幼样变：胞体巨大，胞质丰富，常有伪足，核染色质细致；副幼红细胞改变：核畸形、核扭曲、凹陷不规则、核碎裂，巨型核和多核。有丝分裂象增多。

（2）红白血病期：骨髓有核细胞增生极度活跃或明显活跃。红系列细胞恶性增生，>50%，以中、晚幼红细胞为主，原红、早幼红细胞次之，但也有原红、早幼红细胞多于中、晚幼红细胞。本期红系形态改变和红血病期相似，此外尚有幼红细胞核质发育不平衡。粒系列或单核系列细胞异常增生，原始粒细胞（或原始单核细胞 + 幼稚单核细胞）≥30%（NEC），部分原始和幼稚细胞胞质中可见 Auer 小体。粒系也有巨幼样改变和形态异常。如果血片中原始细胞 >5%，骨髓中原始粒细胞（或原始单核细胞 + 幼稚单核细胞）≥20%（NEC），同时骨髓红系 >50% 且有形态异常也可诊断为 M6。巨核系列细胞增生明显受抑。部分患者可见病态巨核细胞，如多圆核巨核细胞、双圆核巨核细胞、单圆核巨核细胞、小巨核细胞等。血小板常少见（图 3-16）。

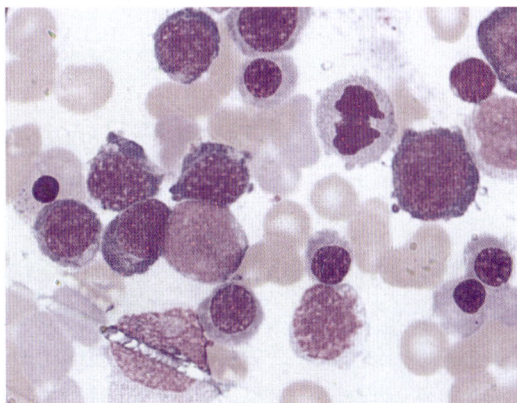

图 3-16　M6 骨髓象

（3）白血病期：与相应的 AML 相似。

3. 细胞化学染色　PAS 染色中幼稚红细胞常阳性，有的细胞阳性较强，呈弥散、块状阳性。白系细胞的化学染色结果因细胞系列不同而不同。

【注意事项】

1. 观察涂片时，注意选择涂片较薄、细胞结构清楚的部位进行观察。

2. 注意本病红系、粒系两系细胞形态变化，有利于诊断。由于其变化具有明显的特征性，所以通过骨髓细胞形态学检查一般可以作出肯定性诊断意见。形态不典型的患者必须要结合分子生物学检查，大多数患者可以检测到具有特异性的 GlyA 和 CD71 阳性。填写骨髓报告单时，应详细描写粒、红两系细胞的比例和形态。

3. 按照 FAB 分型，红血病期属于 MDS-RA 范畴。白血病期属于急性白血病。

4. 本病应与巨幼细胞贫血鉴别，详见表 3-1。

表 3-1　红白血病与巨幼细胞贫血的鉴别

鉴别点	红白血病	巨幼细胞贫血
巨幼性改变		
细胞形态	类巨幼红细胞	典型巨幼红细胞
细胞大小	大小相差悬殊	大而比较一致
核质发育	胞质落后核或核落后胞质	核落后胞质
核染色质	粗细不均，排列紊乱	细致，排列疏松
副幼红细胞变	明显	极少见
有核红细胞 PAS 反应	阳性	阴性
早期幼稚粒细胞增生	多见	极少见
巨核细胞减少	明显	不明显

实验八　急性巨核细胞白血病（FAB M7）形态学检查

【目的】　掌握急性巨核细胞白血病（acute megakaryocytic leukemia，AMKL）的血象、骨髓象特点，正确书写骨髓检查报告单。

【标本】　制备良好的急性巨核细胞白血病血片和骨髓片。

【形态观察】

1. 血象　常见全血细胞减少，血红蛋白减低，呈正细胞、正色素性贫血。白细胞总数大多减低，少数正常或增高。血小板减少，少数病例正常。在血片中可见到类似淋巴细胞的小巨核细胞，易见到畸形和巨型血小板，亦可见到有核红细胞，网织红细胞一般减低（图 3-17）。

2. 骨髓象　骨髓有核细胞增生明显活跃或活跃。巨核系列细胞异常增生，以原始和幼稚巨核为主，其中原巨 ≥30%（NEC），可见巨型原始巨核、小巨核细胞，成熟型巨核细胞少见，巨核细胞分裂象增多。小巨核细胞的特点为：体积小，直径 10μm，少数达 20μm，圆形或卵圆形，边缘不整齐（典型者常黏附血小板），呈云雾状、毛刺状或者指突状突起；胞质量较少，蓝色不透明，着色不均，可有伪足样突起，无颗粒；胞核圆形，核染色质较粗，核仁不清楚，

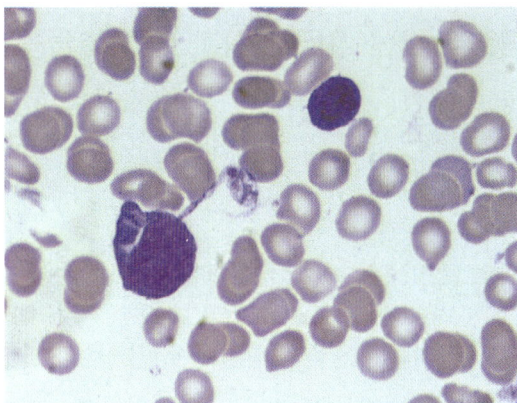

图 3-17 M7 血象

偶见小核仁。幼稚巨核细胞也增高,呈撕纸样外观。血小板易见,颗粒较多,明显畸形。

根据巨核细胞的分化程度 AML-M7 可分为未成熟型和成熟型两个亚型,前者以原始巨核细胞增多为主,后者原始巨核至成熟巨核同时存在。粒系及红系细胞增生明显受抑制或缺如(图 3-18)。

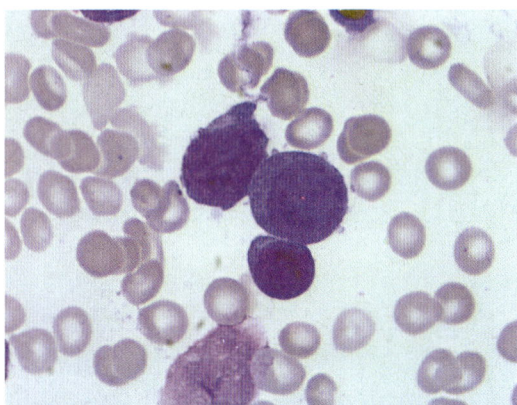

图 3-18 M7 骨髓象

3. 细胞化学染色

MPO 染色 阴性。

ACP 及 PAS 染色 呈阳性,后者呈大小不等颗粒状、块状阳性。

α-NAE 染色 阳性。

【注意事项】

1. 观察涂片时,注意选择涂片较薄、细胞结构清楚的部位进行观察。

2. 异常原始巨核细胞较难辨认,细胞化学染色有助于鉴别。

3. 患者骨髓中常伴有纤维组织增生而导致"干抽",此时应做骨髓活检进行诊断。

4. 如果细胞形态典型,临床上会怀疑 M7 的可能性,但是确诊一定要做巨核细胞特异性单抗或者透射电镜血小板过氧化物酶(PPO)检查。如果细胞形态不典型,易误认为急性淋巴细胞白血病等。可结合免疫学检查,大部分患者可以检测到特异性单抗 CD41a(GPⅡb/Ⅲa)、CD41b(GPⅡb)、CD42b(GPⅠb)和 CD61(GPⅢa),以及 vWF 阳性。

实验九 急性淋巴细胞白血病形态学检查

【目的】 掌握急性淋巴细胞白血病的血象、骨髓象特征,正确书写 ALL 骨髓检查报告单。

【标本】 制备良好的 ALL 血片及骨髓片。

【形态观察】

1. 血象 红细胞和血红蛋白减低,白细胞常明显增多,多数患者常 $>50 \times 10^9/L$,以原始及幼稚淋巴增多为主,常 $>70\%$,成熟中性粒细胞比例减少,涂抹细胞(也称篮细胞、退化细胞)易见,有时可见少数幼稚红细胞和幼稚粒细胞。偶见成熟红细胞大小不等、嗜碱性点彩红细胞。血小板减少(图 3-19)。

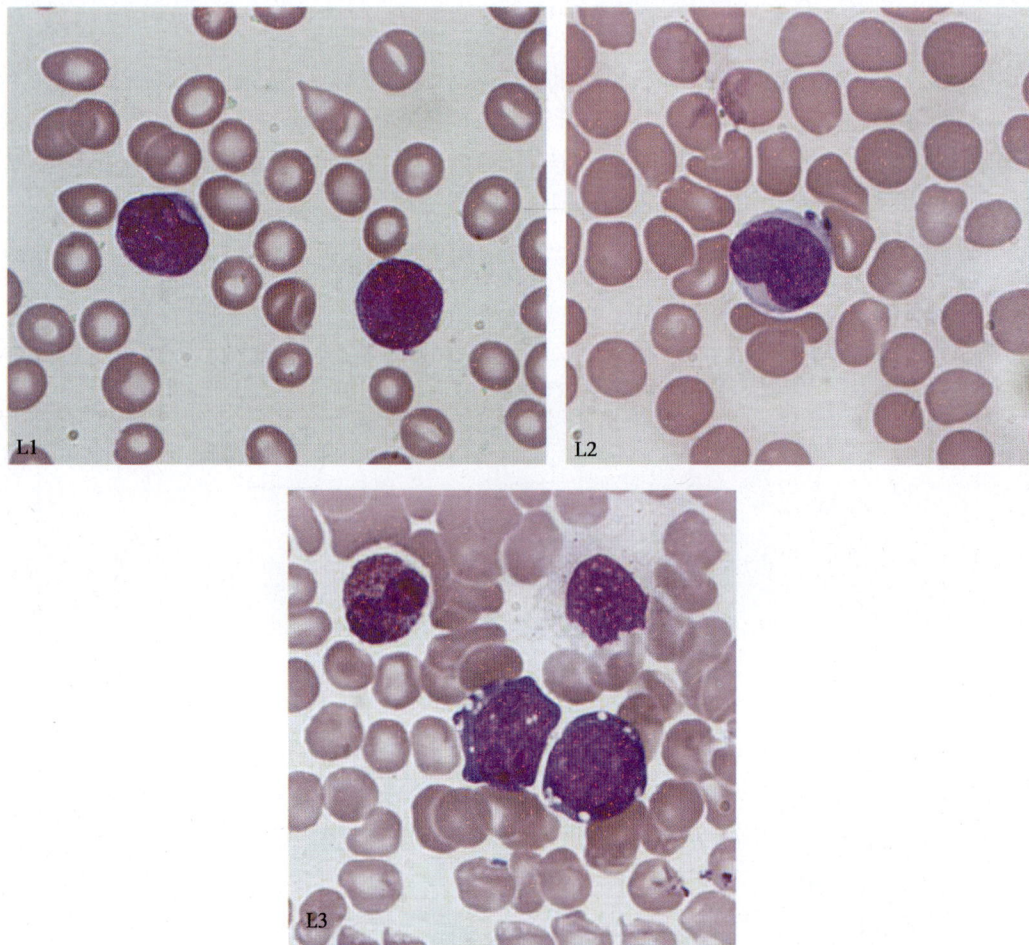

图 3-19 ALL 血象

2. 骨髓象 骨髓有核细胞增生极度活跃或明显活跃,少数病例增生活跃,以原始和幼稚淋巴细胞增生为主,常高达 50% ~90%,棒状小体未见。原始和幼稚淋巴细胞常伴有形态异常:胞核形态不规则,可有凹陷、折叠、切迹及裂痕;染色质呈泥浆状或咖啡色颗粒状,核仁大;胞质内有空泡。典型原始淋巴细胞形态特征为:胞体较小;胞核规则或者不规则,核染色质细致(但较原粒和原单粗),核仁常较小、清楚;胞质量少,深蓝色,可有空泡,胞质内无棒状小体和颗粒。淋系细胞分裂象染色体常较粗短。退化细胞明显增多,涂抹细胞多见,这是急性淋巴细胞白血病的特征之一。粒系、红系、巨核系细胞增生受抑或缺如,血小板少见(图3-20)。

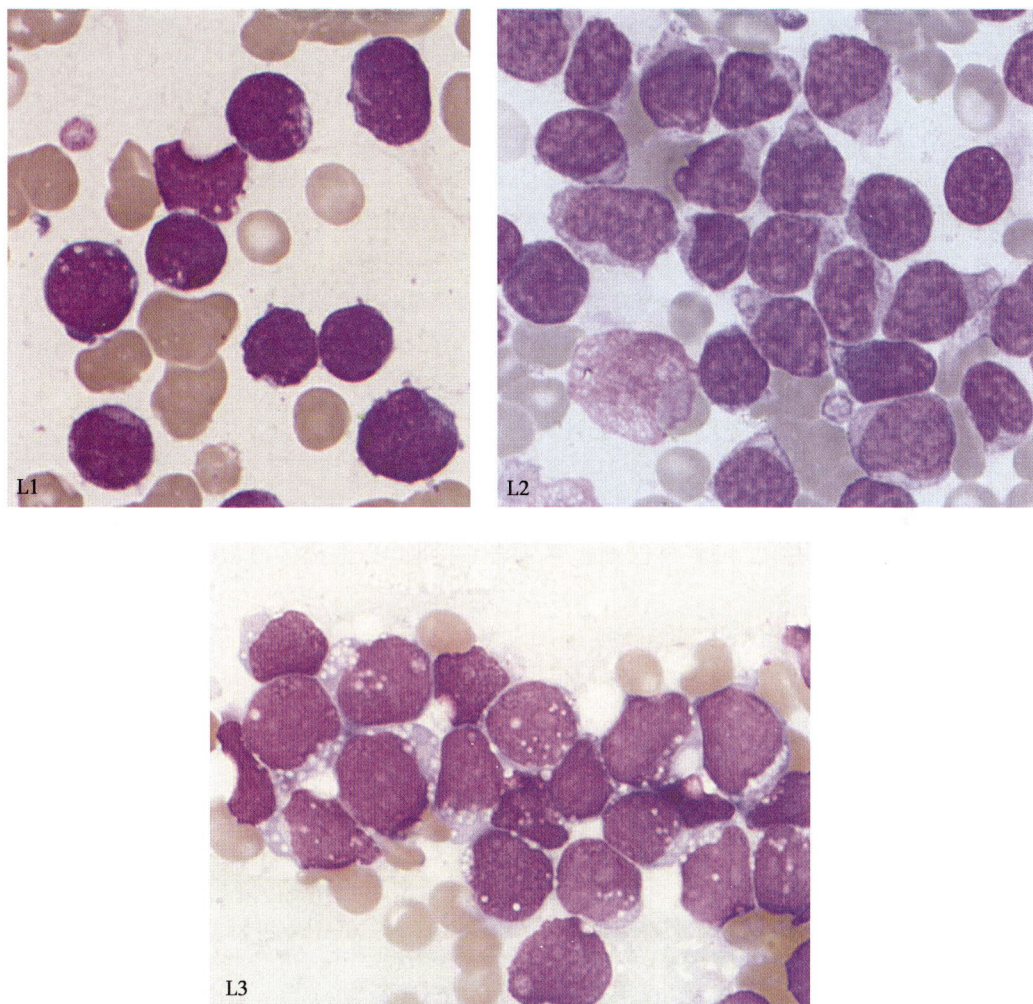

图3-20 ALL骨髓象

按照FAB分型,ALL白血病性原始细胞具有三种不同特征:①小细胞(直径≤12μm)为主型,该类细胞大小较一致,细胞核规则,偶有凹陷或折叠,核染色质较粗且较一致,核仁不见或少见,小而清楚。胞质量少,轻或中度嗜碱性,胞质内空泡不定,有的细胞有,有的细胞无。②大细胞(直径>12μm)为主大小不一致型,细胞核不规则,常有扭曲或折叠,核染色质较疏松,较不一致,核仁清楚,数目不定。胞质量不定,大部分细胞较多,有些细胞常深染,胞质内空泡不定,有的细胞有,有的细胞无。③大细胞为主大小较一致型,细胞核较规则,核染色质均匀细点状,核仁数目不定,清楚呈小泡状。胞质量较多,色深蓝,胞质内空泡明显,呈蜂窝状。这三种不同类型细胞FAB分型中分别为L1、L2、L3亚型。

3. 细胞化学染色

MPO染色 阴性(FAB规定阳性率<3%,阳性细胞为残留的原始粒细胞)。

PAS染色 常阳性,阳性率多数为20%～80%,常呈粗颗粒状、块状阳性。

ACP 染色 T 细胞阳性,B 细胞阴性。

【注意事项】

1. 观察急性淋巴细胞白血病涂片时,尤其要注意选择涂片较薄、细胞结构清楚的部位进行观察,血膜厚的部位,细胞体积较小、细胞结构不清楚,容易做出错误的判断。如果在血膜厚的部位观察,很容易将原始淋巴细胞、幼稚淋巴细胞误认为成熟淋巴细胞。一般来说,ALL 骨髓片中成熟淋巴细胞比例较低,如果成熟淋巴细胞易见,应注意幼稚淋巴细胞和成熟淋巴细胞划分标准或观察部位是否合适等。

2. 白血病时原始细胞形态变化较大,要注意观察骨髓片中其他类型细胞的组成,与其进行比较,并且结合血片进行分析。注意与急性粒细胞白血病、急性单核细胞白血病鉴别:这三类急性白血病的白血病细胞都是以原始细胞为主,观察时应注意细胞的形态特点和一些与疾病有关的特征性改变,如急性粒细胞性白血病可出现小原始粒细胞,ALL 可见篮细胞增多,Auer 小体不出现在 ALL 白血病细胞中。ALL 有时易与 M1、M7、M0 等混淆,单独依靠形态学分型有时会出现白血病类型判断错误,故有条件时应采用 MICM 分型。

3. ALL 形态学分型与免疫学分型相冲突时,以免疫学分型为准。

4. 分类急性白血病细胞时,对于少数形态不典型细胞应采用大数归类法,即介于两个系统之间的细胞难以判断时,应归入细胞数多的细胞系中。

5. 书写骨髓报告单时,可将淋巴细胞系置各系之首,详细描述淋巴细胞的比例和形态特点。

6. FAB 分型 在诊断 ALL 时,无明确规定骨髓中原始和幼稚淋巴细胞比例≥30%,因为 ALL 的骨髓中原、幼淋巴细胞比例往往很高。

(顾孔珍)

第二节 慢性髓系白血病

WHO 分型(2008 年)将慢性髓系白血病归入骨髓增殖性肿瘤,分为慢性髓系白血病,*bcr-abl* 阳性(CML)和不典型慢性髓系白血病,*bcr-abl* 阴性(aCML)两大类。

实验十 慢性髓系白血病形态学检查

【目的】 掌握慢性髓系白血病(chronic myelogenous leukemia,CML)慢性期的血象、骨髓象特点,正确书写 CML 骨髓检查报告单。

【标本】 制备良好的 CML 血片和骨髓片。

【形态观察】

慢性髓系白血病起病缓慢,早期症状不明显,临床上可分为慢性期,加速期及急变期。本实验重点介绍慢性期形态学检查。

1. **慢性期血象** 红细胞和血红蛋白早期正常,随病情的进展呈轻、中度降低,急变期重度降低。白细胞数常显著增加,一般为(100~600)×10⁹/L,最高可达1000×10⁹/L。可见各阶段粒细胞,以中性中、晚幼粒增多为主,杆状核及分叶核粒细胞也增多,原始粒细胞常<10%,常伴有嗜酸性粒细胞和嗜碱性粒细胞增多,可高达10%~20%,单核细胞也可增多。随病情进展,原始粒细胞增多。可见有核红细胞、点彩红细胞和嗜多色性红细胞。初诊患者血小板常明显增多,高者可达800×10⁹/L 以上,加速期和急变期可进行性下降。血小板形

态可发生异常,可见巨大血小板和畸形血小板。慢性期血象见图 3-21。

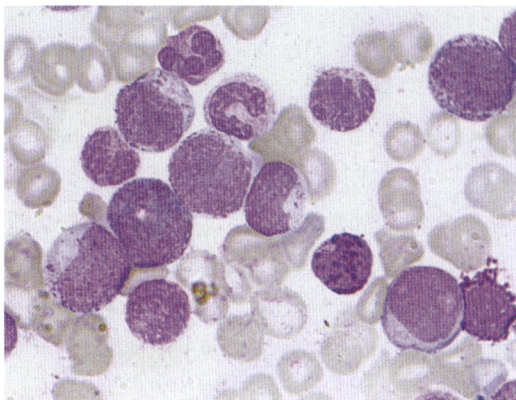

图 3-21　CML 血象

2. 慢性期骨髓象　骨髓有核细胞增生明显或极度活跃,粒红比例明显增高,可达(10 ~ 50)∶1。粒系细胞增生极度活跃,以中性中、晚幼粒和杆状核粒细胞居多,原粒细胞和早幼粒细胞易见,原粒细胞≤10%,原粒 + 早幼粒 <15%,嗜碱性和(或)嗜酸性粒细胞明显增多。异常增生的粒细胞常有形态异常,细胞大小不一,核质发育不平衡,有些细胞核染色质疏松,胞质内有空泡或有细胞破裂现象,偶见 Auer 小体,疾病晚期可见到 Pelger- Huët 样畸形,分裂细胞增加,可见异常分裂细胞。

红系细胞早期增生活跃,晚期受抑制,各阶段幼红细胞减少。巨核细胞和血小板早期增多或者正常,晚期减少,巨核细胞多的患者全片巨核细胞数百个,甚至上千个。有时可见小巨核细胞、单圆核巨核细胞、双圆核巨核细胞、多圆核巨核细胞等病态巨核细胞。血小板早期易见,呈大堆分布。骨髓中可出现与戈谢细胞和海蓝细胞相似的吞噬细胞,骨髓活检可见轻度纤维化。CML 慢性期骨髓象见图 3-22。

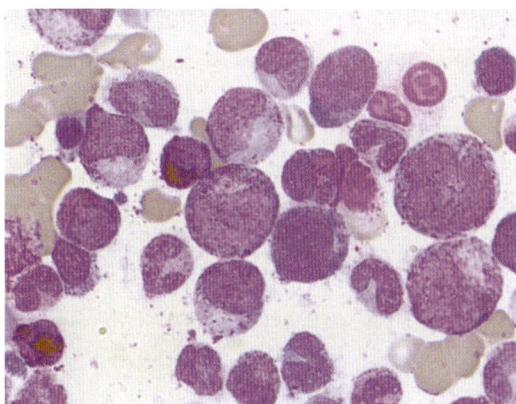

图 3-22　CML 骨髓象

3. 细胞化学染色　慢性期 NAP 染色阳性率和积分明显减低,甚至为零,若合并感染、妊娠或者发生急变,NAP 染色积分可升高。

加速期原始细胞(Ⅰ型 + Ⅱ型)在血中及(或)骨髓中 >10%,有的病患外周血嗜碱性粒细胞 >20%。急变期原始细胞(Ⅰ型 + Ⅱ型)或原淋 + 幼淋,或原单 + 幼单在外周血或骨髓中≥20%;

或者外周血中原始粒+早幼粒细胞≥30%;或者骨髓中原始粒+早幼粒细胞≥50%。CML可向各种细胞类型的白血病转变,以急粒变多见,急淋变次之(急变期红系和巨核系均增生受抑)。此外还可见到的急变细胞类型有原始单核细胞、原始红细胞、原始巨核细胞等。

【注意事项】

1. 观察涂片时,注意选择涂片较薄、细胞结构清楚的部位进行观察。

2. CML(慢性期)主要表现为粒系细胞的改变,因此要注意粒系各阶段细胞形态改变及细胞数量的变化,注意观察原始细胞的数量、嗜酸性粒细胞和嗜碱性粒细胞及病态巨核细胞等,书写骨髓报告单时,可将粒系置各系之首,重点描述粒细胞的比例及形态特点。

3. 90%~95% CML患者染色体检查Ph染色体阳性;分子生物学检查可检测到 *bcr-abl* 融合基因;免疫学检查可有较高的CD13、CD33、CD15阳性表达。

4. CML可向各系列细胞急变,以急粒变最常见,其次是急淋变,此外还可以变为急性单核细胞白血病、急性巨核细胞白血病、急性红白血病、急性早幼粒细胞白血病、嗜碱性粒细胞白血病等。CML急变期按照相应的急性白血病方法处理。

5. CML患者骨髓常发生轻度纤维化,形态学上应与原发性骨髓纤维化相鉴别,详见表3-2。此外,类白血病反应患者血象可见中、晚幼粒细胞,CML还应与类白血病反应的细胞形态学相鉴别,详见表3-3。

表3-2 慢性髓系白血病与骨髓纤维化的形态学鉴别

临床特点	慢性髓系白血病	骨髓纤维化
血象		
白细胞总数	显著增高	正常或中度增高,少数明显增高
异形红细胞	不明显	明显,常见泪滴形红细胞
有核红细胞	无或少见	常见,量多
骨髓象	骨髓增生极度活跃,中、晚幼、杆状核粒细胞多	经常"干抽",早期可见骨髓增生活跃,晚期增生低下,可见大量网状纤维细胞
骨髓活检	粒系增生与脂肪组织取代一致	为纤维组织取代;有新骨髓组织形成,巨核细胞增多

表3-3 慢性髓系白血病与粒细胞型类白血病反应鉴别

临床特点	慢性髓系白血病	粒细胞型类白血病反应
血象		
白细胞总数	显著增高,常$>100\times10^9$/L	轻、中度增高,常$<50\times10^9$/L
嗜酸性粒细胞	增多	不增多
嗜碱性粒细胞	增多	不增多
幼稚细胞	中、晚幼粒细胞多	晚幼粒、杆状核粒细胞多
中毒性改变	无	有
骨髓象	增生极度活跃,粒系增生为主,中、晚幼粒细胞多,红系、巨核系受抑制	核左移,红系、巨核系不受抑制

(顾孔珍)

第三节　慢性淋巴细胞白血病

慢性淋巴细胞白血病(chronic lymphocytic leukemia, CLL)简称"慢淋",是一种淋巴细胞克隆性增殖的肿瘤性疾病,主要表现为形态上成熟的小淋巴细胞在外周血、骨髓、淋巴结和脾脏等淋巴组织的侵袭。WHO 分类明确慢淋专指 B 细胞性慢淋,将它命名为"成熟 B 细胞肿瘤"。

实验十一　慢性淋巴细胞白血病形态学检查

【目的】　掌握 CLL 的血象、骨髓象特点,正确书写 CLL 骨髓检查报告单。

【标本】　制备良好的 CLL 血片和骨髓片。

【形态观察】

1. 血象　白细胞数增高,常为 $(30 \sim 100) \times 10^9/L$,分类淋巴细胞 $\geqslant 50\%$,以成熟淋巴细胞为主,形态似正常小淋巴细胞,胞体小,胞质少,核染色质致密,无核仁。偶见大淋巴细胞,形态无明显异常。有时见到少量原始淋巴细胞和幼稚淋巴细胞,幼稚淋巴细胞核染色质疏松、核仁明显。篮细胞易见。CLL 晚期淋巴细胞可达 $90\% \sim 98\%$,淋巴细胞绝对值 $\geqslant 5 \times 10^9/L$(持续 4 周以上),红细胞数和血小板数早期多正常,晚期常减少(图 3-23)。

2. 骨髓象　骨髓有核细胞增生明显活跃或极度活跃。白血病性淋巴细胞显著增多,占 40% 以上,甚至高达 90%,原淋和幼淋细胞较少见,通常 <5%。疾病早期,骨髓中各类造血细胞均可见到,但至后期几乎全为淋巴细胞。成熟红细胞形态大致正常。易见篮细胞。白血病性淋巴细胞形态学特点:形态异常不明显,胞体略大,核可有深切迹或裂隙,核染色质不规则聚集,核仁无或不明显,多数细胞胞质量较多、嗜碱、无颗粒,可见空泡,少数细胞胞质量少,仅在核裂隙或切迹处见到。

粒系、红系、巨核系细胞增生受抑减少。当伴发自身免疫性溶血性贫血时红系可明显增生,多染性红细胞易见(图 3-24)。

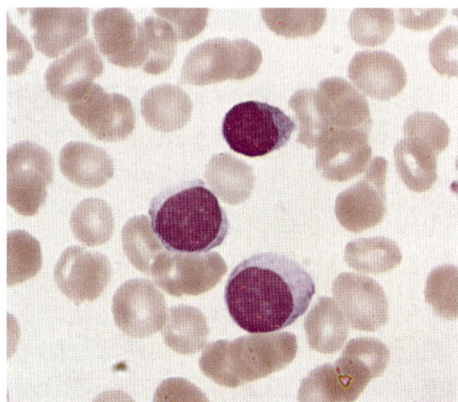

图 3-23　CLL 血象

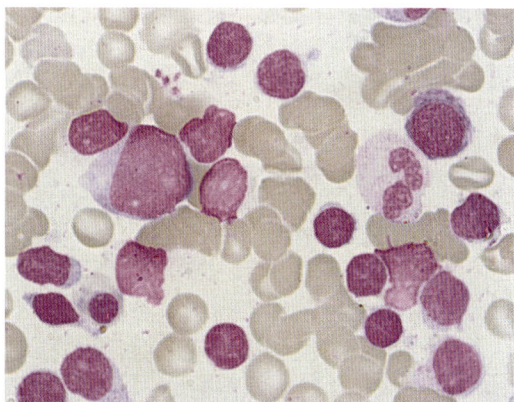

图 3-24　CLL 骨髓象

3. 细胞化学染色

PAS 染色　多数细胞呈粗颗粒状阳性。

ACP 染色　可呈阴性或者阳性反应,阳性可被酒石酸抑制。

NAP 染色　积分往往增高。

【注意事项】

1. CLL 白血病性淋巴细胞在形态上颇似正常小淋巴细胞,从形态学上难以区分,应结合细胞化学染色和细胞免疫学检查进行鉴别。

2. 形态上 CLL 与幼淋巴细胞白血病、毛细胞白血病相似,应根据免疫表型进行鉴别。

3. 书写骨髓报告单时,可将淋巴细胞系置各系之首,详细描述白血病性淋巴细胞的增生程度、比例、形态特点,并说明篮细胞是否易见。

4. CLL 应与传染性单个核细胞增多症、百日咳等感染性疾病相鉴别,传单和百日咳患者可出现淋巴细胞增多,但是绝对计数 $< 15 \times 10^9$/L。

(陈婷梅)

第四节　骨髓增生异常综合征

骨髓增生异常综合征(myelodysplastic syndrome,MDS)是一组高度异质性的疾病,FAB 根据形态学表现将 MDS 分为五类:RA、RAS、RAEB、RAEB-T、CMML。WHO 的分类标准在 FAB 基础上作了 6 个方面的修改,最主要的是取消了 RAEB-T 和 CMML,同时规定如果有再现性细胞遗传学异常,即便原始细胞≤20% ,也应诊断为相应的 AML,而不是 MDS。

实验十二　骨髓增生异常综合征形态学检查

【目的】　掌握骨髓增生异常综合征的血象、骨髓象特点,正确书写 MDS 骨髓检查报告单。

【标本】　制备良好的 MDS 血片和骨髓片。

【形态学观察】

1. 血象　一系、二系或三系血细胞减少,出现病态造血。

(1)红细胞:可为正色素性或大细胞、小细胞性及双形性贫血。成熟红细胞大小、形态不一,可见各种形态异常如:大红细胞、小红细胞,球形、靶形红细胞,嗜碱性点彩、嗜多色性有核红细胞及(或)有核红细胞。

(2)白细胞:有不同程度的质和量的改变,可有少量的幼稚粒细胞,中性粒细胞胞质内颗粒少和(或)胞核分叶过少伴染色质明显聚集甚至不能分叶。单核细胞增多,并可出现不典型单核细胞,内含空泡。

(3)血小板:增多或减少,可见大血小板、畸形血小板,偶见小巨核细胞。

2. 骨髓象　多数病例骨髓有核细胞增生活跃或极度活跃,有少数增生减低,伴明显的病态造血。

(1)红细胞系:增生活跃或减低,原始红细胞、早幼红细胞增多。存在巨幼样变及病态幼红细胞,如胞质嗜碱性,着色不均;多核红细胞、核分叶、核碎裂、核畸形、核质发育不平衡(图3-25)。

(2)粒细胞系:增生活跃或减低,原始粒细胞、早幼粒细胞增多,伴成熟障碍,其表现为部分早幼粒细胞核仁明显,颗粒粗大,有的类似单核细胞,核凹陷或折叠。可见巨大的晚幼粒细胞和杆状核粒细胞。中性粒细胞胞质内颗粒少和(或)胞核分叶过少伴染色质明显聚集(图 3-26)。

（3）巨核细胞系：巨核细胞数正常、减少或增多，且多为小型巨核细胞，其特点是体积小、畸形，含单个核、双核、多核及分叶过多等畸形，核仁明显，甚至出现小淋巴细胞样巨核细胞（图 3-27）。

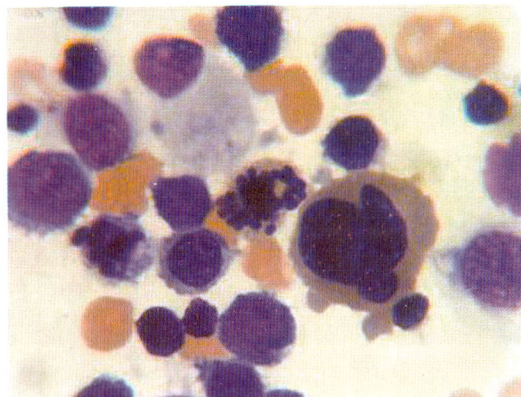

图 3-25　MDS 红系发育异常：核形异常及核碎裂红细胞

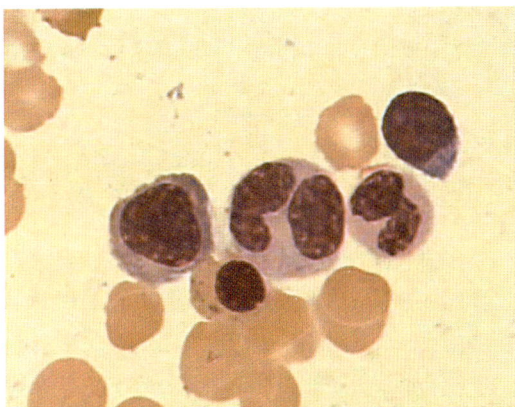

图 3-26　MDS 粒系细胞发育异常：核分叶少并且染色质聚集

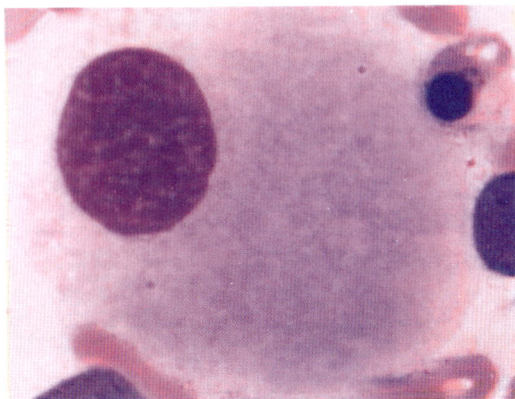

图 3-27　MDS 巨核系发育异常：小巨核细胞及单圆核巨核细胞

3. 组化染色　骨髓铁染色：细胞外铁丰富，铁粒幼红细胞增多，可见到环形铁粒幼红细胞；部分类型的幼红细胞 PAS 染色阳性；NAP 积分下降；中性成熟粒细胞 POX 活性下降。

【注意事项】

1. 病态造血是 MDS 的一个重要血液学异常，因此在进行血象和骨髓象观察时，要特别注意观察各系列细胞病态造血的特点。MDS 病态造血主要表现在：①粒细胞系：胞质内颗粒粗大或减少，核分叶过多或过少，出现 Pelger-Huet 畸形等；②红细胞系：可见类巨幼样变，核浆成熟失衡，红细胞体积大，有嗜碱性点彩、核碎裂和 Howell-Jolly 小体，铁染色能检出环形铁粒幼细胞等；③巨核细胞系：体积小、畸形多见，可见单圆核、多圆核及淋巴样小巨核细胞等。

2. MDS 骨髓铁染色，细胞外铁丰富，铁粒幼红细胞增多，可见环形铁粒幼细胞。

3. 骨髓活检时可见原始粒细胞、早幼粒细胞的异常定位，即移位于骨小梁间的中央骨髓区，并聚集成细胞丛，即前体细胞异常定位（abnormal localization of immature precursors，AL-

IP)，ALIP 是 MDS 的另一病理学特征。每平方米骨髓面积中至少检出 3 处即为阳性。在 RAEB 高危型病例中，100% 可检出 ALIP。而在 RA、RARS、5q-综合征等低危病例中，仅约 50% 存在 ALIP。另外，MDS 切片内病态发育巨核细胞中，直径为 10 ~ 15μm 的微巨核常见，微巨核 CD61 或 CD41 染色阳性，巨核系病态造血主要表现在明显增多的微小巨核细胞，结合 FISH 技术可准确分析巨核细胞的增殖与凋亡情况。

（孟秀香）

第五节　多发性骨髓瘤

多发性骨髓瘤(multiple myeloma，MM)是骨髓内单一浆细胞异常增生的一种血液系统恶性肿瘤，其特征表现为恶性浆细胞在骨髓内克隆性异常增殖，血清中出现过量的单克隆免疫球蛋白(monoclonal immunoglobulin)或其多肽链亚单位，即 M 成分(monoclonal component)或 M 蛋白(monoclonal protein)，临床上以溶骨性骨病、贫血、肾功能损害、高钙血症为其特征。

实验十三　多发性骨髓瘤形态学检查

【目的】　掌握多发性骨髓瘤的血象、骨髓象特点，熟悉 MM 细胞的形态学特点，正确填写 MM 骨髓检查报告单。

【标本】　制备良好的 MM 血片和骨髓片。

【形态观察】

1. 血象　红细胞和血红蛋白呈不同程度的减低，为正细胞、正色素性贫血。贫血随病情的进展进行性加重。末梢血涂片中红细胞大小、染色基本正常，红细胞呈"缗钱状"排列。白细胞数正常或偏低，分类淋巴细胞可相对增多。外周血涂片可偶见骨髓瘤细胞(如果瘤细胞绝对值 > 2.0 × 10⁹/L，应诊断为浆细胞白血病)。血小板计数正常或稍低。晚期患者可出现全血细胞减少。

2. 骨髓象　骨髓有核细胞增生活跃或明显活跃，粒细胞系、红细胞系及巨核细胞系早期增生正常，晚期增生受抑制，其受抑制程度与骨髓瘤细胞增生程度成正相关。成熟红细胞常呈"缗钱状"排列。骨髓瘤细胞明显增生，可占有核细胞的 10% 以上，该细胞在骨髓内可呈弥漫性分布，亦可呈局灶性或斑片状分布。典型骨髓瘤细胞的形态特点为：成堆分布，胞体大小不一，一般较大，呈圆形、椭圆形或不规则形，可有伪足；胞核为长圆形，偏位，有时易见多核、巨大核、畸形核，核染色质疏松，排列紊乱，可有 1 ~ 2 个大而清楚的核仁；胞质较丰富，呈深蓝色、灰蓝色或火焰状不透明，常含少量嗜天青(嗜苯胺蓝)颗粒和空泡。骨髓观察有时还可见下列细胞和内容物：①火焰细胞：因瘤细胞分泌黏蛋白(多为 IgA)，胞质边缘或整个胞质呈红色而得名；②葡萄状细胞：胞质中含有大量排列似葡萄状浅蓝色空泡；③桑葚状细胞：胞质中有大量空泡，呈桑葚状排列；④Russel 小体：为粗大红色、圆形的嗜酸性棒状包涵体。骨髓瘤细胞形态见图 3-28。

根据骨髓瘤细胞的分化程度，将瘤细胞分为四型：

Ⅰ型：小浆细胞型，瘤细胞分化较好，细胞较成熟，形态上与正常成熟浆细胞相似，染色质致密，胞核常偏位，胞质丰富。

Ⅱ型：幼稚浆细胞型，瘤细胞胞体一般较规则，核/质比约为 1∶1，核染色质较疏松，核偏位。

Ⅲ型:原始浆细胞型,瘤细胞胞体规则,核大居中,有核仁,核染色质疏松呈网状,核/质比较大。

Ⅳ型:网状细胞型,瘤细胞形态多样,核仁大且数目多,细胞分化较差,恶性程度高。

3. 组化染色　无特异性改变。

【注意事项】

1. 由于多发性骨髓瘤初期表现为局灶性浆细胞异常增生,其后才发生整个骨髓病变,所以在初诊时,要注意多部位穿刺,尤其是疼痛部位穿刺,并注意观察骨髓涂片尾部及边缘的细胞,以免误诊。

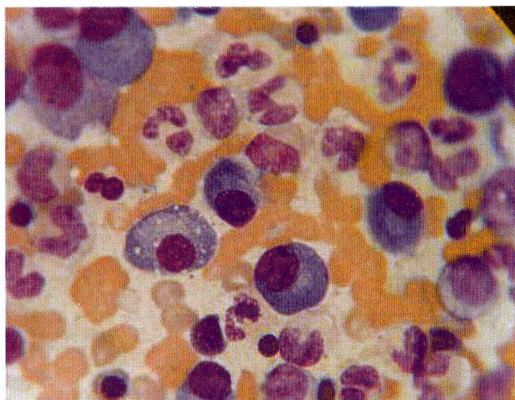

图 3-28　多发性骨髓瘤骨髓象

2. 分类骨髓瘤细胞时应按原始、幼稚及成熟阶段来划分。对于以成熟细胞为主且比例增加不明显者或骨髓瘤数量少但有形态异常者诊断要慎重。对分化良好的瘤细胞与正常浆细胞难以区分时,可进行浆细胞标记指数测定和特殊化学染色,如 CD38、CD138 抗体免疫组织化学染色加以鉴别。

3. 观察 MM 骨髓片和血片时,应注意红细胞的排列方式。观察时要选择厚薄适宜的部位,而不宜在太厚的部位或尾部观察。因为在厚的部位红细胞几乎都呈"缗钱状"排列,而在尾部由于红细胞比较稀疏,即使是 MM 的患者,红细胞也不容易形成"缗钱状"排列。

4. 填写 MM 报告单,应重点描述骨髓瘤细胞(包括骨髓增生程度、细胞比例、胞体、胞核、胞质等特点),还应描述红细胞是否呈"缗钱状"排列。

(孟秀香)

第六节　传染性"单个核细胞"增多症

传染性"单个核细胞"增多症(infectious mononucleosis,IM)是一种 EB 病毒急性感染引起的单核-巨噬细胞系统增生性疾病,外周血中易见到异型淋巴细胞。

实验十四　传染性"单个核细胞"增多症形态学检查

【目的】　掌握传染性"单个核细胞"增多症血象、骨髓象的特点,熟悉异型淋巴细胞形态学分型,能够正确填写 IM 骨髓检查报告单。

【标本】　制备良好的 IM 血片和骨髓片。

【形态学观察】

1. 血象　白细胞数量正常或升高,但多在 $20 \times 10^9/L$ 以下,疾病中后期淋巴细胞增多,可达 60%～97%,并伴有异型淋巴细胞增多,比例常 >20%。血小板正常。

Downey 将异型淋巴细胞分为三型:

Ⅰ型(浆细胞型或泡沫型):细胞大小不一,与正常淋巴细胞相似或略大,细胞多呈圆形,亦可见不规则形;胞核常偏位,染色质粗糙,呈粗网状或成堆排列;胞质量少,呈深蓝色强嗜碱性,含有大小不等的空泡或呈泡沫状,无颗粒或有少量细小的嗜苯胺蓝颗粒(图 3-29)。

Ⅱ型(单核细胞型或不规则型):大小比较一致,细胞胞体较Ⅰ型大,胞体形态多不规则;胞核呈圆形、椭圆型或不规则形,染色质较Ⅰ型细致,常呈网状;胞质量多,呈浅灰蓝色,无空泡,可有少许嗜苯胺蓝颗粒(图3-30)。

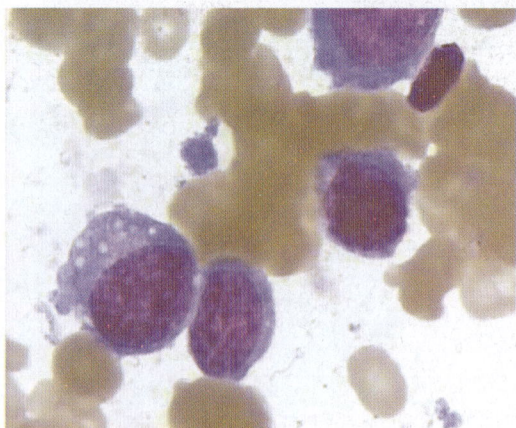

图3-29　浆细胞型异型淋巴细胞

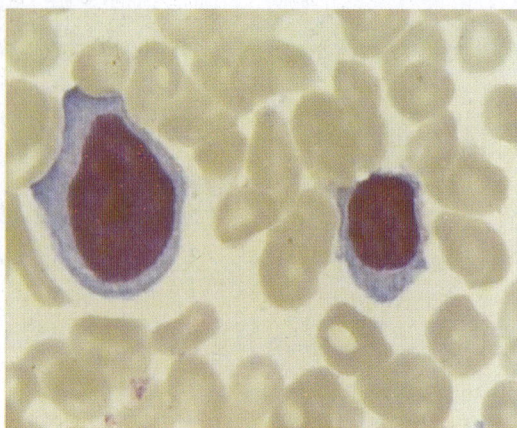

图3-30　单核细胞型异型淋巴细胞

Ⅲ型(幼淋巴细胞样型或幼稚型):细胞形态与Ⅰ型相似,但胞体较Ⅰ型大,直径15～18μm;胞核圆形或卵圆形,染色质疏松细致、分布均匀,呈网状排列,无浓集现象,可见1～2个核仁;胞质呈蓝色,一般无颗粒,可见分布较均匀的小空泡。

红细胞、血红蛋白、血小板大致正常。

2. 骨髓象　无明显改变。淋巴细胞比例正常或稍增高,可见异型淋巴细胞,但不及血象中改变明显。

3. 组化染色　无特异性改变。

【注意事项】

1. 异型淋巴细胞有时易被误认为是原始或幼稚淋巴细胞、单核细胞或早幼红细胞等,观察传染性单个核细胞增多症血片和骨髓片时要注意鉴别。

2. 有些异型淋巴细胞形态学特征介于 Downey 三型之间,呈过渡状态,不易划分,可笼统地称之为异型淋巴细胞。在临床上,对异型淋巴细胞进行检查时,通常不需要对异型淋巴细胞进行形态学分型,只需报告异型淋巴细胞的数量比例。

3. IM 的细胞形态学改变主要在血象,而骨髓象常无明显变化,血片检查对诊断意义更重要。因其骨髓常无明显特征性改变,一般情况下无需作骨髓检查,只有在诊断困难、为排除白血病、恶性组织细胞增生症等疾病时才需要作骨髓检查进行鉴别诊断。

4. 除 IM 外,还有很多疾病可见异型淋巴细胞增多,如病毒性感冒、单纯疱疹、流行性出血热、风疹、病毒性肝炎、某些细菌及原虫感染、某些免疫性疾病、化疗后等,但上述疾病嗜异性凝集实验一般为阴性。另外,除流行性出血热外一般异型淋巴细胞数量较少。

(孟秀香)

第四章
出血与血栓性疾病检验技术

在正常的生理条件下,人体存在着复杂完善的止血、凝血、抗凝血和纤溶系统及其精细的调节机制。因此,血液在血管中流动既不会出血,也不会凝固形成血栓。但是,如果上述系统及其调控机制被破坏,就会产生出血或血栓形成。目前,血栓与止血障碍性疾病是临床上的常见疾病,血栓形成是最常见的死亡原因之一。本章共二十九个实验,分别阐述了血管壁、内皮细胞、血小板、凝血因子、抗凝物质和纤维蛋白溶解系统等方面的有关实验室检验技术,每个实验从目的、原理、试剂与器材、操作、参考区间、注意事项等方面,对血栓与止血障碍性疾病常见实验室检测做了较详细的介绍。

第一节　血管壁和血管内皮细胞的检验

实验一　毛细血管脆性试验

【目的】　掌握毛细血管脆性试验(capillary fragility test,CFT)的原理和方法,熟悉毛细血管脆性试验操作要点和注意事项,了解毛细血管脆性试验参考区间。

【原理】　毛细血管脆性试验(CFT),又称束臂试验(tourniquet test),是通过上臂局部加压的方法,阻塞静脉血回流,增加毛细血管负荷,观察一定范围内前臂皮肤新出现的出血点的数目,借以估计毛细血管的脆性及完整性、毛细血管的结构和功能、血小板的质和量以及其他因素对毛细血管壁完整性和脆性的影响。当上述因素有缺陷或受其他因素作用时,毛细血管壁的完整性受到破坏,其通透性增加,脆性增大。

【试剂与器材】　血压计、听诊器、公分尺、记号笔、秒表等。

【操作】

1. 受检者取坐位或仰卧位,肌肉放松、上肢伸直,充分暴露前臂。

2. 在受检者一侧前臂屈侧肘横纹下约4cm处,划一直径为5cm的圆,观察圆内皮肤有无出血点并计数(试验前将计数的旧出血点用墨水涂掉)。

3. 将血压计的袖带缚于上臂,测定血压,将压力维持在收缩压和舒张压之间,一般在12～13.33kPa(90～100mmHg)之间,持续5～10分钟。

4. 取下血压计袖带,将前臂上举,待血液循环恢复正常2分钟后,即皮肤颜色恢复正常,计数圆内皮肤新的出血点数量。

【参考区间】　圆内新的出血点数:男性 <5 个;女性及儿童 <10 个。

【注意事项】

1. 试验前仔细检查患者前臂,标记圆内已有出血点。

2. 观察圆内出血点时应选择适宜的光线和角度,必要时可使用放大镜检查出血点以及扩张的微血管,避免漏检。

3. 使用其他颜色笔标记出新生出血点。

4. 服用抗血小板药物(如阿司匹林)、活血化瘀等药物、病毒感染以及 40 岁以上的女性(包括少数青年女性)进行此试验,试验结果可出现假阳性。

5. 在同一侧上臂做此试验,两次试验至少应间隔 7 天以上。

实验二　出血时间测定

【目的】　掌握出血时间(bleeding time,BT)测定器法测定出血时间的原理和方法,熟悉出血时间测定器法(template bleeding time,TBT)操作要点和注意事项,了解出血时间测定器法参考区间。

【原理】　出血时间(BT)是指在特定条件下,皮肤毛细血管被刺破后,血液自行流出到血液自然停止所需的时间。目前 WHO 推荐使用 BT 测定的方法是 TBT 法,TBT 是利用标准化出血时间测定器在受检者前臂皮肤上造成一个标准创口,记录皮肤出血到自然停止所需要的时间。BT 主要反映毛细血管与血小板之间的相互作用(包括血小板黏附、活化、聚集和释放等反应)、血小板的数量与功能、皮肤毛细血管的完整性与收缩功能,而凝血因子含量和活性作用对 BT 影响一般较小,因此当血管和(或)血小板功能有异常时,BT 会发生改变。

【试剂与器材】　出血时间测定器、秒表、血压计、消毒滤纸、止血贴等。

【操作】

1. 将受检者的手臂掌心向上置于固定台面上,台面高度最好接近心脏水平,于肘横纹下两横指、前臂外侧 1/3 处为受试部位。

2. 将血压计袖带缚于上臂,加压维持压力,成人为 5.3kPa(40mmHg),婴儿和儿童为 2.6kPa(20mmHg)。

3. 常规消毒受试部位皮肤,并轻轻绷紧皮肤,将出血时间测定器非加压地平放在消毒皮肤表面,按动刺血器手把,使刀片由测定器内弹出,并刺入皮肤,作一垂直或平行于前臂的切口(成人的切口长 5mm,深 1mm),见切口出血即启动秒表开始计时。

4. 每隔 30 秒用消毒滤纸吸去切口流出的血滴(滤纸不要接触皮肤),直至出血自然停止,滤纸上不再有血滴,关闭秒表,记录皮肤切口出血到自然停止所用时间,即为出血时间。

5. 松开血压计袖带,用止血贴敷在切口上,并保留 24 小时。

【参考区间】　BT:4.8~9.0 分钟。

【注意事项】

1. 应嘱咐受检者在试验前 1 周内不要服用抗血小板药物(如阿司匹林等),以免影响试验结果。

2. 因为本法测定的 BT 与血小板数量成负相关,故试验前应先检测受检者血小板数量,当 PLT≤100×10^9/L 时,BT 会失去应有的临床参考价值。

3. 试验前向受检者解释可能发生的情况,如伤口可能留下瘢痕、切口处出血以及皮肤感染等。

4. 选择正确的穿刺部位。穿刺部位要求无体毛、文身、胎记、瘢痕、外伤及皮肤感染等,穿刺时应避开浅表血管、水肿和溃疡等处的皮肤。

5. 选择合适的测定器。不同年龄应该选择不同类型的出血时间测定器:①新生儿型:切口为 0.5mm × 2.5mm;②儿童型:切口为 1.0mm × 3.5mm;③成人型:切口为

1. 0mm×5. 0mm。

6. 使用出血时间测定器的操作人员要佩戴无菌手套,严格执行无菌操作。

7. 若切口附近需要进行清洁时,勿使乙醇触到切口,以免引起再次出血及加重瘢痕形成。

8. 避免接触和挤压切口。试验中行切口后,血液应自行流出,采用滤纸吸去流出的血液时,应避免滤纸与伤口接触,更不能挤压伤口,若出血量较多时,可增加用滤纸吸取血滴的频率。

9. 避免使用漏气的血压计,试验中要维持恒定的压力。

10. 注意环境温度的影响。进行 BT 试验时要求环境温度在 22~25℃之间,并注意采血部位的保暖,保证血液自行流出。

11. 当 TBT 法测得的 BT > 20 分钟时,应立即停止测定,并用止血贴压迫止血。

12. 影响 BT 测定结果的因素:①切口方向:平行切口(切口与肘横纹平行)的 BT 比垂直切口(切口与肘横纹垂直)的 BT 长。但垂直切口产生的瘢痕较不明显,所以 4 个月以下的婴儿宜作垂直切口,以免形成瘢痕。两种切口测得的 BT 结果的重复性相近,水平切口对阿司匹林的作用更敏感。②切口深度:操作者使用压力的不同及不同个体皮肤柔韧度的差异,在一定程度上影响切口深度,操作者的手法不同会使刀片切入皮肤的深度发生变化。③静脉血压:为保证试验结果的重复性,要求将成人静脉血压维持在 5.3kPa(40mmHg),新生儿和儿童维持在 2.6kPa(20mmHg)。④年龄和性别:BT 随着年龄的增长而缩短,但不同性别 BT 测定结果差异不大。⑤药物:通常治疗剂量的肝素和香豆素类抗凝药物对 BT 没有影响,而抗血小板药物(如阿司匹林)、非类固醇抗炎药物及其他抗血小板药物、抗生素(如青霉素和头孢菌素类)等药物可通过影响血小板功能使 BT 延长。⑥血细胞比容(HCT):HCT < 30%,BT 延长,当输入红细胞或使用促红细胞生成素后,HCT > 30%,则 BT 缩短。⑦其他影响因素:若患者一侧手臂正在输液、水肿、出血或有静脉导管等情况时,均不宜进行 BT 测定;若双臂同时存在上述情况,应考虑在无外周血管病的腿上进行 BT 测定,测定时患者平躺,小腿中部膝下 6~8cm 处为测定部位,将血压计袖带置于大腿上,操作步骤同手臂 BT 测定。

实验三　血浆血管性血友病因子抗原检测

血浆血管性血友病因子抗原(von Willebrand factor antigen,vWF:Ag)检测的试验方法主要包括 Laurell 免疫火箭电泳法、ELISA 法、免疫浊度法、酶联免疫吸附法和胶乳颗粒增强的免疫比浊法等,本次试验主要介绍 Laurell 免疫火箭电泳法。

【目的】　掌握 Laurell 免疫火箭电泳法的原理和方法,熟悉 Laurell 免疫火箭电泳法的操作要点和注意事项,了解 Laurell 免疫火箭电泳法的参考区间。

【原理】　在含 vWF:Ag 抗体的琼脂板中加一定量的受检血浆(抗原)后,在电场的作用下,定量的抗原在含抗体的琼脂板上泳动,在一定的时间内出现抗原-抗体反应形成的火箭样沉淀线,其高度与被检血浆中抗原的浓度成正比。将正常人混合血浆用缓冲液稀释成不同浓度,并在同样条件下泳动,用正常混合血浆的稀释度及其沉淀线的高度绘制标准曲线。根据被检血浆所测得的沉淀线高度即可通过标准曲线计算出血浆 vWF:Ag 的含量。

【试剂与器材】

1. 试剂

(1)109mmol/L 枸橼酸钠溶液:枸橼酸钠($Na_3C_6H_5O_7 \cdot 2H_2O$)32g,溶于 1000ml 蒸馏

水中。

（2）Tris-巴比妥缓冲液（pH 8.8）：Tris 2.890g，巴比妥钠 4.88g，巴比妥 1.235g，加蒸馏水至 1000ml。

（3）琼脂糖凝胶的制备：琼脂糖 0.9g，Tris-巴比妥缓冲液 100ml，将琼脂糖置于 Tris-巴比妥缓冲液中，加热至沸点，待琼脂完全溶解，趁热用薄层棉花过滤后，置 50~56℃ 水浴中待用。

（4）血清：兔抗人 vWF:Ag 抗血清。

（5）10g/L 磷钼酸溶液：磷钼酸 10g，加蒸馏水 1000ml，溶解后用滤纸过滤备用。

（6）正常混合血浆。

2. 器材　电泳仪、离心机、水浴箱、冰箱、试管、50ml 烧杯、微量加样器、两分规、10cm×10cm 玻璃板 2 块、铁夹子 3 个、"U" 形有机玻璃框（框内径 8cm×8cm，厚 1.5cm）、打孔器（孔径2.5mm）。

【操作】

1. 制板　将兔抗人 vWF:Ag 抗血清 16.5μl 加入一小烧杯中，置于 50~56℃ 水浴中，加温片刻。取 50~56℃ 水浴的琼脂糖凝胶 10ml 加入烧杯中（稀释 600 倍）充分混合，尽量避免产生气泡。取玻璃板 2 块，中间放入 "U" 形有机玻璃框（框内径 8cm×8cm），三边用夹子固定。在上口迅速倒入含抗血清的琼脂糖凝胶，然后置 4℃ 冰箱中 10~15 分钟。当凝胶凝固后，除去一块玻璃板，在距另一块玻璃板下缘 1.5cm 处的琼脂凝胶板上打 10 个孔，孔径 2.5mm，孔间距 5mm。

2. 标准样品的准备　取 20 名正常人新鲜血浆，以枸橼酸钠 1:9 抗凝，混合后在 4℃ 条件下分装，于 -40℃ 低温条件下可保存 2~3 个月。每次测定取一支，用 Tris-巴比妥缓冲液稀释，稀释比例分别为 1:1、1:2、1:4、1:8、1:16。

3. 被检样品的制备　取 109mmol/L 枸橼酸钠溶液 0.2ml 与受检者静脉血 1.8ml 充分混合后，以 3000r/min 离心 20 分钟，分离出血浆，并以 Tris-巴比妥缓冲液做 1:2 倍比稀释。

4. 加样　于 1、2、3、4、5 孔中依次加入不同稀释度的标准样品 10μl，被检样品则按编号依次加入 6、7……孔中，每孔 10μl。

5. 电泳　①于两侧电泳槽内加 Tris-巴比妥缓冲液 1000ml，使两槽液面相同；②在加抗原之前，先将打好孔的琼脂凝胶板置于电泳槽内，孔朝向阴极，火箭方向为阳极，用 8cm 宽的双层滤纸做桥，接通电源，将电压调至 50V，依次加入稀释的标准样品和被检样品；③盖上电泳槽盖，调节电压至 110~115V，电流为 10~14mA，电泳 18 小时，电泳槽的温度以低于 15℃ 为宜。

6. 电泳结束后，取出凝胶板放在生理盐水中，然后再浸入 10g/L 磷钼酸溶液中 20~60 分钟，即可见火箭样沉淀线，也可用氨基黑染色保存。

7. 测量和计算

（1）测量：用两分规测量火箭峰的高度，从加样孔上缘到峰顶。用标准样品的 5 个读数按双对数计算回归方程，以 vWF:Ag 为横坐标，火箭峰高度为纵坐标，得出标准曲线。

（2）计算：用同样的方法测量被检样品火箭峰高度，由标准曲线可以计算各被检样品 vWF:Ag 的含量，再乘以稀释倍数（×2），即被检样品实际浓度，读数为百分率。

【参考区间】　61.6%~126.6%。

【注意事项】

1. 向两侧电泳槽内加入 Tris-巴比妥缓冲液时,两侧电泳槽液面要一致。

2. 测量火箭线的高度应从加样孔上缘到火箭峰顶端为准。

3. 静脉采血后,血浆标本应于 2 小时内分离,如不能及时测试,可置于 -70℃ 保存 1 个月。

（高　爽）

第二节　血小板检验

血小板具有黏附、聚集、释放反应、促凝血、血块收缩等多种生理功能,通过一些体外试验,包括血小板黏附试验(platelet adhesion test,PAdT)、血小板聚集试验(platelet aggregation test,PAgT)、血小板膜糖蛋白(glycoprotein)与血小板活化分析(platelet activation analysis)、血小板第 3 因子有效性试验(platelet factor 3 availability test,PF_3aT)、血小板自身抗体(platelet autoantibodies)和血小板生存时间(platelet survival time,PST)等可以部分反映血小板的一些生理、病理变化,有助于血小板相关疾病的诊断与治疗。

实验四　血小板聚集试验

【目的】　掌握光学比浊法血小板聚集试验(platelet aggregation test,PAgT)的原理,熟悉光学比浊法血小板聚集试验的操作要点和注意事项,了解光学比浊法血小板聚集试验的参考范围。

【原理】　富血小板血浆(platelet rich plasma,PRP)中加入不同种类和不同浓度的血小板聚集诱导剂后,引起血小板发生聚集或凝集,PRP 悬液浊度逐渐降低,透光度增加。血小板聚集仪记录这种浊度变化并将其转换为电信号,形成血小板聚集曲线。根据血小板聚集曲线可计算出血小板聚集曲线的斜率、不同时间的聚集百分率和最大聚集率等参数,以此来分析血小板聚集能力(图 4-1)。

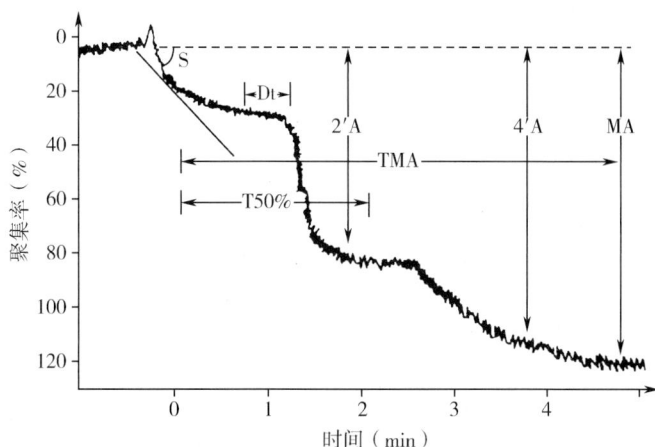

图 4-1　血小板聚集曲线的参数分析

2'A,2 分钟的幅度;4'A,4 分钟的幅度;TMA,达到最大幅度的时间;

Dt,延迟时间;T50%,达到 1/2 最大幅度的时间;MA,最大聚集率;S,斜率

【试剂与器材】

1. 器材

(1)血小板聚集仪。

(2)其他:血细胞计数板、显微镜、离心机及试管等。

2. 试剂

(1)0.109mol/L枸橼酸钠溶液。

(2)Owren缓冲液(OBS):将巴比妥钠1.155g,氯化钠1.467g溶于156ml蒸馏水中,加0.1mol/L盐酸溶液43ml,调整pH为7.35,再加生理盐水至1000ml。

(3)血小板聚集诱导剂(致聚剂):可选用下列任意一种诱导剂:①腺苷二磷酸钠盐(ADP),用OBS配成1.0mmol/L的ADP储存液置于-20℃中保存,使用前37℃复融,用OBS稀释成5μmol/L、10μmol/L、20μmol/L、30μmol/L浓度工作液。②肾上腺素(adrenaline),注射用盐酸肾上腺素用OBS稀释10~1000倍。③胶原(collagen),浓度为1000mg/L,储存于4℃,用前充分摇匀,用OBS稀释成3mg/L工作液,此工作液在4℃中,可存放1周。④瑞斯托霉素(ristocetin),每瓶100mg,加入生理盐水配制成1.5g/L浓度的工作液,储存在-20℃中,使用时37℃复融。本试剂可反复冻融不影响活性。⑤花生四烯酸(arachidonic acid,AA),将花生四烯酸钠盐溶于OBS中,使其浓度为10mmol/L,随后分装在棕色安瓿瓶内,充氮气后封口,以防止花生四烯酸氧化,储存于-70℃中,使用前37℃复融。

【操作】

1. 标本采集　采集待检者静脉血4.5ml,注入到含有0.5ml的0.109mol/L枸橼酸钠溶液的硅化试管中,颠倒混匀。

2. 制备PRP及乏血小板血浆(platelet poor plasma,PPP)

(1)采集的抗凝静脉血1000r/min,离心10分钟,分离PRP。

(2)将剩余的血液以3000r/min,离心15分钟,分离PPP,血小板数应$<10×10^9$/L。

(3)以PPP调整PRP血小板数至$200~300×10^9$/L。

3. 血小板聚集仪测定

(1)按下聚集仪上的电源钮,通电预温1小时以上,使聚集仪温度达37℃±1℃处。

(2)按下记录仪上的电源钮,使记录仪通电。

(3)分别取待检者0.3ml PPP和PRP加入到两只比色杯内,置于聚集仪的两个温浴槽内,预温3分钟。

(4)将PPP置于聚集仪的测定槽内,按下记录仪按钮以调零,取出PPP比色杯。

(5)将PRP置于上述同一测定槽内,并加入搅拌棒,调吸光度为100%。

(6)搅拌10~20秒后,将1/10体积聚集诱导剂(30μl)加入PRP中,同时启动反应按钮。

(7)观察并记录血小板聚集反应5分钟左右,通过记录仪得出血小板聚集曲线、最大聚集率和5分钟有效解聚率等参数。

4. 结果记录

(1)最大聚集率(maximal aggregation ratio,MAR%)是反映血小板聚集功能的主要指标,是在测定时间内血小板发生最大聚集时曲线的高度所占PPP、PRP两基线距离的百分率。

$$MAR\% = h_1/h_0 × 100\%$$

(2)坡度:沿聚集曲线下降的最陡峭部分做一切线,以2分钟的距离作为底边,测定切线到底边的垂直高度,即为坡度,单位为度。

(3)5 分钟有效解聚率:表示血小板聚集成团后又发生了分散反应的程度,解聚率高说明血小板聚集功能低。

【参考区间】　血小板聚集的参考区间见表 4-1。

表 4-1　血小板聚集试验的参考区间

参数	ADP (1.0mmol/L)	ATP (0.5mmol/L)	肾上腺素 (0.4mg/L)	胶原 (3mg/L)	瑞斯托霉素 (1.5g/L)
2′A(%)	52.7±14.5	31.6±11.5	37.0±12.9	43.5±19.4	73.8±17.0
4′A(%)	60.7±17.8	34.6±15.3	61.0±18.9	70.6±19.6	87.5±11.4
MA(%)	62.7±16.1	37.4±14.3	67.8±17.8	71.7±19.3	87.5±11.4
TMA(%)	211.3±72.5	146.2±87.5	296.4±70.5	250.2±34.5	239.4±30.9
T50%(s)	35.1±12.1	26.6±19.7	109.4±53.8	110.5±16.8	58.0±23.5
Dt(s)	57.0±21.5	76.8±24.2	76.9±48.6		

【注意事项】

1. 样本采集

(1)实验中接触血小板的玻璃器皿必须硅化处理或使用塑料制品,否则可影响血小板聚集,甚至使原来正常者出现异常结果。

(2)采血前禁止食用牛奶、豆浆及脂肪食物。

(3)服用抗血小板治疗的药物,如阿司匹林、双嘧达莫、肝素等会影响血小板聚集功能,导致血小板聚集试验结果减低。

(4)抗凝剂选择:最佳抗凝剂是枸橼酸钠,浓度为 0.109mol/L。由于 EDTA 螯合 Ca^{2+} 作用强,影响 ADP 诱导血小板聚集的作用,因而不用 EDTA 作抗凝剂。肝素本身有诱导血小板聚集的作用,亦不宜作为抗凝剂。

(5)抗凝比例:血细胞比容(HCT)在 0.2~0.5 时,血液与抗凝剂比例严格按 9:1 进行;对严重贫血或 HCT>0.55 患者,采血时应调整抗凝剂的用量,调整公式为:抗凝剂(ml)=(100-HCT)×血液(ml)×0.00185。

(6)采血的技术:标本采集时推荐使用 21G 或 20G 号针头,采集时避免溶血、泡沫和凝血块,任何微小的凝块都会影响测定结果,不可反复穿刺和混入气泡。

(7)待检标本全血血小板计数应不低于 $50×10^9/L$,否则此聚集反应不能真实反映血小板的功能。

2. 标本处理

(1)离心:以获得标本体积 1/3 的 PRP 即可,过高离心力会使标本中血小板下沉,尤其是体积大的血小板,后者的聚集反应性往往较强。离心机应使用甩平式转头以减少血浆和血小板的重新混合。

(2)PRP 制备后 30 分钟内不宜进行测定,此时的血小板反应性差。

(3)标本采集后应在 3 小时内完成检测,放置过久会降低血小板聚集的强度和速度。放置温度以 15~25℃为宜,温度过低会导致血小板激活,过高则使血小板聚集力减弱。

(4)应注意调整 PRP 的血小板数,使其达到 $(250±50)×10^9/L$,否则可致血小板聚集反应降低。分离后的 PRP 应及时加塞保存,防止血液中 CO_2 逸出,使 pH 上升。血浆 pH 在 6.8~8.5 的标本可获得最佳聚集效果,pH 低于 6.4 或高于 10.0 时,将会使聚集受抑。

(5)PRP 避免混入红细胞、血浆脂类和溶血等,否则可降低悬液透光度而掩盖血小板聚集变化。

3. 诱导剂

(1)ADP 在保存中会自行分解,产生 AMP,因此配制成溶液后宜在 -20℃ 冰箱内贮存,一般半年内活性不会降低。

(2)应用肾上腺素时,应裹以黑纸避光,减少分解。

(3)如需使用多种诱导剂测定,应优先进行花生四烯酸和瑞斯托霉素诱导聚集试验,因两者诱导的聚集反应对血浆的 pH 变化较敏感。

实验五　血浆 β-血小板球蛋白和血小板因子 4 检测

【目的】　掌握血浆 β-血小板球蛋白(β-thromboglobulin,β-TG)和血小板第 4 因子(platelet factor 4,PF4)的检测原理,熟悉血浆 β-TG 和 PF4 测定的操作要点和注意事项,了解血浆 β-TG 和 PF4 的参考范围。

【原理】　利用抗 β-TG 或抗 PF4 抗体包被酶标板,加入受检血浆,血浆中 β-TG 或 PF4 与包被的相应抗体结合,洗涤后,再加入抗 β-TG 或抗 PF4 的酶标抗体,最后加入底物显色,显色的深浅与受检血浆中 β-TG 或 PF4 的含量成正相关,从标准曲线中计算出受检血浆中 β-TG 或 PF4 的含量(ELISA 法)。

【试剂与器材】

1. 器材

(1)酶标测定仪。

(2)离心机、37℃ 水浴箱。

(3)其他:注射器、烧杯、刻度吸管、微量加液器等。

2. 试剂　β-TG 和 PF4 试剂盒组成:①板洗涤液 10ml;②样品缓冲液 5ml;③基质稀释液 2ml;④标准抗原 0.1ml;⑤酶标抗体 0.1ml;⑥OPD(邻苯二胺)发色基质 16mg(避光);⑦30% H_2O_2 和 3mol/L H_2SO_4(自备);⑧96 孔 ELISA 包被板一块。

【操作】

1. 测定前准备

(1)板洗涤液:将 10ml 原液倒入另外玻璃烧杯中,加去离子水 90ml,使总体积为 100ml 的应用液(EL-1)。

(2)样品缓冲液:将 5ml 原液倒入另外玻璃烧杯中,加去离子水 50ml,使总体积为 55ml 的应用液(EL-2)。

(3)标准抗原:取标准抗原 1 支,加样品缓冲液(EL-2)1ml,然后均分为 2 份(每份 0.5ml),取其中 1 份置于 4℃ 冰箱中待用,另 1 份现用,用作第 1 管(200ng/ml);此外,再取小塑料管 6 支,编号,各管依次写上 100、50、25、12.5、6.25、3.125,先在每管各加样品缓冲液(EL-2)250μl,然后从第 1 管(即 200ng/ml)中吸出 250μl 注入第 2 管中(即 100ng/ml),依次对倍稀释,即成 7 个减半浓度的标准抗原稀释液。

(4)基质稀释液:将 2ml 原液倒入另一烧杯中,加去离子水 18ml,使总体积为 20ml 应用液(EL-3)。

（5）酶标抗体：取 1 支，加样品缓冲液（EL-2）10.5ml，使之成为应用液（临用前新鲜配制）。

（6）发色基质：将基质稀释应用液（EL-3）20ml 倒入小烧杯中，将 OPD 16mg 发色基质注入其中，溶解混匀（可在 36℃ 水浴中温育溶解），临用时加 30% H_2O_2 20μl（其含量为 0.8g/L）。

（7）3mol/L H_2SO_4 溶液 6ml 作终止反应用。

2. 标本采集和样本处理

（1）标本采集：抗凝剂采用 5% EDTA 与 0.27% 茶碱混合液，抗凝剂与血液之比为 1:9。用消毒干燥的 8 号针头作静脉采血，弃去最初 2ml 血液，拔去针筒，让血液由针头内自然滴入塑料抗凝管内至 2.5ml 刻度处（一般需 20 秒），轻轻混合，防止血液凝固，即刻置于冰水浴内，在 4℃ 下以 3080g 离心 30 分钟，吸取上层血浆 0.5ml，保存于低温冰箱内备用。

（2）样本处理（待测血浆稀释法）：准备标记"B"、"P" 2 支塑料管，在"B"管中注入样品缓冲液（EL-2）300μl，而在"P"管中注入 400μl；吸待测血浆样品 100μl 注入"P"管中混匀，即为待测样品稀释液，用作 PF4 测定；然后从"P"管中吸 100μl 注入"B"管中，混匀，作为 β-TG 测定用。

3. 加样上反应　所提供 96 孔 ELISA 塑料板是经包被、冻干处理的，故可直接反应。

（1）取 ELISA 包被板，第 1、2 排作标准品测定，从上至下（即从 A～G）依次各加 7 个不同浓度梯度的标准品 100μl，第 8 排（H）不加标准品，只加样品缓冲液（EL-2）100μl 作为非特异性孔。

（2）从第 3 排起，作待测样品测定，各孔加入样品稀释液 100μl。

（3）置室温（>22℃）2 小时或在 37℃ 水浴箱中温育 1 小时，且需加盖。

4. 酶标反应

（1）将静置 3 小时的第一次反应板，吸去内液，用 EL-1 洗涤 4 次，洗涤方法是在各孔内加 EL-1 200μl，轻轻摇几次，然后吸出内液，在吸水纸上拍干，如此反复 4 次。

（2）将已稀释的酶标应用液，从左至右，于每孔内各加 100μl，然后在室温静置 1 小时或 37℃ 水浴箱中温育 1 小时。第 8 排（H）孔仍用样品缓冲液，不加酶标记液。

5. 发色反应

（1）酶标反应 1 小时，立即用 EL-1 反复洗涤 4 次，吸干，然后再进行发色反应。

（2）于每孔各加发色基质稀释液 200μl，加时应立即记录时间，全部过程应在 4.5～5 分钟内完成，注意控制时间或发色反应速度，显示颜色不可太深（即第 1 排 A 值在 1.0 以上，第 8 排在 0.1 左右最佳）。

（3）待发色反应已见到有明显梯度变色（参考反应时间为 4.5～7.0 分钟）立即按原先前后次序，逐孔加入 3mol/L H_2SO_4 应用液 50μl，以终止反应。10 分钟后，以 492nm 滤光片在酶标测定仪上测定。

6. 计算　将所得标准品复孔数值求均值。标准品浓度作横坐标，测定值均数纵坐标，绘制标准曲线，然后从标准曲线上直接读出样品测定的数值。

【参考区间】　血浆 β-TG 为（16.4±9.8）ng/ml，血浆 PF4 为（3.2±2.3）ng/ml。

【注意事项】

1. 吸取原液必须吸净，用应用液反复洗几次。

2. 加样时均需混合后进行，发色基质稀释液及酶标抗体都要在临用前新鲜配制。

实验六 血小板第3因子有效性检测

【目的】 掌握血小板第 3 因子有效性(platelet factor 3 availability test,PF3aT)检测原理,熟悉 PF3aT 的操作要点和注意事项,了解 PF3aT 的参考范围。

【原理】 PF3 是血小板在活化过程中所形成的一种膜表面磷脂(即磷脂酰丝氨酸),是凝血的重要成分。当 PF3 缺乏时复钙时间延长,凝血异常。本试验将正常人和富血小板血浆(PRP)和乏血小板血浆(PPP)交叉配合,以白陶土作活化剂,促使 PF3 形成,再测定各组标本的复钙时间,比较各组时间差,从而得知 PF3 是否有缺陷。

【试剂与器材】

1. 器材 试管、刻度吸管、干燥灭菌注射器、血细胞计数板、离心机、秒表、37℃水浴箱、光学显微镜。

2. 试剂

(1)0.109mol/L 枸橼酸钠溶液。

(2)0.025mol/L 氯化钙溶液。

(3)40g/L 白陶土悬液:取白陶土 4g,悬浮于 100ml 生理盐水中。

(4)血小板稀释液:同血小板计数。

【操作】

1. 标本采集 利用涂硅注射器静脉采血 2.7ml,注入含有 0.3ml 枸橼酸钠抗凝剂的涂硅试管中混合均匀。患者和正常对照同时各采血 1 份。

2. 将抗凝血以 250g 离心 10 分钟,取上清液为富血小板血浆(PRP)。剩余血液以 1500g 离心 15 分钟,取得上清液为乏血小板血浆(PPP),PPP 血小板应 $< 10 \times 10^9$/L。

3. 分别计数患者与正常对照者的 PRP 血小板数,并用自身的 PPP 调节血小板数到 250×10^9/L。

4. 取 8 支小试管分为 4 组,每组 2 支,按表 4-2 操作。

5. 将上述 8 支试管置 37℃ 水浴中预温 2 分钟后,从第 1 支起依次每隔 2 分钟加入 0.2ml 白陶土悬液。记录加入白陶土的时间,其间摇动数次。

表 4-2 PF3aT 的测定操作程序

组别	患者血浆(ml)		正常人血浆(ml)		40g/L 白陶土悬液 (ml)
	PRP	PPP	PRP	PPP	
I	0.1			0.1	0.2
II		0.1	0.1		0.2
III	0.1	0.1			0.2
IV			0.1	0.1	0.2

6. 20 分钟后各管依次加入 0.2ml 氯化钙溶液,立即开动秒表,将试管浸入 37℃ 水浴中,不断轻轻摇动,30 秒时再取出试管观察,记录出现纤维蛋白丝(凝固)的时间。

【参考区间】 第 1 组比第 2 组的结果延长不超过 5 秒。若延长超过 5 秒,则为 PF3aT 有效性减低。第 3 组和第 4 组为对照,在血友病时第 3 组也会延长。

【注意事项】

1. 抗凝剂与血液比例应为1:9,血液与抗凝剂混匀后应立即离心,防止血小板减少。

2. PRP 要调至 $250 \times 10^9/L$,PPP 要调至 $10 \times 10^9/L$ 以下为宜。校正后血小板要重新计数一次,血小板数量过多或过少均会影响结果。

3. 血小板悬液内不能混有红细胞。

4. 判断试验终点时,要严格掌握出现纤维蛋白丝为准。

实验七 血块收缩试验

【目的】 掌握血浆法血块收缩试验(clot retraction test,CRT)的原理,熟悉 CRT 的操作要点和注意事项,了解 CRT 的参考范围。

【原理】 在富血小板血浆(PRP)中,加入 Ca^{2+} 或凝血酶,使血浆凝固。血小板收缩蛋白使血小板伸出伪足,"锚定"于血浆凝固形成的纤维蛋白索上,当血小板发生向心性收缩时,牵拉纤维蛋白索,使纤维蛋白网眼缩小、血清析出。测定析出血清的体积可反映血小板血块收缩的能力。

【试剂与器材】

1. 器材 离心机、水浴箱、刻度小试管、刻度吸管、无菌注射器等。

2. 试剂

(1)0.05mol/L 氯化钙溶液或 20U/ml 凝血酶溶液。

(2)0.109mol/L 枸橼酸钠溶液。

【操作】

1. 常规静脉采血,制备 PRP 和 PPP。

2. 用 PPP 调整 PRP 中血小板数为 $200 \times 10^9/L$。

3. 取 PRP 0.6ml 加入有刻度的小试管中,置于 37℃ 水浴中温育 3 分钟后,再加入 0.05mol/L 氯化钙溶液或 20U/ml 凝血酶溶液 0.2ml。

4. 混合均匀后,于 37℃ 水浴中温育 2 小时,用竹签将血浆凝块轻轻取出弃掉,准确测量血清的体积(ml)。

5. 计算

$$血块收缩(\%) = \frac{析出血清体积}{PRP 体积} \times 100\%$$

【参考区间】 血块收缩(%)>40%。

【注意事项】

1. 实验过程中温度须控制在 37℃,过高或过低均会影响测定结果。

2. 本试验设立阳性对照,可在正常 PRP 中加入 5mol/L N-乙基马来酰亚胺,以抑制血小板肌动和肌球蛋白的收缩作用。

3. PRP 需要进行血小板数的调整,血小板过高或过低都会影响测定结果。

实验八 血小板相关抗体检测

【目的】 掌握血小板相关抗体(platelet associated antibody,PAIg)检测的原理,熟悉 PAIg 的操作要点和注意事项,了解 PAIg 的参考范围。

一、ELISA 法

【原理】 ELISA 法检测血小板相关抗体(PAIg)(以 PAIgG 为例)的原理是:将抗人 IgG 抗体包被在酶标反应板孔内,与待检血小板溶解液中的 PAIgG 结合,再加入酶标记的抗人 IgG 抗体,使形成包被抗人 IgG 抗体-PAIgG-酶标记抗人 IgG 抗体复合物。最后加入底物显色,颜色深浅与血小板溶解液中的 PAIgG 含量成正相关。根据所测被检血小板溶解液的吸光度(A),通过标准曲线计算出 PAIgG 的含量。

【试剂与器材】

1. 器材 血细胞计数仪、微量加样器、离心机、37℃恒温箱、酶标仪。

2. 试剂

(1)抗凝剂:67mmol/L EDTA-Na$_2$。

(2)洗涤液:0.01mol/L PBS(含 67mmol/L EDTA-Na$_2$),pH 6.5。

(3)缓冲液:0.01mol/L PBS(含 0.05%聚山梨酯 20,4% PEG),pH 7.4。

(4)包被液:0.05mol/L 碳酸盐溶液,pH 9.6,0.02mol/L Tris-盐酸缓冲液,pH 7.4。

(5)显色液:0.1mol/L 枸橼酸-枸橼酸钠液 100ml,加邻苯二胺 40mg 和 30%过氧化氢溶液 12μl。

(6)终止液:3mol/L 硫酸。

(7)抗人 IgG、IgA、IgM 抗体。

(8)酶标记的抗人 IgG、IgA、IgM 抗体。

(9)11% Triton X-100。

(10)参比血清。

【操作】

1. 血小板溶解液制备 静脉血 4.5ml 与 0.5ml 67mmol/L EDTA-Na$_2$ 混合,以1000r/min 离心 10 分钟,取上层 PRP 以 3000r/min 离心 20 分钟,弃去上清液,用洗涤液洗血小板 3 次。悬浮血小板于少量缓冲液中,将血小板数调整为 100×10^9/L,用 11% Triton X-100 按1:10 (v/v)加入血小板悬液(终浓度为 1%),使血小板溶解。置 4℃ 30 分钟,以 3000r/min 离心 10 分钟,取上清液供测定用,也可储存在 -20℃,1 周内测定。

2. 包被 各种抗体用 0.05mol/L 碳酸盐缓冲液稀释至终浓度分别为 IgG 5mg/L,IgM 5mg/L,IgA 25mg/L,然后加入不同微孔板中,每孔 0.1ml,加盖后先置 37℃ 3 小时,再置 4℃ 冰箱过夜。次日以 0.02mol/L Tris-盐酸缓冲液和洗涤液分别洗板 3 次,甩干,室温晾干,密封后 4℃储存,可保存 6 个月以上。

3. 反应 每孔加 0.01ml 被检标本的血小板溶解液,置 37℃温育 1 小时后,用洗涤液洗涤 3 次。甩干后加 0.1ml 酶标记的抗人 IgG、IgA、IgM 抗体,置 37℃温育 1 小时。取出后,同上洗涤 3 次,甩干,加显色液 0.1ml,37℃反应 20 分钟,再加 3mol/L 硫酸 50μl 终止反应。

4. 测量 酶标仪于 492nm 测定各孔吸光度(A 值)。

5. 标准曲线制备 每块反应板均应做相应的标准曲线。将参比血清稀释成 10 个浓度的参照品(IgG 为 20~10 000ng/ml;IgA 和 IgM 为 4.9~2500ng/ml),以替代血小板溶解液,操作过程同上,做双孔测定。以参照品管内抗体量的对数为横坐标,相对应孔的吸光度为纵坐标,在对数纸上绘制标准曲线。

6. 计算 从标准曲线中可查出被检样本吸光度所对应的抗体浓度,结果以 ng/10^7 血小板表示。

【参考区间】　PAIgG:0～78.8ng/10^{7}血小板;PAIgM:0～7.0ng/10^{7}血小板;PAIgA:0～2.0ng/10^{7}血小板。

【注意事项】

1. 注射器和试管必须涂硅或用塑料制品,以减少血小板激活。

2. 标准曲线及待测标本均应做两孔,取其平均值。如两孔 A 值相差＞0.1,均应重测。

3. 血小板计数要准确。

4. 因皮质激素可影响结果,故应停药两周以上才能检测。

5. 分离血小板时,应尽可能地避免红细胞和白细胞的掺入。

6. Triton 的作用是破坏血小板,若此反应不彻底,血小板上的抗体不能充分暴露,易致假阴性。

二、改良单克隆抗体血小板抗原固定试验

【原理】　改良单克隆抗体血小板抗原固定试验(monoclonal antibody immobilization of platelet antigens,MAIPA)是将正常人血小板与待测血清分别和不同抗血小板膜蛋白的小鼠 McAb(例如,抗 GPⅠb、GPⅡb、GPⅢa、GPⅨ、HLA 等 McAb)一起孵育,经过洗涤后裂解血小板,将血小板裂解液加入到包被有羊抗鼠免疫球蛋白抗体的微孔板中,结合有血小板膜蛋白特异性 McAb 和膜蛋白及其对应的自身抗原抗体复合物被固定在微孔板上,然后与酶标羊抗人免疫球蛋白抗体反应,经酶底物显色,可检出血清中血小板膜蛋白特异的自身抗体。

【试剂与器材】

1. 器材　血小板计数板、光学显微镜、酶标分析仪。

2. 试剂

(1)抗血小板 GPⅡb/Ⅲa 抗体。

(2)四硝基苯基磷酸二钠盐(PNPP)。

(3)AP 标记的羊抗人 IgG。

(4)亲和纯化的羊抗鼠 IgG 抗体。

(5)牛血清白蛋白(bovine serum albumin,BSA)。

【操作】

1. 标本采集和保存　取乙二胺四乙酸二钠(EDTA-Na$_2$)抗凝外周血 4ml,离心分离血浆。

2. 多孔板包被　制备亲和纯化的羊抗鼠抗体终浓度为 3μg/ml 的包被液 10ml,每孔加样 100μl,4℃过夜,用 0.01mol/L 的 PBS/Tween 洗涤 3 次,甩干,每孔加封闭液(0.01mol/L PBS/Tween/3% BSA)200μl,封膜,室温下放置 30 分钟,然后去除封闭液,控干。

3. 单抗俘获　制备终浓度为 4μg/ml 的单抗稀释液,取上述包被板,每孔加 50μl 的单抗稀释液,盖膜,摇床,室温孵育 60 分钟后,用 PBS/Tween 洗板 3 次。

4. MAIPA　收集 O 型正常人抗凝血 10ml,离心分离血小板,用 PBS/EDTA 洗涤血小板 3 次后,再用 2ml PBS/EDTA 悬浮血小板,调血小板浓度至 1×10^9/ml。每管加入 100μl 患者待测血浆,室温下摇床孵育 55 分钟后,PBS/EDTA 洗涤 3 次,用溶解稀释液(含蛋白酶抑制剂)100μl 溶解血小板,置 4℃ 30 分钟(振摇)。离心取 90μl 上清液,用 360μl 稀释液稀释,然后取 100μl 稀释上清液加样于上述多孔板。室温下摇床孵育 60 分钟,用 0.01mol/L PBS/Tween 洗涤 4 次,加入 100μl 碱性磷酸酶标记的羊抗人 IgG 抗体,室温下孵育 60 分钟,用

0.01mol/L PBS/Tween 洗板 6 次,加入 100μl PNPP/底物缓冲液,孵育 2~3 小时,至显色。

5. 用自动酶标仪在 405nm、490nm 观察结果。用 405nm A 值减去 490nm A 值。每板设 4 个正常对照,A 值大于正常均值的 3 倍标准差为阳性。

【参考区间】 MAIPA 测定,健康人均为阴性,各实验室应建立自己的参考范围。

【注意事项】

1. 注射器和试管必须硅化处理或采用塑料制品,以避免吸附血小板和减少血小板激活。

2. 血小板计数要准确。

3. 实验过程中洗涤要充分,除去多余的游离反应物,从而保证试验结果的特异性与稳定性。

实验九 血小板膜糖蛋白试验

【目的】 掌握血小板膜糖蛋白的检测原理,熟悉血小板膜糖蛋白的操作要点和注意事项,了解其参考范围。

【原理】 血小板膜糖蛋白(platelet membrane glycoprotein,GP)检测,用抗人血小板膜 GPⅠb、GPⅡb 和 GPⅢa 单克隆抗体与被检者血小板膜相应糖蛋白的特异反应的原理,通过流式细胞仪分析可以测定血小板膜相应 GP 的表达和含量。

【试剂与器材】

1. 器材 流式细胞仪、试管、离心机、涡流混匀器、微量加样器。

2. 试剂

(1)改良 HEPES/Tyrode(HT)缓冲液:10mmol/L HEPES,137mmol/L NaCl,2.8mmol/L KCl,1mmol/L MgCl$_2$,12mmol/L NaHCO$_3$,0.4mmol/L Na$_2$HPO$_4$,0.35% BSA,5.5mmol/L 葡萄糖。用 0.1mmol/L NaOH 或 HCl 调节 pH 至 7.4。溶液配好后应用 0.2~0.4μm 滤膜过滤。4℃可储存 1 周,-20℃可储存 1 年。使用前恢复至室温。

(2)荧光素标记的单克隆抗体:FITC 或 PE 标记的抗 GPⅡb/Ⅲa 复合物(CD41/CD61),GPⅠb/Ⅸ/Ⅴ 复合物(CD42b/CD42a/CD42d)单克隆抗体。

(3)阴性对照试剂:鼠免疫球蛋白(MIgG),其 IgG 亚型、蛋白质浓度、标记的荧光色素和荧光素蛋白质分子比值(F:P)应与荧光素标记的单克隆抗体匹配,一般用同一生产厂商的试剂匹配较好。

(4)固定剂:1% 多聚甲醛磷酸盐缓冲液。

【操作】

1. 标本采集 空腹静脉采血,采用 109mmol/L 枸橼酸钠抗凝。一般在 30 分钟内处理标本。若用于诊断血小板功能异常,常需要采集健康人血液作阳性对照。

2. 免疫荧光染色

(1)血液标本(包括测定和对照标本)用 HT 缓冲液 1:10 稀释。有时也可不稀释血液。

(2)取 4 支 2ml 塑料尖底离心管,2 支表明测定(T1 和 T2),另 2 支标明对照(C1 和 C2)。在 T1 和 C1 管中分别加入两种各 10μl 荧光素标记的单克隆抗体(如 CD42a FITC 和 CD41 PE)。在 T2 和 C2 管中分别加入两种各 10μl 荧光素标记 MIgG(如 MIgG FITC 和 MIgG PE);在 T 管中均加入 10μl 稀释测定全血或 5μl 未稀释测定全血混匀,在 C 管中均加入 10μl 稀释对照全血或 5μl 未稀释对照全血混匀。避光、室温染色 20 分钟。

(3)洗涤与固定:加入 1.5ml HT 缓冲液或磷酸盐缓冲液、颠倒混匀血液标本,300g 离心 5 分钟,去上清,加入 1ml 4~8℃预冷的 1% 多聚甲醛,涡流混匀,固定 15 分钟后流式细胞仪检测。也可不洗涤直接加入 2ml 4 ~ 8℃ 预冷的 1% 多聚甲醛,涡流混匀,固定 15 分钟后待测。若不能及时测定,置于 4 ~ 8℃ 冰箱内保存,24 ~ 48 小时内测定。

3. 流式细胞仪分析

(1)流式细胞仪(如 BD-FACS 仪器)准备:按仪器操作规程开机,开启自动校准软件(如 FACSC 软件),用标准荧光微球(如 CaliBRITE beads 2)调试与校准仪器,包括 PMT 电压值、FSC 及荧光灵敏度和双色荧光补偿等。

(2)开启流式细胞数据获取与分析软件(如 CellQuest 或 CellQuest Pro 软件),点击仪器设置菜单(如 FACS cytometer),FSC、SSC、FL1、FL2 均设为对数方式。设阈值为 FL1(如 CD1 PE 作为血小板标志物,CD42a FITC 作为测定),避免细胞碎片和仪器背景噪音的影响。流速设为低速以减少粘连。

(3)试用对照管(C2 管)调获取数据(不储存数据),在 CD41 FITC/SSC 散点图中画出血小板门,根据 CD42a FITC/CD41 PE 散点图中 FL1 和 FL2 的基线信号,调整流式细胞仪的 FL1 和 FL2 PMT 电压值,使其信号处于左下角(荧光强度在 10 以内)。再用对照管(C1 管)观察 CD42a FITC/CD41 PE 在图中 FL1 和 FL2 的测定信号,健康人血小板的 CD42a FITC/CD41 PE 荧光信号较强,MFI 一般 $> 10^2$,并根据散点图分布特点适当调节 FL1 和 FL2 的补偿。

(4)获取数据:获取 C1、C2、T1、T2 管中 5000 ~ 10 000 个血小板数据,也可同时获取血小板和红细胞的数据,但应保证血小板数据 > 5000 ~ 10 000 个。数据储存于计算机硬盘。

(5)数据分析:在 CellQuest 或 CellQuest Pro 软件中显示 FSC/SCC、CD41 PE/SCC、CD42a FITC/CD41 PE 三幅散点图,分别将对照管、测定管数据调出,设定单个血小板门(R1)。

(6)以对照管(C2)的荧光散点图为基准,画出"+"线,使散点图分成 4 个部分,即左下(LL)、右下(LR)、左上(UL)、右上(UR)。LL 显示双阴性信号,LR 显示 FL1 阳性信号,UL 显示 FL2 阳性信号,UR 显示 FL1 和 FL2 双阳性信号。画"+"线时,尽量靠近 LL 细胞群,使其阴性百分率 $> 99\%$ 即可。画出"+"线至对照管(C1)的散点图,统计各部分中血小板占门内(R1)细胞的百分率、占获取细胞总数的百分率、FL1(x 轴)荧光强度的算术平均数(Y Mean)和几何平均数(Y Geo Mean)等结果。然后按上述方法分析测定管的数据。

(7)结果报告:CD42a 或 CD41 阳性血小板百分率,也可以直方图显示 R2 中 CD42a FITC 的 MFI,与阴性对照(T2)的直方图比较,计算 MFI-R,由此可获得血小板表达 CD42a 的相对含量。

【参考区间】　糖蛋白阳性血小板百分率:GPⅠb、GPⅡb、GPⅢa、GPⅨ为 95% ~ 99%。

【注意事项】

1. 洗涤或不洗涤的影响　免疫荧光染色后洗涤,可有效去除背景荧光的影响,使阴性和阳性血小板的荧光峰分离更好,MFI-R 增大,有利于结果的分析。免疫荧光染色后不洗涤,直接加入固定剂,导致阴性和阳性血小板荧光峰的分离不如洗涤的好,MFI-R 减小,对 CD41、CD42、CD61 等分子数量较多的糖蛋白分析影响不大,但对含量较少的糖蛋白如 CD49b(CDⅠa)、CD49e(CDⅠc)的测定则有一定的影响。

2. 由于一些血小板糖蛋白的分布与采血后放置时间有关,如 CD42b 等,采血后即使立即检测也可能会发生变化,因此有学者建议应采血后立即固定,使检测的信息代表体内血小板膜的真实水平。故各实验室应根据所用抗体的浓度、固定时间、染色时间等不同,确定抗体的最佳浓度及染色时间等。

3. 如果需要准确测定每个血小板膜上的糖蛋白分子数量,可采用定量流式细胞术的方法。

实验十　血小板活化分析试验

【目的】　掌握血小板活化指标的检测原理,熟悉血小板活化指标检测的操作要点和注意事项,了解其参考范围。

【原理】　血小板活化后,血小板形态发生变化,膜磷脂酰丝氨酸(PS)暴露并结合凝血因子,膜糖蛋白分子数量、分布及构象改变,如 α 颗粒膜蛋白 CD62P 从血小板内部转移至血小板膜表面,血小板膜 GPⅡb/Ⅲa 活化形成纤维蛋白原受体(FIB-R)。利用荧光素标记的 Annexin V(可以与血小板膜 PS 特异性结合)、抗 CD62P 单克隆抗体和抗 FIB-R 的单克隆抗体免疫荧光染色,运用流式细胞分析阳性血小板百分率,可以评价血小板活化程度。

【试剂与器材】

1. 器材　流式细胞仪、试管、离心机、涡流混匀器、微量加样器。

2. 试剂

(1)改良 HEPES/Tyrode(HT)缓冲液:10mmol/L HEPES,137mmol/L NaCl,2.8mmol/L KCl,1mmol/L MgCl$_2$,12mmol/L NaHCO$_3$,0.4mmol/L Na$_2$HPO$_4$,0.35% BSA,5.5mmol/L 葡萄糖。用 0.1mmol/L NaOH 或 HCl 调节 pH 至 7.4。溶液配好后应用 0.2~0.4μm 滤膜过滤。4℃可储存 1 周,-20℃可储存 1 年。使用前恢复至室温。

(2)荧光素标记的单克隆抗体:①识别血小板的标志物:PerCP 标记 CD61;②血小板促凝血活性标志物:FITC 标记的 Annexin V;③血小板活化标志物:FITC 标记的 FIB-R,PE 标记的 CD62P。

(3)阴性对照试剂:鼠免疫球蛋白(MIgG),其 IgG 亚型、蛋白质浓度、标记的荧光色素和荧光素蛋白质分子比值(F:P)应与荧光素标记的单克隆抗体匹配,一般用同一生产厂商的试剂匹配较好。

(4)RGDS:RGDS 四肽,用 PBS 配制成 10mg/ml。分装后保存于 -20℃,使用前解冻。RGDS 可与纤维蛋白原受体特异性结合,从而完全阻断纤维蛋白原受体与纤维蛋白原的结合。

(5)固定剂:1%多聚甲醛磷酸盐缓冲液。

【操作】

1. 标本采集　空腹静脉采血,采用 109mmol/L 枸橼酸钠抗凝。采血后 1 小时内进行试验。

2. 免疫荧光染色

(1)血液标本(包括测定和对照标本)用 HT 缓冲液 1:10 稀释。有时也可不稀释血液。

(2)取 4 支 2ml 试管,2 支标记为测定(T1 和 T2),另 2 支标记为对照(C1 和 C2)。4 支试管中均加入 10μl CD61PerCP。在 C1 管中加入对照(MIgG-FITC)10μl,T1 管中加入 FITC 标记的 Annexin V 10μl,C2 管中加入 MIgG PE、RGDS 和 FITC 标记的 FIB-R,在 T2 管中加入 CD62P FITC 和 FIB-R PE。

(3)在所有管中均加入 10μl 稀释测定全血或 5μl 未稀释测定全血混匀,避光、室温染色 20 分钟。

(4)固定血小板:加 1ml 预冷(2~8℃)1% PFA,涡流混匀后 2~8℃避光保存 30 分钟以上,24 小时内进行 FCM 分析。

3. 流式细胞仪分析

(1)流式细胞仪(BD 仪器)准备:按仪器操作规程开机,开启自动校准软件(如 FAC-SComp 软件),用标准荧光微球(如 CaliBRITE beads 2)调试与校准仪器,包括 PMT 电压值、FSC 和荧光分析灵敏度等。开启流式细胞数据获取与分析软件(如 CellQuest 或 CellQuest Pro 软件),点击仪器设置菜单,FSC、SSC、FL1、FL2、FL3 均设为对数放大方式。设阈值为 FL3(以 PerCP 标记的 CD61 作为识别血小板的标志抗体),避免细胞碎片和仪器的背景噪音的影响。流速设为低速,以减少细胞的粘连。

(2)流式细胞仪数据获取与分析:在 CellQuest 或 CellQuest Pro 软件获取数据窗口,画出 FSC/SCC、FL1/SCC、FL2/FSC、FL1/FL2 散点图,以对照管调整 FL1 的本底,获得 10 000 个血小板的数据,统计分析阳性血小板百分率和平均荧光强度。

【参考范围】 PS 阳性血小板 < 30%,CD62P 阳性血小板 < 2%,FIB-R 阳性血小板 < 5%。

【注意事项】

1. 本试验采用的是新鲜全血检测体内血小板活化,因此在血液采集、标本处理等环节应尽量减少人工活化,最好在采血后 10 分钟内尽可能快地处理标本。

2. 本试验中的固定方法、抗凝剂、单克隆抗体及其荧光素的选择均不受严格限制,可以根据实验室自身条件和经验进行设置,但应在临床使用前进行方法学评价。

实验十一　血浆血栓烷 B_2 检测

【目的】 掌握血栓烷 B_2(thromboxane B_2,TXB_2)的检测原理,熟悉 TXB_2 检测的操作要点和注意事项,了解血浆 TXB_2 的参考范围。

【原理】 将 TXB_2-牛血清白蛋白包被于酶标反应板中,然后加入被检血浆或 TXB_2 标准品以及抗 TXB_2 抗体。包被的 TXB_2 与被检血浆中 TXB_2 或标准品中的 TXB_2 竞争性与抗 TXB_2 抗体结合,包被的 TXB_2 与抗体结合的量与被检血浆中 TXB_2 的含量成负相关。然后加入过量酶标记第二抗体,再加入底物显色,根据吸光度(A 值)即可计算出被检血浆中 TXB_2 的含量。

【试剂与器材】

1. 器材　小试管、刻度试管、干燥灭菌注射器、37℃水浴箱、离心机、酶标反应板、酶标测定仪等。

2. 试剂

(1)0.05mmol/L 磷酸盐缓冲液(pH 9.6)。

(2)0.05mmol/L 磷酸盐缓冲液(pH 7.2)。

(3)0.1mol/L 枸橼酸盐缓冲液(pH 4.5)。

(4)TXB_2-牛血清白蛋白连接物(TXB_2-BSA)。

(5)TXB_2 标准品。

(6)兔抗 TXB_2 IgG。

(7)羊抗兔 IgG-辣根过氧化物酶连接物(即酶标第二抗体)。

(8)邻苯二胺(OPD)。

(9)30% 过氧化氢。

（10）聚山梨酯-20。

（11）3mol/L 硫酸。

（12）0.3% 明胶（用 0.05mol/L 碳酸盐缓冲液配制）。

【操作】

1. 用碳酸盐缓冲液将 TXB$_2$-BSA 作一定稀释后包被在酶标反应板，用 0.3% 明胶封闭。

2. 加入标准品（倍比稀释浓度为 12.5～1600ng/L）或待测样品、抗 TXB$_2$-IgG 后在 37℃ 中温育 2 小时。

3. 洗涤后再加酶标第二抗体在 37℃ 中反应 2 小时。

4. 在 OPD-过氧化氢为基质显色 20 分钟，加 3mol/L 硫酸终止反应，在酶标测定仪上测定 A_{490}。

5. 标准曲线绘制与结果计算：B/B$_0$（%）＝（$A_{标准品或样品孔}$ － $A_{非特异}$）/（$A_{零标准品}$ － $A_{非特异}$）×100。

以标准品含量为横坐标，B/B$_0$（%）为纵坐标，在半对数纸上作标准曲线。根据样品孔 B/B$_0$（%）值在标准曲线上读出 TXB$_2$ 的含量。

样品 TXB$_2$ 浓度（pg/ml）＝测定值×样品稀释倍数。

【参考范围】　76.3ng/L±48.1ng/L。

【注意事项】

1. 本法可测定人或动物血标本，但不宜测定兔血标本。

2. 本法特异性和敏感性均较高，是临床上常用的检测的方法。

（屈晨雪）

第三节　凝血因子检验

实验十二　凝血时间测定（CT）

【目的】

1. 掌握凝血时间（clotting time，CT）测定的原理。

2. 熟悉凝血时间测定的操作要点和注意事项。

3. 了解凝血时间测定的参考区间。

一、硅管法凝血时间测定

【原理】　用硅油处理试管内壁，可减低血液中凝血因子（Ⅻ或Ⅺ）与玻璃试管内壁的接触活化作用，以减慢内源性凝血系统的启动，由此所测得的离体血液发生凝固所需要的时间即硅管法凝血时间（silica clotting time，SCT）。

【试剂与器材】　硅化玻璃注射器、微量加样器、直径 8mm 硅化玻璃试管、秒表、离心机、水浴箱等。

【操作】

1. 取 3 支直径 8mm 硅化玻璃试管，按顺序编号。

2. 常规静脉采血，从血液流入注射器时开始计时，收集静脉血 3ml 时立即取下针头，分别在 3 支试管中沿试管壁缓慢注入每管约 1ml 血液，置于 37℃ 水浴中。

3. 血液离体 3 分钟后，每隔 30 秒轻轻倾斜（约30°）1 号试管 1 次，同时观察试管内血液流动情况,直至血液凝固。同法依次观察 2 号和 3 号试管,当 3 号试管血液凝固时,立即停止计时,记录从血液流入注射器开始至第 3 号试管血液凝固所需时间,即为 SCT。

【参考区间】 15～32 分钟。

【注意事项】

1. 器材 所用器材应清洁、干燥;需使用硅化玻璃注射器和硅化玻璃试管,试管内径要固定且一致,因试管内径越大,凝血时间越长。

2. 采血 采血应快、顺利、一针见血(30 秒内完成);最好不扎压脉带;应避免组织液和空气混入;本试验不能采用溶血标本。

3. 温度 水浴温度应控制在 37℃ ±0.5℃。温度过高 CT 时间缩短;过低则 CT 时间延长。

4. 观察计时 观察血液凝固情况时倾斜试管动作要轻,每次倾斜幅度以 30° 为佳,以减少血液与试管壁的接触面积。要求在明亮处观察血液流动,以血液流动减慢或出现混浊的初期凝固为计时终点。

5. 异常样本的血凝观察与分析

(1)凝血异常样本:如血液迅速凝固,可能为组织液混入或血液处于高凝状态,应结合采血情况和具体病情加以分析。

(2)血沉增快样本:血沉增快可导致红细胞在血液凝固之前就已经聚集下沉,此时,须注意观察血液流动情况,避免错误判断凝血时间终点。

(3)纤溶亢进样本:纤溶亢进时可使血块溶解极快,必须仔细观察血块的形成情况,以免错误判断结果。

二、活化凝血时间法

【原理】 在全血中加入白陶土-脑磷脂悬液,其中白陶土可充分激活凝血因子Ⅻ、Ⅺ启动内源性凝血系统;脑磷脂为凝血反应提供丰富的催化表面,促进凝血过程,提高试验灵敏度,由此所检测的血液凝固时间即为活化凝血时间(activated clotting time,ACT)。

【试剂与器材】

1. 试剂 4% 白陶土-脑磷脂悬液:将脑磷脂用 pH 7.3 的巴比妥缓冲液作 1:50 稀释,再加等量的 4% 白陶土生理盐水悬液,充分混合。

2. 器材 无菌硅化玻璃注射器、直径 8mm 玻璃试管、消毒棉签、75% 乙醇、碘酒、微量加样器、秒表、离心机、水浴箱等。

【操作】

1. 取 2 支直径 8mm 玻璃试管,分别加入 4% 白陶土-脑磷脂悬液 0.2ml。

2. 静脉采血 1ml,立即取下针头,在上述试管中各加血液 0.5ml,立刻混匀同时启动秒表计时,并置 37℃ 水浴中。

3. 每隔 10 秒轻摇试管 1 次,同时注意观察试管内血液流动情况,直至血液凝固时停止计时。记录血液凝固所需时间,即为 ACT。

4. 取 2 支试管血液凝固时间的平均值作为 ACT 值。

【参考区间】 1.1～2.1 分钟。

【注意事项】

1. 器材、采血及水浴温度控制等同 SCT。

2. 采用激活剂的种类不同,如白陶土(kaolin)、硅藻土(silica),血液凝固的时间不同,最常采用硅藻土作为激活剂。白陶土有抗抑肽酶(为抗纤溶因子药物,可减轻外科手术后出血过多)的作用,不宜用于使用此类药物的患者测定。

3. 本试验亦可采用自动血凝仪进行检测。不同仪器因检测原理不同(如机械法、光学法或磁场法等),检测结果也不同,应与标准方法进行比较,同时结合临床综合分析。

实验十三　活化部分凝血活酶时间测定(APTT)

【目的】
1. 掌握血浆活化部分凝血活酶时间(activated partial thromboplastin time,APTT)测定的原理。
2. 熟悉血浆活化部分凝血活酶时间测定的操作要点和注意事项。
3. 了解血浆活化部分凝血活酶时间测定的参考区间。

【原理】　在37℃条件下以白陶土为激活剂激活因子Ⅻ、Ⅺ,启动内源性凝血系统,并用脑磷脂(部分凝血活酶)代替血小板第3因子提供凝血的催化表面,在 Ca^{2+} 的参与下,观察受检血浆凝固所需的时间,即为活化部分凝血活酶时间。该试验是检测内源性凝血系统简便、灵敏和常用的筛查试验。

【试剂与器材】
1. 试剂
(1)0.109mol/L 枸橼酸钠溶液。
(2)APTT 试剂(含白陶土、硅土或鞣花酸及脑磷脂)。
(3)0.025mol/L 氯化钙溶液。
(4)健康人冻干混合血浆(正常对照血浆)。
2. 器材　硅化玻璃注射器或塑料注射器、硅化玻璃试管或塑料试管、秒表、离心机、微量加样器、水浴箱、血凝仪等。

【操作】
1. 试管法
(1)标本采集和处理:静脉采血 1.8ml,加入含有 0.2ml 0.109mol/L 枸橼酸钠溶液的试管中,充分混匀,3000r/min 离心 20 分钟,分离乏血小板血浆。
(2)预温:将 APTT 试剂、正常对照血浆、待测血浆以及 0.025mol/L 氯化钙溶液分别置于37℃水浴中预温 5 分钟。
(3)预温活化:取 1 支试管,加入预温的正常对照血浆和 APTT 试剂各 0.1ml,混匀,37℃水浴中预温活化 3 分钟并轻轻振摇。
(4)测定:在上述试管中加入 0.1ml 预温的 0.025mol/L 氯化钙溶液,立即混匀并启动秒表计时。
(5)观察计时:在37℃水浴中连续轻轻振摇试管,大约 20 秒后,不时从水浴中取出,在明亮处缓慢倾斜试管,观察试管内液体的流动状态,当液体流动减慢或出现混浊时停止计时,记录凝固时间。重复检测 2 次,取平均值作为正常对照血浆的 APTT 值。
(6)采用同样方法测定待测血浆的 APTT 值。
2. 血凝仪法
(1)标本采集和处理:同试管法。

（2）试剂准备：根据仪器试剂位置程序要求，把 APTT 试剂和 0.025mol/L 氯化钙溶液准备好，置于相应的位置。

（3）标本准备：将正常对照血浆和待测血浆放在相应的样本架上。

（4）准备反应杯。

（5）检测：按仪器操作程序分别检测正常对照血浆和待测血浆的 APTT 值。

【参考区间】　男性 31.5～43.5 秒，女性 32.0～43.0 秒，超过正常对照 ±10 秒以上有病理意义。

【注意事项】

1. 标本采集

（1）采血器材：①临床和实验室标准化协会（CLSI）建议使用高质量塑料或聚乙烯试管收集标本，或采用硅化的玻璃器皿采血，并有充分的透明度和空间便于血液与抗凝剂混合；②所用试管要清洁、干净、无划痕，以避免凝血因子活化，最好使用真空采血管，以防止血液中 CO_2 丢失、pH 增高，使凝固时间延长；③国际上推荐使用 21 号以上针头，儿童可用 23 号针头。

（2）采血：①尽可能空腹采血，以避免高脂血症导致 APTT 延长；②采血时止血带不能束缚太紧，且束缚时间最好不超过 1 分钟，以避免凝血因子和纤溶系统活化；③采血应顺利，避免溶血、避免组织液混入和气泡产生；④标本应无黄疸；⑤标本不可有凝血块，任何微小的凝块都会影响检测结果；⑥避免肝素污染。

（3）抗凝剂使用：ICSH 推荐使用浓度为 0.109mol/L 枸橼酸钠抗凝剂。当血细胞比容（HCT）在 0.2～0.5 时，血与抗凝剂比例严格按 9∶1 抗凝；对伴有严重贫血或血细胞比容明显异常（血细胞比容 <0.2 或 >0.5）的标本，应调整抗凝剂用量，Mac Gann 调整公式为：抗凝剂用量（ml）=（100－HCT）×血液量（ml）×0.00185。标本与抗凝剂应充分混匀，抗凝须充分，无任何微小血凝块。

2. 标本运送　运送标本时必须加塞，防异物、防震动及光照，在室温条件下马上运送。

3. 标本处理

（1）离心条件：在 15～20℃环境下，3000r/min 离心 20 分钟，尽可能除去血小板，分离后的血浆应 PLT $< 20 \times 10^9/L$。

（2）标本保存：①采血后宜在 2 小时内完成测定，时间过久，Ⅴ因子易消失；室温下，Ⅷ因子也易失去活性；②冷冻血浆可减低狼疮抗凝物、因子Ⅻ、Ⅺ、HMWK、PK 检测的灵敏度；③样本若不能及时检测，应置于 -80℃（不超过 30 天）、-20℃（不超过 14 天）或 -8℃（不超过 6 小时）保存；④冷冻血浆测定时应于 37℃迅速解冻，标本不可反复冻融。

4. 其他

（1）试剂质量：①APTT 试剂质量对测定结果影响很大。激活剂的种类（如白陶土、硅藻土、鞣花酸）以及部分凝血活酶（脑磷脂）的来源，均可影响测定结果。通常选用对因子Ⅷ、Ⅸ、Ⅺ在血浆浓度为 200～250U/L 时灵敏的试剂。②试剂溶液 pH 为 7.2～7.4，最好用去离子不含氨的水配制。③在待测标本检测前应先测定健康人混合血浆，当其 APTT 在允许范围内方能检测待检标本，否则，应重新配制 APTT 试剂。

（2）检测器材：所有反应的器材必须清洁，无残留清洁剂。

（3）温度要求：①健康人冻干混合血浆及冷藏试剂在使用前应先放室温平衡 15 分钟；②水浴温度要控制在（37.0±0.5）℃，温度过高或过低均可使 APTT 延长；③样本及试剂在使用前必须预温,时间不应少于 3 分钟,但试剂预温不能超过 15 分钟,血浆预温不能超过 10 分钟。

(4)观察计时:应在明亮处观察血液流动情况,以血液流动减慢或出现混浊的初期凝固为计时终点。

5. 药物影响　应用避孕药、雌激素、香豆素类药物、肝素、天冬氨酰酶、纳洛酮等药物均可影响 APTT 检测结果,测定前须停药至少 1 周。

实验十四　凝血酶原时间测定(PT)

【目的】

1. 掌握血浆凝血酶原时间(prothrombin time,PT)测定(一期法)的原理。

2. 熟悉血浆凝血酶原时间测定的操作要点和注意事项。

3. 了解血浆凝血酶原时间测定的参考区间。

【原理】　在待测血浆中加入足量的含钙组织凝血活酶(主要含 Ca^{2+}、组织因子和脂质),启动外源性凝血系统,激活凝血酶原成为凝血酶,凝血酶使纤维蛋白原转变为纤维蛋白,测定血浆凝固所需时间即为凝血酶原时间。本试验是外源性凝血系统最常用的筛检试验。

【试剂与器材】

1. 试剂

(1)含钙组织凝血活酶试剂。

(2)0.109mol/L 枸橼酸钠溶液。

(3)健康人冻干混合血浆(正常对照血浆)。

2. 器材　硅化玻璃注射器或塑料注射器、硅化玻璃试管或塑料试管、微量加样器、秒表、水浴箱、离心机、血凝仪等。

【操作】

1. 试管法

(1)标本采集和处理:常规静脉采血 1.8ml,加入到含有 0.109mol/L 枸橼酸钠溶液 0.2ml 的硅化试管或塑料试管中,充分混匀,3000r/min 离心 20 分钟,分离乏血小板血浆。

(2)预温:将含钙组织凝血活酶试剂、已溶解的正常对照血浆和待测血浆,分别放置 37℃水浴中预温 5 分钟。

(3)测定:取 1 支试管,加入预温的正常对照血浆 0.1ml,37℃预温 30 秒,随后加入 0.2ml 预温的含钙组织凝血活酶试剂,立刻混匀,同时启动秒表计时。

(4)观察计时:在明亮处不断地缓慢倾斜试管,观察试管内液体的流动状态,当液体流动减慢或出现混浊时,停止计时,记录凝固时间。重复测定 2~3 次,取平均值作为正常对照血浆的 PT 值。

(5)采用同样方法测定受检血浆的 PT 值。

2. 血凝仪法

(1)标本采集和处理:同试管法。

(2)试剂准备:根据仪器试剂位置程序要求,把含钙组织凝血活酶试剂准备好,置于相应的位置。

(3)标本准备:将正常对照血浆和待测血浆放在相应的样本架上。

(4)准备反应杯。

(5)检测:根据仪器操作程序分别检测正常对照血浆和待测血浆的 PT 值。

【参考区间】 目前 PT 报告方式有三种:①以直接测定的 PT 报告,PT:11 ~ 13 秒,超过正常对照 ±3 秒以上有意义。②以 PT 比值(PTR)报告,PTR = 受检血浆 PT 值/健康人混合冻干血浆 PT 值;PTR:0.85 ~ 1.15。③以国际标准化比值(international normalized ratio,INR)报告,INR = PTR^{ISI};INR:0.8 ~ 1.5。

由于前两者存在的偏差较大,对临床上指导口服抗凝药物治疗用量有一定危险性,并且在国内难以开展室间质量评价,因此,在报告 PT、PTR 时,一定同时报告 INR。但应注意,不同疾病时口服抗凝药监测的 INR 参考值不同。不推荐 PT 作为评价肝病患者凝血功能的指标。

【注意事项】

1. 标本采集、标本运送、标本处理同 APTT 检测。

2. 其他

(1)试剂质量:组织凝血活酶试剂的活性是影响 PT 检测准确性的关键因素。组织凝血活酶的来源不同、制备方法不同,对 PT 测定结果影响很大。组织凝血活酶可来自牛脑组织、兔脑组织等的提取物,也可采用纯化的重组组织因子(recombinant-tissue factor,r-TF)加磷脂作试剂,后者比动物源性的凝血活酶对因子 Ⅱ、Ⅶ、Ⅹ 的检测灵敏度更高。

由于每次使用含钙组织凝血活酶的活性不尽相同可导致测定结果之间存在差异,为了增加 PT 测定结果的可比性,要求含钙组织凝血活酶必须标注国际敏感指数(international sensitivity index,ISI),以此表示组织凝血活酶试剂的灵敏度。

(2)标本检测:①由于每次使用的含钙组织凝血活酶活性不尽相同,测定条件也有变化,WHO 等国际权威机构要求每次测定均必须有正常对照。正常对照血浆须采用 18 岁 ~ 55 岁健康人(除外妊娠、哺乳妇女和服药者)20 名以上男女各半的混合血浆。血液与 0.109mol/L 枸橼酸钠抗凝剂 9:1 混匀,3000r/min 离心 20 分钟,分离血浆后混合,分装每瓶 1ml,−80℃ 冻干保存。②PT 检测应选用国际血栓和止血委员会(ICTH)及国际血液学标准化委员会(ICSH)公布的参考方法。③PT 测定时,应先检测健康人混合血浆,其 PT 值在允许范围内方能测定待测标本。否则,应重新配制 PT 试剂。④所有标本应重复测定 2 ~ 3 次,取平均值报告。双份结果相差应 <5%,否则应重新检测。

实验十五　凝血酶时间测定(TT)及其纠正试验

一、凝血酶时间测定

【目的】

1. 掌握血浆凝血酶时间(thrombin time,TT)测定的原理。

2. 熟悉血浆凝血酶时间测定的操作要点和注意事项。

3. 了解血浆凝血酶时间测定的参考区间。

【原理】 在凝血过程中,纤维蛋白原在凝血酶的作用下转变为纤维蛋白,是凝血的共同途径。在待测血浆中加入标准化凝血酶,开始计时,观察到血浆开始凝固所需要的时间称为凝血酶时间。

【试剂与器材】

1. 试剂

(1)0.109mol/L 枸橼酸钠溶液。

(2)凝血酶溶液:先用适量蒸馏水复溶冻干凝血酶,再加入生理盐水,调至健康人血浆凝固时间波动于 16～18 秒之间为宜。

(3)健康人对照血浆。

2. 器材　离心机、37℃水浴箱、微量加样器、注射器、试管、秒表或全自动血液凝固仪等。

【操作】

1. 试管法

(1)标本采集和处理:常规静脉采血 1.8ml,加入含 0.109mol/L 枸橼酸钠溶液 0.2ml 的试管中,充分混匀,3000r/min 离心 20 分钟,分离乏血小板血浆。

(2)预温:将正常对照血浆和待测血浆 100μl 分别加入试管中,放置 37℃水浴预温 5 分钟。

(3)测定:试管中分别加入 100μl 凝血酶溶液,立刻混匀并启动秒表计时。

(4)观察计时:在明亮处观察试管内液体的流动状态,当液体流动减慢或出现混浊时,停止计时,记录凝固时间。重复测定 2～3 次,取平均值作为正常对照 TT 值。

(5)采用同样方法测定受检血浆的 TT 值。

2. 血凝仪法　若采用全自动血液凝固仪检测 TT 值,则在加入凝血酶后按照凝血仪方法测定即可。

【参考区间】　16～18 秒,超过 ±3 秒以上有意义。

【注意事项】

1. 标本需用枸橼酸钠抗凝,不能采用肝素或 EDTA 抗凝。

2. 血浆分离后要尽快进行检测,室温下保存不应超过 3 小时,4℃下保存不超过 4 小时。

3. 已稀释好的凝血酶溶液要尽快使用,若置于 4℃下须在 3 天内使用。

4. 每次操作均要对凝血酶溶液进行校正,确保健康人血浆 TT 值波动于 16～18 秒之间。

二、凝血酶时间纠正试验

【目的】

1. 掌握凝血酶时间纠正试验的原理。

2. 熟悉凝血酶时间纠正试验的操作要点和注意事项。

3. 了解凝血酶时间纠正试验的参考区间。

【原理】　甲苯胺蓝可中和血浆中的肝素或类肝素样物质,在 TT 测定中加入甲苯胺蓝,使延长的 TT 缩短或恢复正常,即可说明待测标本中存在过多的肝素或类肝素样物质;如果加入甲苯胺蓝后对 TT 检测无影响,则说明是纤维蛋白原缺陷或存在其他抗凝物质。该试验亦称为甲苯胺蓝纠正试验。

【试剂与器材】

1. 试剂

(1)0.1% 甲苯胺蓝溶液。

(2)凝血酶溶液:先用适量蒸馏水复溶冻干凝血酶,加入生理盐水,调至健康人血浆凝固时间波动于 16～18 秒之间为宜。

2. 器材　试管、注射器、离心机、水浴箱、秒表、微量加样器等。

【操作】

1. 试管法

（1）标本采集和处理：常规静脉采血 1.8ml，加入含 0.109mol/L 枸橼酸钠溶液 0.2ml 的试管中，充分混匀，3000r/min 离心 20 分钟，分离乏血小板血浆。

（2）预温：取待测血浆 100μl，加入等量的 0.1% 甲苯胺蓝溶液，混匀，37℃温育。

（3）测定：试管中加入凝血酶溶液 100μl，立刻混匀并启动秒表计时。

（4）观察计时：在明亮处观察试管内液体的流动状态，当液体流动减慢或出现混浊时，停止计时，记录血浆凝固时间。重复测定 2~3 次，取平均值即为 TT 值。

2. 血凝仪法　若采用全自动血液凝固仪进行 TT 纠正试验，则在加入凝血酶后按照凝血仪方法测定即可。

【参考区间】　将甲苯胺蓝溶液加入 TT 延长的血浆后，若 TT 缩短 >5 秒，说明标本中肝素或类肝素样物质增多；否则说明 TT 延长并非由肝素类物质所致。

【注意事项】

1. 当纤维蛋白原含量过低时，加入甲苯胺蓝可使检测结果判断困难，需特别注意。

2. 其余注意事项同 TT 检测。

实验十六　凝血因子活性检测

一、血浆凝血因子Ⅷ、Ⅸ、Ⅺ活性测定（一期法）

【目的】

1. 掌握血浆凝血因子Ⅷ、Ⅸ和Ⅺ活性检测的原理。

2. 熟悉血浆凝血因子Ⅷ、Ⅸ和Ⅺ活性检测的操作要点和注意事项。

3. 了解血浆凝血因子Ⅷ、Ⅸ和Ⅺ活性检测的参考区间。

【原理】　在待测血浆或健康人新鲜混合血浆中分别加入缺乏凝血因子Ⅷ、Ⅸ、Ⅺ的基质血浆、白陶土脑磷脂悬液和 Ca^{2+} 溶液，观察各自的凝固时间。同时，用健康人新鲜混合血浆凝固时间绘制标准曲线，将受检血浆测定结果与其比较，分别计算出各个待测凝血因子Ⅷ、Ⅸ、Ⅺ相当健康人的百分率。

【试剂与器材】

1. 试剂

（1）缺乏因子Ⅷ、Ⅸ、Ⅺ的基质血浆。

（2）脑磷脂悬液：用兔脑或人脑制备的脑磷脂冻干粉，使用时用生理盐水作 1:100 稀释。

（3）5g/L 白陶土生理盐水悬液。

（4）0.05mol/L 氯化钙溶液。

（5）咪唑缓冲液（pH 7.3）：甲液：咪唑 1.36g，氯化钠 2.34g 溶于 200ml 蒸馏水中，再加入 0.1mol/L 盐酸溶液 74.4ml，加蒸馏水至 400ml；乙液：0.13mol/L 枸橼酸钠溶液；工作液：以 5 份甲液与 1 份乙液混合制备而成。

（6）健康人新鲜混合血浆。

2. 器材　双对数坐标纸或计算器、硅化玻璃注射器或塑料注射器、硅化玻璃试管或塑料试管、微量加样器、秒表、水浴箱、离心机等。

【操作】

1. 标本采集和处理　静脉采血 1.8ml,加入含有 0.109mol/L 枸橼酸钠溶液 0.2ml 的试管中,充分混匀,3000r/min 离心 20 分钟,分离乏血小板血浆。

2. 空白管测定　取基质血浆、咪唑缓冲液、脑磷脂悬液及 5g/L 白陶土生理盐水悬液各 0.1ml,混匀置 37℃水浴中预温 3 分钟,加入 0.05mol/L 氯化钙溶液 0.1ml,记录凝固时间。空白管所需时间应控制在 240~250 秒,必要时调整脑磷脂悬液的浓度。

3. 标准曲线绘制　健康人新鲜混合血浆以咪唑缓冲液作 1:10、1:20、1:40、1:80、1:160 稀释。将各稀释度样品与各种乏凝血因子Ⅷ、Ⅸ、Ⅺ的基质血浆、脑磷脂悬液和 5g/L 白陶土生理盐水悬液各 0.1ml,混匀置 37℃预温 3 分钟,分别加入 0.05mol/L 氯化钙溶液 0.1ml,记录凝固时间。以 1:10 稀释的健康人新鲜混合血浆为 100% 促凝活性,以稀释度浓度为横坐标,凝固时间为纵坐标,在双对数坐标纸上绘制标准曲线或用计算器算出回归方程。

4. 待测标本测定　取置于冰浴中的受检血浆,用咪唑工作液作 1:20 稀释,按照上述方法检测凝固时间,从标准曲线上读取相应促凝活性值,再乘以 2,即为测定结果。

【参考区间】　因子Ⅷ:C:77.3%~128.7%;因子Ⅸ:C:67.7%~128.5%;因子Ⅺ:C:71.7%~113.1%。

【注意事项】

1. 乏凝血因子基质血浆应确保其所乏因子凝血活性<1%,而其他凝血因子水平正常。

2. 待测标本应用枸橼酸钠抗凝,并立即分离血浆进行测定;若不能及时检测,可放置 -20℃ 1 个月内检测或放置 -80℃ 3 个月内检测,避免反复冻融。

3. 所有样本(包括绘制标准曲线的)检测前都应置于冰上预冷。

4. 健康人新鲜混合血浆要至少 30 人以上、含各年龄段组成为佳,可 -80℃ 冻干保存 3 个月以上。

5. 可用商品化的 APTT 试剂来替代脑磷脂悬液和白陶土生理盐水悬液,但浓度需另作调整。

二、血浆凝血因子Ⅱ、Ⅴ、Ⅶ、Ⅹ的活性检测(一期法)

【目的】

1. 掌握血浆凝血因子Ⅱ、Ⅴ、Ⅶ、Ⅹ活性检测的原理。

2. 熟悉血浆凝血因子Ⅱ、Ⅴ、Ⅶ、Ⅹ活性检测的操作要点和注意事项。

3. 了解血浆凝血因子Ⅱ、Ⅴ、Ⅶ、Ⅹ活性检测的参考区间。

【原理】　将受检血浆或健康人新鲜混合血浆分别与乏凝血因子Ⅱ、Ⅴ、Ⅶ、Ⅹ基质血浆混合,进行血浆凝血酶原时间检测。用健康人新鲜混合血浆 PT 值绘制标准曲线,将受检血浆测定结果与其比较,分别计算出各个受检血浆中凝血因子Ⅱ:C、Ⅴ:C、Ⅶ:C、Ⅹ:C 的促凝活性。

【试剂与器材】

1. 试剂

(1)缺乏凝血因子Ⅱ、Ⅴ、Ⅶ、Ⅹ的基质血浆。

(2)兔脑或人脑浸出液。

(3)0.025mol/L 氯化钙溶液。

（4）健康人新鲜混合血浆。

2. 器材 硅化玻璃注射器或塑料注射器、硅化玻璃试管或塑料试管、微量加样器、秒表、水浴箱、离心机、双对数坐标纸或计算器等。

【操作】

1. 标本采集和处理 静脉采血1.8ml,加入含有0.109mol/L枸橼酸钠溶液0.2ml的试管中,充分混匀,3000r/min离心20分钟,分离乏血小板血浆。

2. 标准曲线绘制 将健康人新鲜混合血浆用生理盐水进行1:10、1:20、1:40、1:80、1:160稀释。取各稀释标本0.1ml分别与各乏凝血因子基质血浆、兔脑浸出液各0.1ml混合,置于37℃水浴温育30秒后,加0.025mol/L氯化钙溶液0.1ml,记录凝固时间。以1:10稀释的标本为100%促凝活性,以稀释度浓度为横坐标,凝固时间为纵坐标,在双对数坐标纸上绘制标准曲线或用计算器算出回归方程。

3. 待测标本检测 受检血浆用生理盐水进行1:20稀释,按照上述方法测定凝固时间,从标准曲线上读取相应促凝活性,再乘以2,即为测定结果。

【参考区间】 因子Ⅱ:C:81%~115%;因子Ⅴ:C:72%~132%;因子Ⅶ:C:86%~120%;因子Ⅹ:C:84%~122%。

【注意事项】

1. 同因子Ⅷ、Ⅸ和Ⅺ的测定。

2. 同凝血酶原时间测定。

实验十七 血浆纤维蛋白原含量检测

【目的】

1. 掌握血浆纤维蛋白原(fibrinogen,Fg)测定(Clauss法)的原理。

2. 熟悉血浆纤维蛋白原测定的操作要点和注意事项。

3. 了解血浆纤维蛋白原测定的参考区间。

【原理】 血浆纤维蛋白原检测Clauss法的原理是:凝血酶可作用于受检血浆中纤维蛋白原,使其转变成不溶性纤维蛋白,血浆发生凝固,测定凝固时间。在足量凝血酶存在条件下,凝固时间与血浆Fg的含量成负相关,将待测血浆检测结果与国际标准品Fg参比血浆制成的标准曲线对比,即可得出受检血浆Fg含量。

【试剂与器材】

1. 试剂

（1）0.109mol/L枸橼酸钠溶液。

（2）冻干牛凝血酶。

（3）冻干纤维蛋白原标准品。

（4）蒸馏水。

（5）缓冲液(以下两种任选一种):①巴比妥缓冲液(pH 7.35):醋酸钠3.89g,巴比妥钠5.89g,氯化钠6.80g,溶解于800ml蒸馏水中,再加1mol/L盐酸21.5ml调整pH为7.35,加蒸馏水至1000ml;②咪唑(imidazole或glyoxaline)缓冲液:咪唑3.40g(0.05mol/L),氯化钠5.85g,加入约500ml水中,加0.1mol/L盐酸186ml,调pH至7.3~7.4,加蒸馏水至1000ml。

2. 器材 硅化玻璃注射器或塑料注射器、硅化玻璃试管或塑料试管、微量加样器、秒表、离心机、水浴箱、双对数坐标纸、血凝仪等。

【操作】

1. 试管法

（1）标本采集和处理：常规静脉采血 1.8ml，加入含有 0.109mol/L 枸橼酸钠溶液 0.2ml 的试管中，充分混匀，3000r/min 离心 20 分钟，分离乏血小板血浆。

（2）稀释标准品和样本：用缓冲液将纤维蛋白原标准品分别稀释成 0.8g/L、1.6g/L、2.4g/L 和 4.0g/L 浓度，各浓度再用缓冲液 1:10 稀释待用，同时待测血浆 1:10 稀释。

（3）预温：将凝血酶试剂、0.2ml 待测稀释血浆，放置 37℃ 水浴中 3 分钟。

（4）检测：在待测稀释血浆中加入 0.1ml 预温的凝血酶试剂，摇匀并立即启动秒表计时，在明亮处不断地缓慢倾斜试管，观察试管内液体的流动状态，当液体流动减慢或出现混浊时，停止计时，记录凝固时间。每份样本重复测定 2~3 次，取平均值。同时以相同方法测定各标准管，记录各标准管凝固时间。

（5）计算：以纤维蛋白原标准品浓度为横坐标，相应凝固时间为纵坐标，在双对数坐标纸上绘制标准曲线。根据受检血浆的凝固时间，在标准曲线上可计算出相应的纤维蛋白原浓度。

2. 血凝仪法

（1）标本采集和处理：同手工法。

（2）试剂准备：根据仪器试剂位置程序要求，将凝血酶试剂准备好，放在相应的位置。

（3）标本准备：将纤维蛋白原标准品和待测血浆放在相应的样本架上。

（4）准备反应杯。

（5）检测：按照仪器操作程序分别测定 Fg 标准品和待测血浆的凝固时间。

（6）计算：以纤维蛋白原标准品浓度为横坐标，相应凝固时间为纵坐标，在双对数坐标纸上绘制标准曲线。根据受检血浆的凝固时间，在标准曲线上可计算出相应的纤维蛋白原浓度。

【参考区间】　2~4g/L。

【注意事项】

1. 标本采集、标本运送、标本处理同 APTT 测定。

2. 其他

（1）试剂质量：①缓冲液的配制和纤维蛋白原标准品的稀释必须准确。②缓冲液 pH 应在 7.2~7.4 之间，若 pH<7.0，凝固时间将随之延长。③必须确保凝血酶试剂的质量。每换一个批号凝血酶，都应重新绘制标准曲线。④因玻璃管对凝血酶有吸附作用，凝血酶应贮藏于聚乙烯管中。凝血酶复融后，在室温中放置不能超过 4 小时，在 4℃ 中保存不能超过 2 天，-20℃ 中可保存 1 个月。

（2）标本检测：①要确保纤维蛋白原标准品各稀释标本的凝固时间在 5~50 秒，否则须另行稀释。②只有血浆稀释至纤维蛋白原浓度为 0.1~0.5g/L 时，纤维蛋白原浓度与血凝块形成时间才有相关性。高于 4.0g/L 的血浆或低于 0.8g/L 的血浆都必须按适当比例进行稀释，并重新检测。③纤维蛋白原标准品与待测血浆要一起检测，以保证结果的可靠性。

（3）当血浆含有高浓度肝素时，可造成测定值偏低，此时加入硫酸鱼精蛋白可消除。

（崔宇杰）

第四节 抗凝系统检验

实验十八 血浆抗凝血酶活性及抗原性检测

一、血浆抗凝血酶活性检测

【目的】

1. 掌握发色底物法检测血浆抗凝血酶活性(antithrombin activity, AT:A)的试验原理。

2. 熟悉发色底物法检测血浆抗凝血酶活性的操作方法和注意事项。

3. 了解血浆抗凝血酶活性的参考区间。

【原理】 发色底物法测定血浆 AT:A 的原理:将过量的凝血酶加入受检血浆中,凝血酶能和受检血浆中的 AT 结合形成 1:1 复合物,过剩的凝血酶则催化显色底物 S-2238,裂解出显色基团对硝基苯胺(paranitroaniline, PNA)而显色,其显色程度与抗凝血酶活性成负相关,依据受检血浆吸光度可从标准曲线中得出 AT:A 值。

【试剂与器材】

1. 试剂

(1)0.1% 聚凝胺溶液。

(2)109mmol/L 枸橼酸钠溶液。

(3)凝血酶溶液:将牛凝血酶用生理盐水配成浓度为 10U/ml 的溶液,并加入浓度为 0.05g/ml 的聚乙二醇(相对分子质量为 6000Da),凝血酶工作浓度是 7.5~7.7U/ml。

(4)Tris-肝素缓冲液:将肝素 30 000U 加入到 1L Tris 缓冲液(0.05mol/L Tris, 0.175mmol/L NaCl, 7.5mmol/L EDTA-Na$_2$,以 1mol/L HCl 调整 pH 为 8.4)中。

(5)显色底物:浓度为 5×10^{-4} μmol/L 显色肽 S-2238 溶液与 0.1% 聚凝胺溶液按 2:1 比例混匀。

(6)50% 醋酸溶液。

(7)标准血浆。

2. 器材 离心机、酶标仪、37℃水浴箱、试管、加样器等。

【操作】

1. 分别取 6 支试管,将标准血浆及待测血浆按表 4-3 所示进行一系列稀释。

表 4-3 发色底物法测定 AT:A

试剂	1	2	3	4	5	待测管
标准血浆(μl)	50	100	150	200	250	—
待测血浆(μl)	—	—	—	—	—	200
Tris-肝素缓冲液(μl)	1150	1100	1050	1000	950	1000
稀释度	1:24	2:24	3:24	4:24	5:24	4:24
AT:A(%)	25	50	75	100	125	?

2. 充分混匀,37℃温育5分钟。

3. 加入凝血酶溶液,50μl/管,充分混匀,37℃温育30秒。

4. 加入显色底物,150μl/管,充分混匀,37℃温育30秒。

5. 加入50%醋酸溶液,150μl/管,终止反应,置于酶标仪405nm波长读取吸光度(A)值。

6. 绘制标准曲线　以不同浓度标准血浆的A值为纵坐标,其相应的AT:A为横坐标,获得标准曲线。

7. 根据受检血浆吸光度值在标准曲线上得出其相应的AT:A值(稀释过的标本则应乘以其稀释倍数)。

【参考区间】　103.2%～113.8%。

【注意事项】

1. 凝血过程会消耗抗凝血酶,为保证检测结果准确,本试验必须以血浆为检测标本,不得采用血清标本,同时标本中不得有血凝块,否则必须重新采血。

2. 待测标本须以109mmol/L枸橼酸钠溶液为抗凝剂,不得用肝素抗凝。

3. 待测标本分离血浆后应分装冻存,检测前将冻存的血浆置于37℃水浴中快速解冻,避免反复冻融。

4. 每次检测时均须同时做标准曲线。

二、血浆抗凝血酶抗原性检测

【目的】

1. 掌握免疫火箭电泳法检测血浆抗凝血酶抗原(antithrombin antigen,AT:Ag)的试验原理。

2. 熟悉免疫火箭电泳法检测血浆抗凝血酶抗原的操作方法和注意事项。

3. 了解血浆抗凝血酶抗原的参考区间。

【原理】　免疫火箭电泳法检测AT:Ag的原理:待测血浆在含有抗AT血清的琼脂糖凝胶中进行电泳,血浆中的AT抗原与抗AT抗体形成抗原抗体复合物,并在电场的作用下形成火箭样沉淀峰,待测血浆AT抗原含量与沉淀峰高度成正比,可根据沉淀峰高度计算出AT抗原含量。

【试剂与器材】

1. 试剂

(1)109mmol/L枸橼酸钠溶液。

(2)Tris-巴比妥缓冲液:将Tris 2.89g、巴比妥钠4.88g、巴比妥1.235g溶于适量蒸馏水中,用盐酸将pH调节为8.8,再加蒸馏水至1L。

(3)1%琼脂糖:取100ml Tris-巴比妥缓冲液,加入琼脂糖1g,加热至完全溶解。

(4)1%磷钼酸溶液:将磷钼酸10g,加蒸馏水至1L,过滤后使用。

(5)兔抗人AT抗血清。

(6)标准血浆。

2. 器材　电泳槽、电泳仪、微量加样器、玻璃板、铁夹子、打孔器等。

【操作】

1. 以枸橼酸钠为抗凝剂,采血后立即分离血浆。

2. 将1%的琼脂糖加热至完全溶解后置于56℃水浴中,待其温度降至56℃时,加入相应的兔抗人 AT 抗血清(抗体量按抗血清效价而定),56℃水浴充分混匀,混匀过程中应避免产生气泡。

3. 取 10cm×10cm 大小玻璃板两块,玻璃板中间放置 80mm×80mm×1.5mm "U"形框模,玻璃板三边用铁夹子夹紧,从上口迅速倒入含兔抗人 AT 抗血清的琼脂糖凝胶溶液,置于 4℃冰箱中 10~15 分钟。琼脂凝固后取下一块玻璃板,在距玻璃板下缘 1.5cm 处打一排孔径 0.2cm、孔距 0.3cm 的加样孔,放置于电泳槽上。

4. 标准品制备　用 Tris-巴比妥缓冲液将标准血浆按原倍、1:2、1:4、1:8、1:16 稀释。

5. 待测标本制备　用 Tris-巴比妥缓冲液将待测血浆做 1:5 倍稀释。

6. 电泳　分别在电泳槽两侧加入 Tris-巴比妥缓冲液各 800ml,注意保持两侧液面高度一致,将制备好的琼脂糖凝胶板置于两槽之间,在琼脂糖凝胶板与缓冲液之间用滤纸搭桥,火箭电泳走向端接正极,加样孔端接负极,并调节电压至 50V。在加样孔中分别加入稀释好的待测标本及不同稀释度的标准品,每孔 10μl,并将电压调节至 110V,电泳 16 小时。

7. 染色　电泳结束后取出琼脂糖凝胶板,用生理盐水浸泡漂洗后,浸入 1% 磷钼酸液 30 分钟。

8. 分别量取各火箭沉淀线高度(即自加样孔上缘至峰尖的高度,计量单位为 mm)。以标准品的峰高为横坐标,相应的 AT:Ag 值为纵坐标,绘制标准曲线。

9. 依据标准曲线,求出待测标本的 AT:Ag 含量,再乘以稀释倍数 5。

【参考区间】　0.23~0.35g/L。

【注意事项】

1. 待测血浆标本应以枸橼酸钠溶液为抗凝剂,不得用肝素抗凝。

2. 标本中不得有血凝块,否则会因凝血消耗凝血酶而使 AT:Ag 检测水平偏低,因此一旦发现血凝块必须重新采血。

3. 待测血浆标本须避免反复冻融,冻存的标本在检测前应于 37℃水浴中快速解冻。

4. 待琼脂糖凝胶温度降至 56℃时方可加入 AT 抗血清,避免温度过高灭活抗体。

5. 在琼脂糖凝胶上打孔时动作须轻柔,以免加样孔开裂;加样时应将样本缓慢加入,避免样本溢出。

6. 最好应用有循环冷却装置的电泳槽,以避免电泳时温度过高导致凝胶开裂,电泳温度以低于 30℃为宜。

实验十九　血浆蛋白 C 活性及抗原性检测

一、血浆蛋白 C 活性检测

【目的】

1. 掌握发色底物法检测血浆蛋白 C 活性(protein C activity,PC:A)的实验原理和操作方法。

2. 熟悉发色底物法检测血浆蛋白 C 活性的注意事项。

3. 了解血浆蛋白 C 活性的参考区间。

【原理】　发色底物法测定血浆 PC:A 的原理:蛋白 C 激活物 Protac 是从蛇毒中提取的一种特异性蛋白 C 的激活剂,能够激活蛋白 C 生成活性蛋白 C(APC),APC 可作用于发色底物 S-2366,使其释放产色基团 PNA 而显色,颜色深浅与 PC:A 成线性正相关。

【试剂与器材】

1. 试剂

(1)缓冲液:浓度为 0.04mol/L 的巴比妥缓冲液,pH 7.4。

(2)Protac 激活液:将 Protac 3U 溶于 3ml 巴比妥缓冲液后分装,低温(-20℃)冻存,使用时用巴比妥缓冲液稀释至浓度为 0.15U/ml。

(3)显色液:将发色底物 S-2366 用双蒸水配制成显色液,浓度为 1.6mmol/L。

(4)50% 醋酸溶液。

(5)健康人混合血浆。

2. 器材 37℃水浴箱、酶标仪、微量加样器、试管、吸管等。

【操作】

1. 待测血浆用生理盐水做 1:2 稀释;健康人混合血浆则用巴比妥缓冲液分别做 100%、80%、60%、40%、20% 和 10% 稀释。

2. 取 25μl 稀释好的待测血浆和不同稀释度的健康人混合血浆,分别加入工作浓度为 0.15U/ml 的 Protac 激活液各 100μl,充分混匀后,置于 37℃水浴箱孵育 6 分钟。

3. 分别加入显色液各 100μl,充分混匀后置于 37℃水浴箱孵育 8 分钟。

4. 分别加入 50% 醋酸溶液各 100μl 终止反应。于酶标仪上 405nm 波长处读取 A 值。

5. 以不同稀释度健康人混合血浆 A 值为纵坐标,血浆稀释度为横坐标,得出标准曲线。

6. 根据受检血浆 A 值在标准曲线上得出其相应的活性度,再乘 2 即为蛋白 C 活性值。

【参考区间】 87.06% ~113.42%。

【注意事项】

1. Protac 激活液应分装并在 -20℃冻存,不得反复冻融。

2. 冻存的血浆标本使用前应于 37℃水浴箱中快速融化。

3. 健康人混合血浆稀释后用发色底物法测定血浆蛋白 C 活性的范围为 0% ~160%,若结果不在此范围内,应结合显色程度不同调整稀释度。

4. 检测过程中,应依据健康人混合血浆显色程度适当调整温育时间。

二、血浆蛋白 C 抗原性检测

【目的】

1. 掌握免疫火箭电泳法检测血浆蛋白 C 抗原性(protein C antigen,PC:Ag)的实验原理和操作方法。

2. 熟悉免疫火箭电泳法检测血浆蛋白 C 抗原性的注意事项。

3. 了解血浆蛋白 C 抗原性的参考区间。

【原理】 免疫火箭电泳法检测血浆 PC:Ag 的原理:将待测血浆在含抗人 PC 抗血清的琼脂糖凝胶中进行电泳,血浆中的蛋白 C 抗原会与抗体结合形成复合物,并在电泳过程中形成火箭样沉淀峰,待测血浆蛋白 C 抗原含量与沉淀峰高度成正比,因此,可根据沉淀峰高度计算出 PC 抗原含量。

【试剂与器材】

1. 试剂

(1)0.109mol/L 枸橼酸钠溶液。

(2)生理盐水。

（3）标准血浆。

（4）兔抗人 PC 抗血清。

（5）PC 缓冲液：将 Tris 5.65g、巴比妥钠 1.62g、EDTA-Na$_2$ 1.80g、甘氨酸 7.05g、聚乙二醇（MW 6000）10g 加入蒸馏水至完全溶解，调 pH 为 8.8，加蒸馏水至 1L。

（6）1% 琼脂糖：取 100ml PC 缓冲液，加入琼脂糖 1g，加热至完全溶解。

（7）染色液：取冰醋酸 100ml、考马斯亮蓝 R-250 5g、乙醇 450ml，加蒸馏水至 1L。

（8）脱色液：冰醋酸 250ml、乙醇 125ml，加蒸馏水至 0.5L。

2. 器材　电泳槽、电泳仪、玻璃板、"U"形框模、铁夹子、微量加样器、滤纸、打孔器等。

【操作】

1. 标本以枸橼酸钠抗凝，采血后立即分离血浆。

2. 将 1% 的琼脂糖加热至完全溶解后置于 56℃ 水浴中，待其温度降至 56℃ 时，加入相应的兔抗人 PC 抗血清（抗体量依据抗血清效价而定），56℃ 水浴，充分混匀，混匀过程中须小心避免气泡产生。

3. 取两块 10cm × 10cm 大小玻璃板，玻璃板中间放置 80mm × 80mm × 1.5mm "U"形框模，用铁夹子夹紧玻璃板三边，从上口迅速倒入含兔抗人 PC 抗血清的琼脂糖凝胶溶液，置于 4℃ 冰箱中 10 ~ 15 分钟。待琼脂糖凝胶凝固后取下一块玻璃板，在距玻璃板下缘 1.5cm 处打一排孔径 0.2cm、孔距 0.3cm 的加样孔，放置于电泳槽上。

4. 标准品制备　用 PC 缓冲液将标准血浆按原倍、1∶2、1∶4、1∶8、1∶16 倍稀释。

5. 待测标本制备　用 PC 缓冲液将待测血浆做 1∶5 倍稀释。

6. 电泳　分别在电泳槽两侧加入 PC 缓冲液各 800ml，注意保持两侧液面高度一致，将制备好的琼脂糖凝胶板置于两槽之间，在琼脂糖凝胶板与缓冲液之间用滤纸搭桥，火箭电泳走向端接正极，加样孔端接负极，并调节电压至 50V。在加样孔中分别加入稀释好的待测标本及不同稀释度的标准品，每孔 10μl，并将电压调节至 110V，电泳 16 小时。

7. 染色　电泳结束后取出琼脂糖凝胶板，用生理盐水浸泡漂洗 12 小时后，再用蒸馏水冲洗，去盐，干燥后在染色液中染色 3 ~ 5 分钟后，用脱色液脱色至底色白、峰形清晰为止。

8. 分别量取各火箭沉淀线高度（即自加样孔上缘至峰尖的高度，计量单位为 mm）。以标准品的峰高为横坐标，相应的标准品 PC∶Ag 值为纵坐标，得出标准曲线。

9. 依据标准曲线，求出待测标本的 PC∶Ag 含量，再乘以稀释倍数 5。

【参考区间】　82.4% ~ 122.6%。

【注意事项】

1. 待琼脂糖凝胶温度降至 50 ~ 56℃ 时方可加入兔抗人 PC 抗血清，以避免温度过高灭活抗体。

2. 在琼脂糖凝胶上打孔时动作须轻柔，以免加样孔开裂；加样时应将样本缓慢加入，避免样本溢出影响检测结果。

3. 电泳时最好应用有循环冷却装置的电泳槽，以避免温度过高导致凝胶开裂，电泳温度以低于 30℃ 为宜。

4. 在健康人群中，PC 抗原含量因年龄不同而有所波动，因此制备健康人混合血浆时必须考虑到年龄分布因素，且标本量以 100 个为佳，以减少 PC 抗原含量波动对检验结果的影响。

实验二十　组织因子途径抑制物(TFPI)检测

一、组织因子途径抑制物抗原检测

【目的】

1. 掌握 ELISA 法测定组织因子途径抑制物抗原(tissue factor pathway inhibitor antigen, TFPI:Ag)含量的实验原理和操作方法。

2. 熟悉 ELISA 法测定组织因子途径抑制物抗原含量的注意事项。

3. 了解组织因子途径抑制物抗原的参考区间。

【原理】　ELISA 法检测血浆 TFPI:Ag 的原理:用兔抗人 TFPI 多克隆抗体作为第一抗体包被 ELISA 板,向包被单抗的微孔中分别加入已知浓度的 TFPI 标准品和浓度未知的 TFPI 待测样品,再与辣根过氧化物酶(HRP)标记的 TFPI 抗体(第二抗体)结合,形成固相抗体-待测抗原-酶标抗体复合物,加入底物 TMB 显色,以硫酸终止反应。释放生色基团的量与样品中 TFPI:Ag 成正比。利用酶标仪在 450nm 波长处测得的吸光度计算出样品中 TFPI:Ag 含量。

【试剂与器材】

1. 试剂　本实验所用试剂有商品供应,也可自行制备。商品供应试剂根据不同试剂盒规格有所不同。

(1)兔抗人 TFPI 单抗包被的 96 孔板。

(2)TFPI 标准品:冻干,含量已知。

(3)TFPI 标准品稀释液:稀释标准品至不同的浓度,用来绘制标准曲线。

(4)酶标记抗体:辣根过氧化物酶标记的抗 TFPI 抗体。

(5)样品稀释液:稀释样品。

(6)显色底物:显色液分为 A 液和 B 液,显色液 A 含有 H_2O_2,显色液 B 含有四甲基联苯胺(TMB)。

(7)终止液:0.5mol/L 的硫酸溶液。

(8)洗涤液:ELISA 试剂盒常为 20× 或 30× 浓缩洗涤液。

(9)封板膜。

2. 器材　水浴箱、离心机、酶标反应板、酶标仪、计时器等。

【操作】

1. 样品处理　枸橼酸盐抗凝血 4000r/min 离心 15 分钟,分离血浆,立即检测或 -20℃ 以下保存,用前置 37℃ 温浴 15 分钟使之充分溶解后,根据样本稀释液说明按 1∶20 稀释。

2. 标准品稀释　向微孔板每孔加入 100μl 不同浓度的 TFPI 标准液(5μg/L、2.5μg/L、1.25μg/L、0.625μg/L)。

3. 加样　分别设空白孔(空白对照孔不加样品及酶标试剂,其余各步操作相同)、待测样品孔。在酶标包被板上待测样品孔中加稀释样品 100μl,加样时将样品加于微孔板底部,尽量不触及孔壁,轻轻晃动混匀。

4. 温育　用封板膜封板后置 37℃ 温育 30 分钟。

5. 配液　将 30(48T 的 20 倍)倍浓缩洗涤液用蒸馏水 30(48T 的 20 倍)倍稀释后备用。

6. 洗涤　小心揭掉封板膜,弃去液体,甩干,每孔加满洗涤液,静置 30 秒后弃去,如此重复 5 次,拍干。

7. 加酶标抗体　每孔加入酶标试剂 100μl,空白孔除外。

8. 温育　操作同 3。

9. 洗涤　操作同 5。

10. 显色　每孔先加入显色剂 A 50μl,再加入显色剂 B 50μl,轻轻振荡混匀,37℃ 避光显色 15 分钟。

11. 终止　每孔加终止液 50μl,终止反应(此时蓝色立转黄色)。

12. 测定　以空白孔调零,酶标仪上 450nm 波长测各孔吸光度值(A 值)。测定应在加终止液后 15 分钟以内进行。

13. 根据标准品制得的标准曲线或回归方程得到相应样品的数值,再乘以稀释倍数,即为样品中 TFPI:Ag 含量。

【参考区间】　70.9 ~ 124.1μg/L。

【注意事项】

1. 本法测定的是 TFPI:Ag 总量,包括与 HDL、LDL、VLDL 结合和游离的 TFPI 以及保留有 Kunitz-1 的 TFPI 裂解片段。

2. 使用肝素可提高 TFPI 与 Ⅹa 和Ⅶa 结合的能力,并促使血管内皮细胞合成 TFPI,引起血浆中 TFPI 的增加。

3. 比色应在 30 分钟内测完。

二、血浆组织因子途径抑制物活性检测

【目的】

1. 掌握发色底物法测定血浆组织因子途径抑制物活性(tissue factor pathway inhibitor activity,TFPI:A)的实验原理。

2. 熟悉发色底物法测定血浆组织因子途径抑制物活性的操作方法和注意事项。

3. 了解血浆组织因子途径抑制物活性的参考区间。

【原理】　发色底物法测定 TFPI:A 的原理:TFPI 首先结合于 FⅩa 的活性中心,形成 TFPI-Ⅹa,然后在 Ca^{2+} 存在下与 TF/FⅦa 形成四聚体复合物而发挥抗凝作用。将待测血浆与过量的 TF/FⅦa 和 FⅩ作用,形成 Ⅹa-TFPI-TF/FⅦa 和 Ⅹa-TFPI 复合物,剩余 FⅩa 水解发色底物 S-2222,释放出发色基团-对硝基苯胺(PNA),其颜色的深浅与血浆中 TFPI:A 成负相关。

【试剂与器材】

1. 试剂

(1)纯化的人因子Ⅶ。

(2)牛因子Ⅹ。

(3)人脑凝血酶。

(4)S-2222。

(5)稀释缓冲液:50mmol/L Tris,10mmol/L 氯化钠,10mmol/L 枸橼酸钠,3mmol/L 叠氮钠,0.2% 牛血清白蛋白,2mg/L 聚凝胺(polybrene),pH 8.0。

(6)75mmol/L 氯化钙溶液。

(7)96 孔×300μl 酶标板。

2. 器材 水浴箱、离心机、酶标反应板、酶标仪、计时器等。

【操作】

1. 样本处理 将枸橼酸钠抗凝血置56℃水浴15分钟,冰水中冷却2分钟,以1000r/min离心3分钟,收集上清液,冻存。用前以缓冲液1:50稀释。

2. 标准曲线制备 加热处理健康人混合血浆,分别取0.125μl、0.25μl、0.5μl、1.0μl、2.0μl、4.0μl,补加缓冲液至50μl。以1μl含TFPI为1U/ml,则相应各管分别为0.125U/ml、0.25U/ml、0.5U/ml、1.0U/ml、2.0U/ml、4.0U/ml。在双对数图上以各管TFPI值为横坐标,相应各管的吸光度为纵坐标,绘制标准曲线或计算回归方程。

3. 样品测定 稀释样品50μl和100μl的反应体系(等体积下列溶液:0.125ml/L人因子Ⅶa,0.025U/ml牛因子X,0.06g/ml人脑凝血活酶,75mmol/L氯化钙混合),37℃10分钟。

4. 每孔加25μl 0.4U/ml因子X,37℃10分钟。

5. 加入2g/L S-2222 25μl,37℃,20分钟。

6. 加入50%醋酸100μl终止反应。

7. 酶标仪上405nm波长测各孔吸光度值,从标准曲线或回归方程中得到TFPI值。

【参考区间】 0.97~1.35U/ml。

【注意事项】

1. 样本处理时要保证其温度、离心速度及时间的精准。

2. 标本避免使用肝素抗凝。

实验二十一 病理性抗凝物质检测

一、凝血酶时间纠正试验

【目的】

1. 掌握甲苯胺蓝纠正试验(凝血酶时间纠正试验)的实验原理。

2. 熟悉甲苯胺蓝纠正试验的操作方法和注意事项。

3. 了解甲苯胺蓝纠正试验的范围。

【原理】 甲苯胺蓝可纠正肝素的抗凝作用,如果受检血浆的凝血酶时间(TT)延长,可在受检血浆中加入一定量甲苯胺蓝,如果TT明显缩短或恢复正常,提示血浆中肝素或类肝素物质增多,否则为纤维蛋白原缺陷或存在其他抗凝物质。

【试剂与器材】

1. 试剂

(1)0.1%的甲苯胺蓝溶液。

(2)0.1mol/L草酸钠或109mmol/L的抗凝血浆。

(3)凝血酶溶液:凝血酶用生理盐水稀释,使正常对照血浆凝固的时间为16~18秒。

2. 器材 水浴箱、试管、计时器等。

【操作】

1. 常规静脉采血,枸橼酸钠抗凝,混匀,离心分离血浆。

2. 取待测血浆100μl,加入等量的0.1%甲苯胺蓝溶液,混匀,37℃温育。

3. 加入工作浓度凝血酶溶液100μl,立刻混匀并启动秒表计时,记录血浆凝固时间,重复检测2或3次,取其均值即为TT值。

4. 若采用全自动血液凝固仪进行 TT 纠正试验,则在加入凝血酶后按照凝血仪方法测定即可。

【参考范围】　将甲苯胺蓝溶液加入 TT 延长的血浆后,若 TT 缩短 >5 秒,提示标本中类肝素样物质或肝素增多;否则提示 TT 延长并非由肝素类物质所致。

【注意事项】

1. 血浆在室温下放置不超过 3 小时,采血时不宜用 EDTA 盐和肝素作抗凝剂。

2. 已配制好的凝血酶溶液 0.1ml,记录凝固时间,重复 2～3 次,取平均值。

3. 纤维蛋白原含量过低时,加入甲苯胺蓝可使检测结果判断困难,应特别注意。

二、血浆肝素检测

【目的】

1. 掌握普通肝素和低分子量肝素定量检测的实验原理。

2. 熟悉普通肝素和低分子量肝素定量检测的操作方法和注意事项。

3. 了解普通肝素和低分子量肝素的参考区间。

【原理】　抗凝血酶(AT)是血浆中凝血酶、FⅩa 和其他丝氨酸蛋白酶的抑制物,正常情况下 AT 的抑制作用较慢,而肝素能使之提高数千倍。在待测血浆中加入过量的 AT 和 FⅩa,普通肝素[又称未分级肝素(unfractionated heparin,UFH)]和低分子量肝素(low molecular weight heparin,LMWH)均可与 AT 形成复合物并灭活 FⅩa,剩余的 FⅩa 水解发色底物 (S-2765,N-α-Z-D-Arg-Gly-Arg-pNA.2HCl),释放出显色基团对硝基苯胺(PNA),颜色的深浅与血浆中 UFH 或 LMWH 浓度成负相关。

【试剂与器材】

1. 试剂

(1)FⅩa 试剂:含冻干牛 FⅩa,加 5ml 蒸馏水,2～8℃可保存 2 周,-20℃可保存 4 个月。

(2)AT:含冻干人 AT 和缓冲液,加 5ml 蒸馏水,2～8℃可保存 2 周,-20℃可保存 4 个月。

(3)发色底物 S-2765,加 5ml 蒸馏水,2～8℃可保存 2 周,-20℃可保存 6 个月。

(4)标本:109mmol/L 枸橼酸钠抗凝血,3000r/min 离心 10 分钟,取血浆层的上 2/3,1 小时内将该血浆再以 3000r/min 离心,得到乏血小板血浆。乏血小板血浆须保存在 2～8℃,2 小时内完成检测,或 20℃保存 1 个月,用前 37℃水浴融化。

(5)标准品:同样的方法采集正常血浆,以制备肝素标准品。用生理盐水配成 8USPU/ml 肝素,然后用正常血浆配成下列肝素标准品:

0.8U/ml　900μl 血浆 +100μl 肝素(80USPU/ml);

0.4U/ml　500μl 血浆 +500μl 0.8U/ml 标准品;

0.2U/ml　500μl 血浆 +500μl 0.4U/ml 标准品;

0.0U/ml　500μl 血浆。

2. 器材　水浴箱、试管、离心机等。

【操作】

1. 半微量测试法　200μl AT,加 25μl 血浆样品或肝素标准品,混匀,37℃温育 2 分钟;加 200μl FⅩa 并混匀,37℃温育 1 分钟;混合液中加 200μl 发色底物 S-2765,混匀,37℃精确温育 5 分钟;加 200μl 醋酸,混匀;最后加 200μl 水。在波长 405nm 处读取吸光度值,空白对照液可按下列顺序配制:

200μl 醋酸→200μl AT→25μl 正常对照血浆→200μl FXa→200μl S-2765→200μl 水。

2. 微量板法 以 200μl 生理盐水稀释 100μl 标准品或受检血浆,配成 1:2 稀释的肝素标准品或受检血浆。微孔中加 75μl AT,随后加 25μl 1:2 稀释的血浆样品或肝素标准品,混匀,37℃温育 2 分钟;加 75μl FXa,混匀,37℃温育 1 分钟;混合液中加 75μl 发色底物 S-2765,混匀,37℃精确温育 5 分钟;加 75μl 醋酸,在波长 405nm 处读取吸光度值,空白对照液可按下列顺序配制:

75μl 醋酸→75μl AT→25μl 稀释的正常对照血浆或受检血浆→75μl FXa→200μl 发色底物 S-2765。

3. 制备标准曲线或回归方程 以吸光度值与对应的肝素标准品浓度绘制标准曲线或回归方程。

【参考区间】 0U/ml,根据抗凝治疗的强度不同,本检测值有相应变化,本法检测肝素的范围是 0~0.8U/ml。

【注意事项】

1. 采血和离心要避免血小板激活而释放血小板第 4 因子(PF4),其可抑制肝素活性。

2. 反应条件如温育时间和温度均应严格按要求进行。

3. 严重黄疸者应设自身对照进行检测。

4. 制作标准曲线的肝素制剂应与受检者一致。

5. 本实验主要用于肝素治疗的监测,我国人以维持在 0.2~0.4U/ml 为宜。

三、血浆狼疮抗凝物筛选和确诊试验

【目的】

1. 掌握狼疮抗凝物(lupus anticoagulant,LAC)的筛选和确诊试验的实验原理。

2. 熟悉狼疮抗凝物的筛选和确诊试验的操作方法和注意事项。

3. 了解狼疮抗凝物的参考区间。

【原理】 狼疮抗凝物是一种针对带负电荷磷脂的自身抗体,是抗磷脂抗体的一种,因其首先在红斑狼疮患者体内被发现而命名。LAC 可通过阻碍凝血因子Ⅷa 与Ⅸa 相互作用影响凝血酶原酶生成,也可直接抑制凝血酶原酶复合物中的磷脂成分而影响凝血过程,导致 APTT 和 PT 延长。LAC 检测的筛选和确诊试验是改良的 Russell 蝰蛇蛇毒稀释试验,在乏血小板血浆中分别加入 LAC 的筛选试剂和确诊试剂,记录两者血液凝固时间的比值。用蛇毒试剂激活 FX,加入 Ca^{2+} 和低浓度磷脂,观察血浆发生凝固的时间,称为 Russell 蛇毒时间(Russell viper venom time,RVVT),作为狼疮抗凝物(lupus anticoagulation,LAC)的筛查试验(LAC screen),也称为 Lupo 试验。若 RVVT 明显延长时,提示有凝血因子缺陷或存在 LAC。加入正常血浆后,RVVT 缩短,为凝血因子缺陷;若 RVVT 仍延长,表明存在 LAC。加入高浓度的磷脂中和 LAC 后,可使延长的 RVVT 缩短或恢复正常,确证血浆中存在 LAC,称为 LAC 确认试验(LAC confirm),也称为 Lucor 试验。通过计算 LAC screen 或 LAC confirm 与对照血浆 RVVT 的比值,得到 LAC 筛查试验比值(screen ratio,SR)和确认试验比值(confirm ratio,CR),用筛查除以确认比值,得到标准化 LAC 比值(normalized LAC ratio,NLR),根据 NLR 的大小,判断待测血浆中有无 LAC。

【试剂与器材】

1. 试剂

（1）0.13mol/L 枸橼酸钠溶液。

（2）Lupo 试剂盒。

（3）Lucor 试剂盒。

（4）乏血小板血浆。

2. 器材 试管、水浴箱、秒表等。

【操作】

1. 将 Lupo 试剂及 Lucor 试剂在 37℃ 水浴箱中预温。

2. 取 2 支试管，分别加入乏血小板血浆 200μl 后于 37℃ 水浴箱中预温 1 分钟。

3. 分别将温育好的 Lupo 试剂及 Lucor 试剂 200μl 加入上述试管，同时开始计时，记录血浆凝固时间。

4. 以上操作重复 2 次，取均值。

5. 结果用 LAC 比值表示：LAC 比值 = Lupo 试验检测值/Lucor 试验检测值。

【参考区间】 Lupo 试验：31～44 秒；Lucor 试验：30～38 秒；Lupo 试验/Lucor 试验比值：1.0～1.2。

【注意事项】

1. 用浓度为 109mmol/L 的枸橼酸钠与静脉血 1:9 抗凝，以 3500r/min 离心 15 分钟所得血浆血小板数应 <$2.0×10^9$/L；如果不能即刻检测，须将血浆置于 2～8℃ 储存，但必须在 4 小时内检测完毕。样本须密闭保存，以避免 pH 改变及外源污染。

2. 当血细胞比容 <20% 或 >55% 时，均会影响检测结果的准确性，应按常规调节抗凝剂的量。

3. 当检测标本有黄疸、溶血和脂血时，必须手工操作。

四、凝血因子Ⅷ抑制物检测

【目的】

1. 掌握凝血因子Ⅷ抑制物检测的实验原理。

2. 熟悉凝血因子Ⅷ抑制物检测的操作方法和注意事项。

3. 了解凝血因子Ⅷ抑制物的参考区间。

（一）混合血浆法

【原理】 将待测血浆与健康人新鲜血浆混合，37℃温育后检测凝血因子Ⅷ的活性，如果待测血浆中含有凝血因子Ⅷ抑制物，则会导致混合血浆凝血因子Ⅷ活性降低。抑制物含量用 Bethesda 为单位进行计算，1 个 Bethesda 单位相当于灭活 50% 凝血因子Ⅷ活性。

【试剂与器材】

1. 试剂

（1）0.05mol/L 咪唑缓冲液：取氯化钠 0.585g 及咪唑 0.34g，加入蒸馏水 100ml，调整 pH 至 7.3。

（2）5g/L 白陶土生理盐水悬液。

（3）脑磷脂生理盐水悬液：将脑磷脂冻干粉用生理盐水作 1:100 稀释。

（4）0.05mol/L $CaCl_2$ 溶液。

（5）健康人新鲜混合血浆。

2. 器材   37℃水浴箱、试管、秒表等。

【操作】

1. 分别将待检血浆及健康人混合血浆用咪唑缓冲液做1:1稀释。

2. 按照凝血因子Ⅷ:C检测方法测定稀释好的健康人混合血浆Ⅷ:C，以此作为Ⅷ:C对照血浆。

3. 将稀释好的待检血浆与等量健康人新鲜混合血浆混合，37℃温育2小时后，按照凝血因子Ⅷ:C检测方法测定Ⅷ:C。

4. 结果计算   待测血浆温育后剩余FⅧ:C =（温育后Ⅷ:C/对照血浆Ⅷ:C）×100%。
Bethesda单位 = 待测血浆温育后剩余FⅧ:C×待测血浆与对照血浆间的稀释倍数。

【参考区间】   健康人血浆无因子Ⅷ抑制物，剩余凝血因子Ⅷ:C为100%。

【注意事项】

1. 标本以枸橼酸钠抗凝，采血后立即分离血浆进行检测。不能立即检测的标本应 -20℃保存，1个月内检测；若-80℃保存，则应3个月内检测。

2. 健康人新鲜混合血浆制备应考虑年龄因素及样本量，以选取30人份以上的各年龄段的健康人新鲜混合血浆为宜。

3. 如果抑制作用明显，超出FⅧ:C检测线性范围，可降低待测血浆在对照血浆中的比例，重新检测FⅧ:C。

（二）因子平行稀释法

【原理】   因子平行稀释法（factor parallelism）检测因子Ⅷ抑制物的原理：将待检血浆和校准血浆进行1:10、1:20、1:40、1:80、1:160倍比稀释，稀释后血浆凝血因子抑制物活性降低，而凝血因子活性有所恢复。如果待检血浆中不含凝血因子抑制物，则待检和校准血浆的两条稀释曲线（凝固时间-凝血因子活性）平行；若待检血浆中含有凝血因子抑制物，则待检和校准血浆的两条稀释曲线交叉，由此可判断待检血浆中有无凝血因子抑制物。

【试剂与器材】

1. 试剂

（1）待检血浆。

（2）脑磷脂悬液：脑磷脂冻干粉以生理盐水作1:100稀释。

（3）5g/L白陶土生理盐水悬液。

（4）0.05mol/L $CaCl_2$溶液。

（5）pH 7.3咪唑缓冲液（Ⅰ液：取咪唑1.36g溶于200ml蒸馏水中，加入0.1mol/L盐酸74.4ml，加蒸馏水至400ml；Ⅱ液：0.13mol/L枸橼酸钠溶液），取5份Ⅰ液与1份Ⅱ液混合而成试验用咪唑缓冲液。

（6）健康人新鲜混合血浆（作为对照血浆）。

2. 器材   水浴箱、秒表、试管、双对数坐标纸或计算器。

【操作】

1. 用咪唑缓冲液将待检血浆和对照血浆分别稀释为1:20、1:40、1:80及1:160浓度。

2. 分别测定待检血浆和对照血浆各浓度稀释液FⅧ:C的活性。

3. 分别绘制待检血浆和对照血浆稀释曲线。

4. 根据两条曲线平行或交叉情况判断结果，曲线交叉为血浆凝血FⅧ抑制物阳性；曲线平行为 FⅧ抑制物阴性。

【参考区间】　正常人血浆凝血因子Ⅷ抑制物阴性,两条曲线平行。

【注意事项】　同混合血浆法。

(高春艳)

第五节　纤溶活性检验

实验二十二　优球蛋白溶解时间测定

【目的】

1. 掌握加钙法和加凝血酶法测定优球蛋白溶解时间的实验原理。

2. 熟悉加钙法和加凝血酶法测定优球蛋白溶解时间的操作方法和注意事项。

3. 了解优球蛋白溶解时间的参考区间。

【原理】　优球蛋白(euglobulin)是指在离子浓度低的环境中不溶解的蛋白质,血浆中优球蛋白组分包括纤维蛋白原(FIB)、纤溶酶原(PLG)、纤溶酶(plasmin)和组织纤溶酶原激活剂(t-PA)等,但不含纤溶酶抑制物。用低离子强度和 pH 4.5 的溶液沉淀、分离优球蛋白,再溶解于缓冲液中,再加入适量钙或凝血酶,使其凝固,测定凝块完全溶解所需时间即为优球蛋白溶解时间(euglobulin lysis time,ELT),是判断纤溶系统活性的筛选试验之一。

【试剂与器材】

1. 试剂

(1)0.109mol/L 枸橼酸钠溶液。

(2)0.025mol/L 氯化钙溶液。

(3)0.166mol/L 醋酸溶液:取冰醋酸 1ml 加水稀释至 100ml。

(4)硼酸缓冲液(pH 9.0):氯化钠 9g,硼酸钠 1g,加水至 1L。

(5)凝血酶溶液,2U/ml。

(6)巴比妥乙酸缓冲液(pH 7.4):①原液:巴比妥 17.714g,乙酸钠 9.714g,无二氧化碳的新鲜蒸馏水加至 500ml;②应用液(pH 7.4):原液 5ml,0.1mol/L 盐酸 5ml,生理盐水 90ml。

2. 器材　离心机、水浴箱、秒表、试管。

【操作】

1. 枸橼酸钠抗凝血,迅速分离血浆。

2. 取血浆 0.5ml 加到冷稀醋酸 9ml 中,混匀,置 4℃冰箱 10 分钟,使优球蛋白充分析出。

3. 3000r/min 离心 5 分钟,倾去上清液,倒置离心管于滤纸上,吸去残余液体。

4. 加硼酸缓冲液或巴比妥醋酸钠缓冲液 0.5ml 于沉淀中,置 37℃水浴中,轻轻搅拌使之完全溶解。

5. 加入 0.025mol/L 氯化钙或凝血酶溶液 0.5ml,开动秒表,记录凝固时间。

6. 置于 37℃水浴中记录凝块完全溶解不见絮状物为止,所需要的时间即为 ELT。

【参考区间】　加钙法:89～171 分钟;加凝血酶法:98～216 分钟。

【注意事项】

1. 第 1～2 步骤应在 15 分钟内完成。

2. 观察终点以不见絮状物为准。

159

3. 当纤溶酶原基本被耗尽时,本试验可呈阴性反应。

4. 在加钙法中用硼酸缓冲液(pH 9.0),而不用巴比妥醋酸钠缓冲液(pH 7.4)。

实验二十三 血浆组织型纤溶酶原激活剂检测

一、组织纤溶酶原激活剂活性检测

【目的】

1. 掌握发色底物法检测组织型纤溶酶原激活剂活性(tissue plasminogen activator activity, t-PA:A)的实验原理。

2. 熟悉发色底物法检测组织型纤溶酶原激活剂活性的操作方法和注意事项。

3. 了解组织型纤溶酶原激活剂活性的参考区间。

【原理】 发色底物法测定 t-PA:A 的原理:将过量纤溶酶原与纤维蛋白共价物加入待测血浆,t-PA 可吸附在纤维蛋白上,使纤溶酶原转变为纤溶酶,纤溶酶水解发色底物 S-2251 并释放出黄色的显色基团对硝基苯胺(PNA)而显色,其颜色深浅与待测血浆中 t-PA 活性成正相关,在 405nm 波长下测定 PNA 的吸光度,可计算出血浆 t-PA:A。

【试剂与器材】

1. 试剂

(1)0.109mol/L 枸橼酸钠溶液。

(2)浓缓冲液:使用前用蒸馏水稀释到 25ml。

(3)浓酸化液:使用前用蒸馏水稀释到 10ml。

(4)纤溶酶原。

(5)发色底物 S-2251。

(6)纤维蛋白共价物。

(7)标准品(10U)。

(8)终止液。

2. 器材 酶标板、酶标仪、微量加样器、37℃水浴箱、试管、离心机等。

【操作】

1. 常规静脉取血,枸橼酸钠抗凝,离心分离血浆。

2. 标本准备 取待测血浆 200μl,加入等体积酸化液,充分混匀,再将酸化血浆用缓冲液 1:15 倍稀释;标准品用缓冲液溶解后再稀释 100 倍,则为活性 0.025IU/ml 溶液,再按表4-4 所示稀释成不同浓度。

表 4-4 t-PA 标准品稀释

试剂	1	2	3	4	5	6
t-PA 标准品(μl)	0	20	40	60	80	100
缓冲液(μl)	100	80	60	40	20	0
t-PA:A(IU/ml)	0	0.005	0.01	0.015	0.02	0.025

3. 将不同稀释度的标准品溶液及稀释好的待检血浆加入酶标板,每孔 100μl。

4. 分别用 2ml 缓冲液将发色底物 S-2251、纤溶酶原及共价物溶解,充分混匀后加入酶标板,每孔 100μl。

5. 将酶标板放于湿盒中,37℃水浴中孵育 2.5 ~ 3 小时。

6. 加入终止液终止反应,每孔 20μl。

7. 置于酶标仪 405nm 波长读取吸光度 A 值,以标准品中的 1 号管调零。

8. 以 t-PA 标准品 A 值为纵坐标,t-PA:A 为横坐标,绘制标准曲线。待测血浆的 t-PA:A 依据其 A 值在标准曲线上读出,然后 ×15 ×2 ×1.1(如果为固体肝素抗凝,则不再乘以 1.1)。

【参考区间】　0.3 ~ 0.6U/ml。

【注意事项】

1. 为避免加压后 t-PA 进入血液,静脉取血时最好不要用止血带。

2. 冻存血浆融化后若出现絮状沉淀,应将其分散均匀。

3. 待测血浆一经酸化处理后必须尽快检测,否则影响检测结果。

4. 健康人血浆标本稀释 30 倍后行 t-PA:A 测定结果应在 0 ~ 0.025IU/ml 范围内;如结果不在此范围内,则需根据其显色深浅将标本作以适当稀释。

5. 本试验保温时间应依据标准品显色深浅程度适当调整。

二、组织纤溶酶原激活剂抗原检测

【目的】

1. 掌握 ELISA 法测定组织纤溶酶原活化物抗原(tissue plasminogen activator antigen,t-PA:Ag)的实验原理。

2. 熟悉 ELISA 法测定组织纤溶酶原活化物抗原的操作方法和注意事项。

3. 了解组织纤溶酶原活化物抗原的参考区间。

【原理】　用纯化的抗 t-PA 单克隆抗体包被反应板,加入待测血浆,待测血浆中的 t-PA:Ag 与抗 t-PA 单克隆抗体结合形成抗原-抗体复合物,该复合物与酶标二抗结合形成多重复合物而使显色剂邻苯二胺显色,显色程度与待测血浆中的 t-PA:Ag 量成正比。

【试剂与器材】

1. 试剂

(1)鼠抗人 t-PA 单抗,使用前用包被缓冲液配成 10pg/ml。

(2)过氧化物酶标记的二抗。

(3)t-PA 标准品。

(4)包被缓冲液:浓度为 0.05mol/L 的碳酸盐缓冲液(pH 9.6)。

(5)稀释缓冲液:0.49% 血清白蛋白 – 0.01mol/L 磷酸盐缓冲液(pH 7.4)。

(6)基质缓冲液:0.2mol/L 枸橼酸、0.2mol/L 枸橼酸钠缓冲液(pH 4.5)。

(7)洗涤液:0.025mol/L $CaCl_2$ – Tween 20 – PBS 缓冲液。

(8)显色液:将显色底物邻苯二胺用基质缓冲液配成浓度为 0.8g/L 的液体,并加 30% 的过氧化氢溶液 10μl,混匀后使用,必须现用现配。

(9)终止液:3mol/L 硫酸溶液。

2. 器材　酶标板、酶标仪、离心机、37℃水浴箱、微量加样器、试管等。

【操作】

1. 将鼠抗人 t-PA 单抗用包被液稀释后包被反应板,每孔 100μl,37℃温育过夜,弃去上清,洗涤液洗 3 次后,甩干备用。

2. 常规静脉取血,枸橼酸钠溶液 1:9 抗凝,分离血浆。

3. 将待测血浆用稀释缓冲液稀释 5 倍;将标准品用稀释缓冲液稀释为 10μg/ml、5μg/ml、2.5μg/ml、1.25μg/ml、0.625μg/ml、0.3125μg/ml 等不同浓度。

4. 将不同浓度的标准品及稀释好的待测血浆加入已包被的酶标板中,每孔 100μl,空白对照孔加入等量的稀释液,37℃温育 1 小时。

5. 弃上清,用洗涤液洗涤 3 次,甩干后加入用稀释缓冲液配制的过氧化物酶标记的二抗,每孔 100μl,37℃温育 1 小时。

6. 弃上清,用洗涤液洗涤 3 次并甩干后加入显色液,每孔 100μl,室温避光显色 15 分钟。

7. 弃上清,加入终止液,每孔 50μl,室温 10 分钟,终止反应。

8. 置于酶标仪 492nm 波长,以空白孔调零,读取各孔吸光度 A 值。

9. 以 t-PA 标准品 A 值和相对应的 t-PA 浓度计算回归方程。

10. 依据待测血浆 A 值可算出待测血浆 t-PA:Ag 含量。

【参考区间】 $1.0 \sim 12.0 \mu g/L$。

【注意事项】

1. 最好在清晨 7 时前采血,此后 t-PA 浓度随时间的推移逐渐下降。

2. 每次检测均须设阴性对照。

3. 终止反应前,可先测定最高浓度标准品的 A 值,如在 2.5 以上,即可终止反应;如在 2.5 以下,则再放置 5 分钟左右终止反应,以保证显色效果。

4. 终止反应后,必须 2 小时内完成比色。

实验二十四 血浆纤溶酶原检测

一、血浆纤溶酶原活性检测

【目的】

1. 掌握发色底物法检测血浆纤溶酶原活性(plasminogen activity,PLG:A)的实验原理。

2. 熟悉发色底物法检测血浆纤溶酶原活性的操作方法和注意事项。

3. 了解血浆纤溶酶原活性的参考区间。

【原理】 发色底物法测定 PLG:A 的原理:尿激酶能催化纤溶酶原转变为纤溶酶,纤溶酶作用于发色底物 S-2251,释放出黄色的显色基团对硝基苯胺(PNA)而显色,其颜色深浅与待测血浆中 PLG:A 活性成正相关,在 405nm 波长下测定 PNA 的吸光度,可计算出血浆 PLG:A。

【试剂与器材】

1. 试剂

(1)0.05mol/L Tris-缓冲液,pH 7.4。

(2)4U/ml 尿激酶溶液:用 Tris-缓冲液配制,现用现配。

(3)5g/L 的 S-2251 溶液:用三蒸水配制,现用现配。

(4)50% 甘油溶液。

(5)50% 醋酸溶液。

(6)标准血浆:40 名健康人枸橼酸钠抗凝混合血浆。

2. 器材 酶标仪、酶标板、试管等。

【操作】

1. 标本准备 标准管加标准血浆 0.1ml,加 50% 甘油溶液 2ml,再加入尿激酶溶液 40μl;受检管加待测血浆 50μl,加 50% 甘油溶液 1ml,再加入尿激酶溶液 20μl。各管加入尿激酶后置于 37℃ 中温育 1 小时,为纤溶酶生成做准备。

2. 按表 4-5 所示进行操作。

表 4-5 发色底物测定 PLG:A 操作步骤

试剂	标准管						空白管	受检管
已温育的标本(ml)	0.12	0.10	0.08	0.06	0.04	0.02	—	0.10
50% 甘油溶液(ml)	—	0.02	0.04	0.06	0.08	0.10	0.12	0.02
Tris- 缓冲液(ml)	0.07	0.07	0.07	0.07	0.07	0.07	0.07	0.07
发色底物溶液(ml)	0.02	0.02	0.02	0.02	0.02	0.02	0.02	0.02
37℃温育 1.5 小时								
50% 醋酸溶液(ml)	0.05	0.05	0.05	0.05	0.05	0.05	0.05	0.05
标准 PLG:A 活性(%)	120	100	80	60	40	20		

3. 用空白管调零,于酶标仪 405nm 波长依次读取各管 A 值。以标准管 A 值为纵坐标,其相应的 PLG:A(%) 为横坐标,作直线回归分析,依据受检管 A 值在回归方程中计算出相应 PLG:A(%)。

【参考区间】 57.72% ~ 113.38%。

【注意事项】

1. 标本采集需用枸橼酸盐作抗凝剂;采血应迅速,否则止血带束缚过久可引起 PLG 假性减低;标本如发生凝血或溶血应当重新采血;标本采集后立即送检。

2. 一些药物能影响 PLG:A,例如口服避孕药物能使 PLG:A 轻度增高,溶栓药物(组织纤溶酶原激活物、尿激酶、链激酶等)能使 PLG:A 下降,因此若在应用上述药物时行 PLG:A 检测,需在标本上注明。

二、血浆纤溶酶原抗原检测

【目的】

1. 掌握 ELISA 法检测血浆纤溶酶原抗原(plasminogen antigen,PLG:Ag)的实验原理。

2. 熟悉 ELISA 法检测血浆纤溶酶原抗原的操作方法和注意事项。

3. 了解血浆纤溶酶原抗原的参考区间。

【原理】 ELISA 法检测血浆 PLG:Ag 的原理是:用纯化的兔抗人纤溶酶原(PLG)抗体包被反应板,加入待测血浆,待测血浆中的 PLG 与 PLG 抗体结合,再加入酶标抗体与其结合,可测定与抗体结合的 PLG:Ag 含量,并依据标准曲线计算出 PLG:Ag 含量。

【试剂与器材】

1. 试剂

(1)纯化的兔抗人 PLG 抗体。

(2)健康人混合血浆。

(3)酶标二抗:HRP 标记的兔抗人 PLG 抗体。

（4）1mg/ml 邻苯二胺（底物）：用 pH 4.5 的 0.1mol/L 枸橼酸盐缓冲液配制。

（5）小牛血清白蛋白（BSA）：浓度为 10g/L。

（6）Tris-Tween 20 洗涤液。

（7）终止液：3mol/L 硫酸溶液。

2. 器材　酶标板、酶标仪、37℃水浴箱等。

【操作】

1. 用 100mg/L 纯化的兔抗人 PLG 抗体包被反应板，每孔 100μl，37℃温育 3 小时，4℃放置过夜，用 Tris-Tween 20 洗涤液洗涤 3 次。

2. 取健康人混合血浆作为标准品，按 PLG 含量倍比稀释成 10 个不同浓度；用 0.01mol/L PBS-Tween 20 将待测血浆稀释 200 倍。

3. 将稀释好的待测血浆及不同浓度的标准品加入包被好的反应板中，每孔 100μl，37℃温育 2 小时后，用 Tris-Tween 20 洗涤液洗涤 3 次。

4. 加入用 10g/L BSA-PBS-Tween 20 稀释的 HRP-兔抗人 PLG 抗体，每孔 100μl，37℃温育 1 小时。

5. 加入 1mg/ml 邻苯二胺（底物）溶液，每孔 100μl，37℃温育 20 分钟。

6. 加入终止液终止反应。

7. 置于酶标仪 492nm 波长读取吸光度 A 值。

8. 以 PLG 含量的对数为横坐标，相应各孔的 A 值为纵坐标，绘制标准曲线。

9. 依据待测血浆 A 值在标准曲线上得出其相应 PLG：Ag 含量。

【参考区间】　0.18～0.25g/L。

【注意事项】

1. PLG：Ag 测定较稳定，分离后的待测血浆 −30℃可以保存 2 个月。

2. 其余注意事项同 PLG：A 检测。

实验二十五　血浆硫酸鱼精蛋白副凝固试验

【目的】

1. 掌握血浆硫酸鱼精蛋白副凝固试验（plasma protamine paracoagulation test，3P 试验）的实验原理和操作方法。

2. 熟悉血浆硫酸鱼精蛋白副凝固试验的注意事项。

3. 了解血浆硫酸鱼精蛋白副凝固试验的参考区间。

【原理】　凝血酶作用于纤维蛋白原，使纤维蛋白原释放出纤维蛋白肽 A、纤维蛋白肽 B 后转变成纤维蛋白单体（FM）；而纤溶酶能降解纤维蛋白形成纤维蛋白降解产物（FDPs）。血浆中的 FM 与 FDPs 同时存在时能形成可溶性复合物。硫酸鱼精蛋白可使 FM 从可溶性复合物中游离出来，FM 自行聚合呈肉眼可见的絮状、纤维状或胶冻状，即 3P 试验阳性。反映了 FDPs 尤其是片段 X 的存在。

【试剂与器材】

1. 试剂

（1）0.109mol/L 枸橼酸钠溶液。

（2）10g/L 硫酸鱼精蛋白溶液（pH 6.5）。

（3）阳性对照血浆。

2. 器材 离心机、试管、水浴箱等。

【操作】

1. 常规静脉采血,枸橼酸钠溶液抗凝,离心制备乏血小板血浆。

2. 取 500μl 乏血小板血浆加入试管中,37℃温育 3 分钟。

3. 加入 50μl 硫酸鱼精蛋白溶液,充分混匀,37℃温育 15 分钟,观察结果。

4. 依据凝固情况判断结果 血浆清晰透明、无不溶物质者为阴性;出现细颗粒沉淀者为弱阳性;出现粗颗粒沉淀者为阳性;有纤维蛋白网、纤维蛋白丝或胶冻样凝固者为强阳性。

【参考区间】 阴性。

【注意事项】

1. 本试验必须用枸橼酸钠抗凝剂,不得使用 EDTA、草酸盐及肝素抗凝。

2. 结果观察须及时,若冷却后出现沉淀者不作参考。

3. 导管内抽血、抽血不顺利、抗凝不均、抗凝剂不足、标本置于冰箱或反复冻融、结果未立即观察等均可导致 3P 试验假阳性。

4. 试验过程中须严格控制水浴箱温度和温育时间,避免造成假阳性或假阴性结果。

实验二十六 血浆纤维蛋白(原)降解产物检测

【目的】

1. 掌握胶乳凝集法(latex agglutination test,LAT)检测血浆纤维蛋白(原)降解产物[fibrin(fibrinogen)degradation products,FDPs]的实验原理和操作方法。

2. 熟悉胶乳凝集法检测血浆纤维蛋白(原)降解产物的注意事项。

3. 了解血浆纤维蛋白(原)降解产物的参考区间。

【原理】 用抗 FDPs 的特异性抗体包被胶乳颗粒,与待测血浆(或血清)充分混匀,如果待测血浆中含有 FDPs 时,则与乳胶颗粒上的抗 FDPs 特异性抗体结合而发生凝集反应。根据胶乳颗粒检测 FDPs 的灵敏度和待测血浆稀释度可计算出 FDPs 的含量。

【试剂与器材】

1. 试剂

(1)109mmol/L 枸橼酸钠溶液。

(2)甘氨酸缓冲液。

(3)胶乳试剂。

(4)FDPs 阴性对照。

(5)FDPs 阳性对照。

2. 器材 胶乳反应板、试管、刻度吸管、搅拌棒、秒表、微量加样器、冰箱、离心机等。

【操作】

1. 常规静脉取血,将 109mmol/L 的枸橼酸钠抗凝剂与血液 1:9 混合,离心分离血浆。

2. 将 20μl 胶乳试剂置于胶乳反应板的圆圈中,并加入等量的待测血浆,用搅拌棒充分混匀,轻轻摇动胶乳反应板 3~5 分钟。

3. 在较强光线下观察,如果出现明显且均匀的凝集颗粒为阳性(FDPs 含量≥5mg/ml);若无凝集颗粒的则为阴性(FDPs 含量<5mg/ml)。

4. 如果为阳性,则可进一步用甘氨酸缓冲液将待测血浆按 1:2、1:4、1:8、1:16 倍比稀释,并分别按上述方法进行检测,以发生凝集反应最高稀释度为反应终点。

5. 本法最大敏感度为5μg/ml,因此待测血浆中 FDPs 含量(μg/ml) =5×最高稀释倍数。

【参考区间】　血清 FDPs <10mg/L,血浆 <5mg/L。

【注意事项】

1. 本试验所用试剂必须在 2~8℃保存,避免冻结,使用前平衡至室温。

2. 血浆分离后不可久置,应在 2 小时内完成检测。

3. 胶乳反应板必须保持清洁干燥。

4. 胶乳试剂使用前应当充分摇匀。

5. 保持试验温度高于20℃,若低于20℃时,应当适当延长反应时间后再观察结果。

实验二十七　血浆 D-二聚体测定

一、胶乳凝集法

【目的】

1. 掌握胶乳凝集法测定血浆 D-二聚体(D-dimer)的实验原理和操作方法。

2. 熟悉胶乳凝集法测定血浆 D-二聚体的注意事项。

3. 了解血浆 D-二聚体的参考区间。

【原理】　将待测血浆加入用抗 D-dimer 单抗标记的胶乳颗粒中,如果待测血浆中 D-dimer 含量 >0.5mg/L 时,便与胶乳颗粒上的抗体结合而使胶乳颗粒凝集。根据发生凝集反应时待测血浆稀释度即可计算出 D-dimer 含量。

【试剂与器材】

1. 试剂

(1)0.109mol/L 枸橼酸钠溶液。

(2)样品稀释缓冲液。

(3)胶乳试剂。

(4)D-dimer 阴性对照。

(5)D-dimer 阳性对照。

2. 器材　胶乳反应板、搅拌棒、微量加样器、离心机、秒表、试管等。

【操作】

1. 常规静脉取血,以枸橼酸钠抗凝剂 1:9 抗凝,离心、分离乏血小板血浆。

2. 将 20μl 胶乳试剂置于胶乳反应板的圆圈中,并加入等量的待测血浆,用搅拌棒充分混匀,轻轻摇动胶乳反应板3~5分钟。

3. 在较强光线下观察,如果出现明显且均匀的凝集颗粒的为阳性(D-dimer 含量 ≥0.5mg/L);若无凝集颗粒的则为阴性(D-dimer <0.5mg/L)。

4. 如果为阳性,则可进一步用缓冲液将待测血浆按1:2、1:4、1:8、1:16 倍比稀释,并分别按上述方法进行检测,以发生凝集反应最高稀释度为反应终点。

5. 本法最大敏感度为 5mg/L,因此待测血浆中 D-dimer 含量(mg/L) =5×最高稀释倍数。

【参考区间】　定性:阴性;半定量 <0.5mg/L。

【注意事项】

1. 待测标本如发生溶血、凝血、细菌污染及高脂血均可能造成非特异性凝集,应避免。

2. 血浆分离后不可久置,应在 2 小时内完成检测。

3. 本试验所用试剂盒必须在 2～8℃保存,避免冻结,使用前平衡至室温。

4. 胶乳试剂使用前应当充分摇匀。

5. 胶乳反应板必须保持清洁干燥。

6. 保持实验温度高于20℃,若低于20℃时,应当适当延长反应时间后再观察结果。

二、ELISA 法

【目的】

1. 掌握 ELISA 法测定血浆 D-二聚体(D-dimer)的实验原理和操作方法。

2. 熟悉 ELISA 法测定血浆 D-二聚体的注意事项。

3. 了解血浆 D-二聚体的参考区间。

【原理】　将待测血浆加入用抗 D-dimer 单克隆抗体包被的酶标反应板中,血浆中的 D-dimer 与抗体结合,再加入酶标二抗后形成复合物,后者作用于显色底物而显色,应用酶标仪测定吸光度,待测血浆中 D-dimer 含量与吸光度成正比。

【试剂与器材】

1. 试剂

(1)0.109mol/L 枸橼酸钠溶液。

(2)10×稀释液:使用时将浓缩稀释液在37℃温育 15 分钟后用蒸馏水 10 倍稀释。

(3)20×洗涤液:使用时将浓缩洗涤液在37℃温育 15 分钟后用蒸馏水 20 倍稀释。

(4)终止液。

(5)过氧化氢。

(6)底物:显色前每瓶底物用 5ml 蒸馏水溶解,并加入 35ml 过氧化氢混匀。

(7)标准品。

(8)酶标抗体:使用时用等量稀释液溶解。

2. 器材　酶标仪、酶标板、微量加样器、试管等。

【操作】

1. 常规静脉取血,枸橼酸钠溶液 1∶9 抗凝,分离血浆。

2. 用稀释液将待测血浆稀释 10 倍。将冻干的标准品溶于 $300\mu l$ 稀释液(浓度为 1mg/ml),取出其中 $150\mu l$,用稀释液倍比稀释 1mg/ml、0.5mg/ml、0.25mg/ml、0.125mg/ml、0.0625mg/ml、0.03125mg/ml 六个浓度。

3. 将不同浓度的标准品及稀释好的待测血浆加入酶标板,每孔 $100\mu l$,空白对照孔加入等量的稀释液,置于37℃温育 1 小时。

4. 弃去孔内液体,用洗涤液清洗 3 次并拍干后加入酶标抗体,每孔 $100\mu l$,37℃温育 1 小时。

5. 弃去孔内液体,用洗涤液清洗 3 次并拍干后加入底物溶液,每孔 $100\mu l$,置于37℃温育 15～20 分钟。

6. 弃去孔中液体,加入终止液,每孔 $50\mu l$,终止反应。

7. 置于酶标仪 492nm 波长,以空白孔调零,读取各孔吸光度 A 值。

8. 以 D-dimer 含量的对数为横坐标,相应各孔的 A 值为纵坐标,绘制标准曲线。

9. 依据待测血浆 A 值在标准曲线上得出其相应 D-dimer 含量。

【参考区间】　血浆 D-dimer 含量<0.5mg/L。

【注意事项】

1. 标本应避免溶血、凝血发生，否则应重新采血。

2. 待测血浆于 2~8℃可保存 2 天，－20℃可冻存 1 个月，并应避免反复冻融。

3. 标本可采用 EDTA 或肝素抗凝。

（高春艳）

第六节　与抗血栓和溶栓治疗监测相关的试验

临床上常用抗凝药物、抗血小板药物、去纤药物及纤溶促进剂来进行抗栓或溶栓治疗，但是这些药物应用过量会引起出血，用量不足又达不到预期治疗效果。因此，在应用这些药物的过程中必须根据不同情况，选择相应的实验室监测指标，以指导和调整临床合理用药，使药物既能达到最佳的治疗效果，又不会引起出血并发症的发生。与抗凝治疗相关的试验有活化的部分凝血活酶时间（APTT）、凝血酶原时间（PT）、活化凝血时间（ACT）、抗凝血酶活性（AT:A）、血浆肝素浓度测定、血小板计数、凝血酶原片段 1＋2（F_{1+2}）及抗 X a 活性测定等。溶栓治疗常用纤维蛋白原测定、凝血酶时间（TT）及纤维蛋白（原）降解产物（FDPs）测定等实验。抗血小板药物常选用血小板聚集试验（PAgT）、出血时间（BT）和血小板计数等实验监测，近来也有报道使用血栓弹力图（TEG）可以较好地监测抗血小板药物的治疗效果。上述试验除抗 X a 活性测定和血栓弹力图外，其他试验均在本教材的前面章节中有介绍，所以本节只介绍抗 X a 活性测定和血栓弹力图两个试验。

实验二十八　抗活化 X a 因子活性检测

【目的】　掌握发色底物法检测血浆肝素浓度的原理、方法及注意事项。

【原理】　抗凝血酶（AT）是血浆中以丝氨酸蛋白酶为活性中心的凝血因子的抑制物，在正常情况下，AT 的抑制作用较慢，当肝素存在时，可与 AT 结合成 1:1 的复合物，使 AT 的精氨酸反应中心暴露，抑制作用增强，从而加快激活因子的灭活。在受检血浆中加入过量的 F X a，FX a 与抗凝血酶-低分子量肝素（AT-LMWH）形成复合物，从而失去活性。剩余的 F X a 可使发色底物（Spectrozyme® F X a）释放出显色基团对硝基苯胺（PNA），发色强度与 LM-WH 浓度成负相关，可从标准曲线上查得 LMWK 的浓度。

【试剂与器材】

1. 试剂

（1）FX a 试剂（含冻干牛 FX a）：临用前加 5ml 蒸馏水，2~8℃可保存 2 周，－20℃可保存 4 个月。

（2）AT（含冻干人 AT 和缓冲液）：临用前加 5ml 蒸馏水，2~8℃可保存 2 周，－20℃可保存 4 个月。

（3）发色底物 Spectrozyme FX a：临用前加 5ml 蒸馏水，2~8℃可保存 2 个月，－20℃可保存 6 个月（勿反复冻融）。

（4）标本血浆准备：0.129mol/L 枸橼酸钠 1:9 抗凝血，3000r/min 离心 10 分钟。为彻底去除剩余血小板，1 小时内再以 3000r/min 离心 10 分钟。乏血小板血浆须保存在 2~8℃，2 小时内完成检测，或－20℃保存 1 个月，用前 37℃融化 15 分钟。

（5）肝素标准品准备:用同样方法采集正常血浆,以制备肝素标准品。以 0.9% NaCl 配成 8USPU/ml 的肝素,然后用正常血浆配成下列肝素标准品:

0.8U/ml　900μl 血浆 +100μl 肝素(8USPU/ml);

0.4U/ml　500μl 血浆 +500μl 0.8U/ml 标准品;

0.2U/ml　500μl 血浆 +500μl 0.4U/ml 标准品;

0.0U/ml　500μl 血浆;

（6）50% 冰醋酸溶液:冰醋酸 50ml,加水至 100ml。

2. 器材　酶标仪、水浴锅、离心机、加样器、试管等。

【方法步骤】

1. 用 100μl 生理盐水稀释 100μl 标准品或患者血浆,配成 1∶2 稀释的肝素标准品和患者血浆。

2. 微孔中加入 75μl AT,随后加入 25μl 1∶2 稀释的血浆样品或肝素标准品,37℃温育 2 分钟,加入 75μl FⅩa,37℃温育 1 分钟。

3. 加 75μl 发色底物 Spectrozyme FⅩa,37℃温育 5 分钟。

4. 加 75μl 醋酸,在波长 405nm 处读取吸光度值。

5. 空白对照液可按下列顺序配制:75μl 醋酸→75μl AT→25μl 稀释的正常对照血浆或患者血浆→75μl FⅩa→75μl 发色底物 Spectrozyme FⅩa。

6. 标准曲线的制作　以吸光度值与对应的肝素标准品浓度绘制标准曲线,纵、横坐标分别为 405nm 吸光度值和肝素浓度。待测血浆中肝素浓度可从标准曲线上直接查到。标准曲线应每次制备。

【参考范围】　正常人血浆 LMWH 为 0U/ml(发色底物法)。

【注意事项】

1. 采血和离心必须要小心,以避免血小板激活,导致血小板第 4 因子释放,后者可以抑制肝素的活力。

2. 反应中温育时间和温度均应严格按照要求进行,否则将影响检测结果。

3. 严重黄疸者检测中应设自身对照。

4. 制作标准曲线的肝素制剂应与患者使用的一致。

【临床意义】　抗 FⅩa 测定是简便、快速和有效检测 LMWH 的方法。用于预防血栓形成,LMWH 以 0.2 ~ 0.4IU/ml 为宜;用于血栓病治疗,LMWH 以 0.4 ~ 0.7IU/ml 为宜;若超过 0.8IU/ml 则出血的危险性增加。

实验二十九　血栓弹力图

【目的】　通过血栓弹力图仪来动态监测凝血全过程,以分析血块形成的速率、血块的强度及稳定性。

【原理】　目前血栓弹力图均用血栓弹力图仪进行检测。装载血样后,37℃的测试杯的盖子和悬垂丝耦合成一体,杯子在磁场的作用下,以 4°45′的角度和频率为 0.1Hz,每 9 秒一周的速度匀速转动,当受检血样开始凝结,血块使杯子和盖耦合在一起,金属探针(悬垂丝)受到样本形成的切应力作用,随之出现左右旋动,金属针在旋动过程中由于切割磁力线而产生电流,系统将检测到的凝血开始到纤维蛋白溶解过程中的物理信息经电脑软件处理后,便形成 TEG 曲线(图 4-2、图 4-3)。

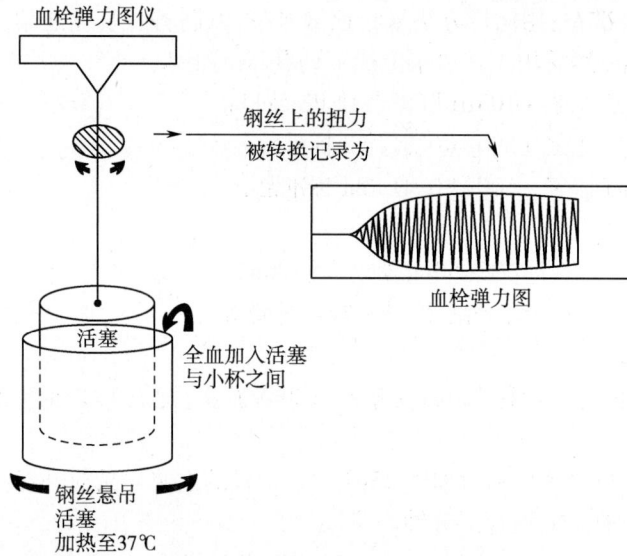

图 4-2 血栓弹力图原理示意图

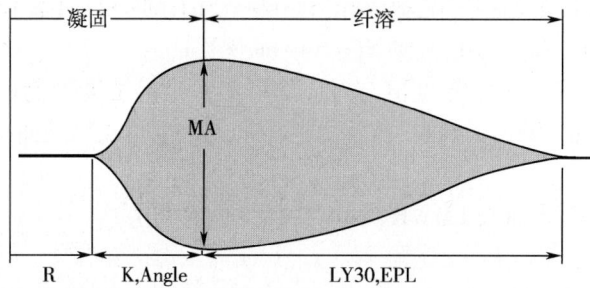

图 4-3 正常血栓弹力图

R,至初始的纤维蛋白织网形成,反映凝血因子活性,活性越高,R 值越短;
K/Angle,血块形成速率,反映纤维蛋白原功能;MA,最大血块强度,反映纤维
蛋白原,FX Ⅲ 和血小板功能;LY30/EPL,血块纤溶指标

【试剂与器材】

1. 测试杯。

2. 高岭土。

3. 12.9g/L CaCl$_2$ 溶液。

【方法步骤】

1. 从冰箱取出检测试剂盒进行复温,保证复温时间在 10 分钟以上。

2. 打开电脑及 TEG 主机,进入 TEG 专用分析软件程序。

3. 进入 eTest 界面,将测试杆移到 Test 位置,每个通道分别运行 eTest 测试。

4. 根据检测项目进行上杯操作,除了肝素酶试验需用肝素酶杯外,其他均为普通杯。

5. 血小板图试验需根据检测项目进行试剂配制。

6. 在 TEG 专用分析软件界面上创建患者信息并确定检测项目。

7. 高岭土试验在普通杯中加入 20μl 的氯化钙,加入高岭土激活 3～5 分钟的血样 340μl;肝素酶试验在肝素酶杯中加入 20μl 的氯化钙,加入高岭土激活 3～5 分钟的血样

340μl;血小板图试验需根据检测项目加入 10μl 的激活剂和 360μl 肝素化血样。

8. 将 Lever 杆移到 Test 位置,选中加样的通道,按下"Start"开始检测。

9. 点击 Done 回到 TEG 主界面,查看描记图形。

10. 观察图形,一般情况下当 MA 参数值两面没有星号表示描记已经结束,可以停止;如果怀疑有纤溶时需 CY30 参数值两面没有星号才表示描记已经结束,点击 Stop,停止试验。

11. 将测试杆从 Test 位置移回 Load 位置后,卸下检测杯。

12. 选中描记后的图,查看结果,根据结果完成试验报告。

13. 通常勾选 Clot,显示血滴图,打印报告。

14. 关闭电脑和主机。

【主要参数及参考范围】 见表 4-6。

表 4-6 TEG 检测的主要参数、意义及参考范围

主要参数	参数意义	参考范围（以高岭土激活的枸橼酸化血样为例）
R 值	反应时间,反映参加凝血启动过程的凝血因子的综合作用,包括内源性、外源性和共同凝血途径,以及纤维蛋白原被激活开始形成纤维蛋白凝块的情况	5~10 分钟
K 值	从 R 时间终点至描记幅度达 20mm 所需时间。反映纤维蛋白和血小板在血凝块开始形成时的共同作用结果,即血凝块形成的速率,由于此时以纤维蛋白的功能为主,故为检测纤维蛋白原功能的主要指标	1~3 分钟
α 角度	从血凝块形成点至描记图最大曲线弧度作切线与水平线的夹角。α 参数与 K 参数相同,反映纤维蛋白和血小板在血凝块开始形成时的共同作用结果,α 参数在极度低凝时要比 K 参数更直观,也是检测纤维蛋白原功能的指标	53~72deg
MA 值	描记图上的最大振幅,即最大切应力系数。反映了正在形成的血凝块的最大强度及稳定性,主要受血小板及纤维蛋白原两个因素的影响,其中血小板的作用约占 80%,血小板质量或数量的异常都会影响到 MA 值,是检测血小板数量及功能的指标	50~70mm
LY30	测量在 MA 值确定后 30 分钟内血凝块幅度减少的速率,是检测纤溶的一个指标。LY30>7.5% 表示纤溶亢进	0~7.5%
CI	凝血综合指数,反映样本在各种条件下的凝血综合状态,<-3:低凝,-3<正常<+3,>+3:高凝。此参数对于血栓和出血的预测具有重要意义	-3~+3
EPL	预测在 MA 值确定后 30 分钟内血凝块将要溶解的百分比,是测量纤溶的一个指标。EPL = 100×(MA-A30)/MA,(A30 为检测 30 分钟时在描记图上的振幅)	0~15%

【注意事项】

1. 装杯时注意请勿触碰杯子和针的接触面。

2. 请勿在测试位(Test)状态进行装载或卸杯。

3. eTest 结束后,一定要将测试杆移回装载位置。

4. 血小板图检测时,复溶后的 A、B、C 试剂应在 2 小时内使用。

5. 为确保设备测量结果的准确性,应每 24 小时做一次质控测试。

【临床意义】

1. 血栓性疾病　肾病综合征、尿毒症、冠状动脉粥样硬化性心脏病(冠心病)、心绞痛、心肌梗死、脑梗死、动静脉血栓形成等,R 值及 K 值明显减少,而 MA 值及 CI 值增大。

2. 血小板异常性疾病　原发性和继发性血小板减少症,R 值和 K 值增大,而 MA 值和 CI 值降低。血小板功能异常性疾病,则 MA 值和 CI 值降低更为明显。

3. 由凝血因子缺陷所致的出血性疾病,R 值及 K 值明显增加,而 MA 值及 CI 值降低。

4. 纤溶亢进时,TEG 可提示纤溶的强度和速度,并可用于区分原发性纤溶亢进和继发性纤溶亢进。CI 值≤1.0 且 LY30 >7.5% 提示为原发性纤溶亢进,CI 值≥3.0 且 LY30 >7.5% 提示为继发性纤溶亢进。

5. 判断凝血相关药物如华法林、注射用重组人凝血因子Ⅶa(诺其)、比伐卢定、t-PA、氨甲环酸等的疗效。

6. 判断肝素、低分子肝素以及类肝素的效果;肝素中和后残留的效果及肝素抵抗。

7. 指导各种成分输血和相关药物的使用。

8. 评估发生或再次发生血栓的风险,预防术后血栓的发生。

(管洪在)

第五章
综合性实验

随着现代医学检验技术的迅猛发展,许多血液系统疾病的检验技术已从单一的细胞水平上升到了亚细胞、分子及组学的综合诊断水平。为适应这一疾病检验诊断模式的转变,临床血液学检验技术的实验教学也必须由传统的验证性实验教学向综合性、设计性实验教学转变。综合性实验是指实验内容涉及本课程的综合知识或与本课程相关课程知识的实验。因此,本章选取了溶血性贫血、慢性髓系白血病、DIC、出血性疾病的实验室检查四部分实验内容,均以病例导入的方式,让学生综合运用本课程知识,采用血液学检验技术或其他检验技术,合理设计实验,进行疾病的实验室检验诊断和治疗监测。

实验一　溶血性贫血的实验室检查

溶血性贫血(hemolytic anemia,HA)是指由于某种原因引起红细胞病理性破坏增加,寿命缩短,超过骨髓增生代偿能力而引起的一类贫血。根据病因和发病机制将溶血性贫血分为遗传性和获得性两大类。遗传性溶血性贫血多由红细胞内在的缺陷(包括膜、酶、血红蛋白合成异常)所致,但葡萄糖-6-磷酸脱氢酶缺乏症当外因不存在时不发病;获得性溶血性贫血多由红细胞外在缺陷(包括免疫因素、药物因素、生物因素、物理因素等)所致,但 PNH 是获得性的以红细胞内在缺陷为特征的溶血性疾病。

【目的】　通过典型病例,应用所学的溶血性贫血检验的概念、分类、实验室诊断方法等理论知识,结合临床资料,正确选择和应用实验室检查方法和技术,为临床诊断溶血性贫血提供可靠证据。

【病例与分析】　患者,女,6 岁,因面色苍黄、疲乏无力 4 年余就诊。曾在某医院用铁剂、维生素 B_{12} 等治疗未见明显好转。父母为广西籍。无肝炎、结核病等病史。体格检查:鼻梁扁平,眼距宽。中度贫血貌,皮肤黏膜苍白,轻度黄染,浅表淋巴结及肝不大,脾肋下 3.0cm。血常规:WBC 8.6×10^9/L,RBC 4.22×10^{12}/L,HGB 72g/L,MCV 53.2fl,MCH 18.3pg,MCHC 285.00g/L,PLT 250×10^9/L。尿常规:隐血(-),蛋白质(-),尿 RBC(-);肝功能:总胆红素 25.5μmol/L,结合胆红素 12.0μmol/L,非结合胆红素 13.5μmol/L,AST 28U/L;血清叶酸20nmol/L;血清铁蛋白 320ng/ml。B 超显示:脾大。

该病例具有下列临床特点:患者年龄小,贫血已近 4 年,无其他病史。检查见皮肤黏膜苍白,轻度黄染,浅表淋巴结及肝不大,脾大,肋下 3.0cm。血常规:血红蛋白降低为72g/L,RBC 4.22×10^{12}/L,MCV、MCH、MCHC 表现为小细胞低色素性贫血改变,WBC、PLT 正常,血清非结合胆红素升高。提示为溶血性贫血可能性较大,曾用铁剂、维生素 B_{12} 等治疗无好转,血清叶酸及铁蛋白检查正常有助于排除造血原料不足引起的贫血。

【实验室检查思路】　引起溶血性贫血的原因很多,溶血的临床表现各异,对溶血性贫血的诊断应遵循一定的程序。溶血性贫血的实验室检查主要分为三大步骤:第一步依据临床表现如贫血、黄疸等进行溶血的一般检查,确定是否存在溶血,即寻找红细胞破坏增加和红细胞代偿性增生的证据;第二步判别溶血部位;第三步根据病因和发病机制分类选择特异性检查,包括红细胞膜缺陷、酶异常、血红蛋白异常、抗体或补体所致溶血的检查等确定溶血原因。

溶血性贫血检验的实验室检查思路见图5-1。

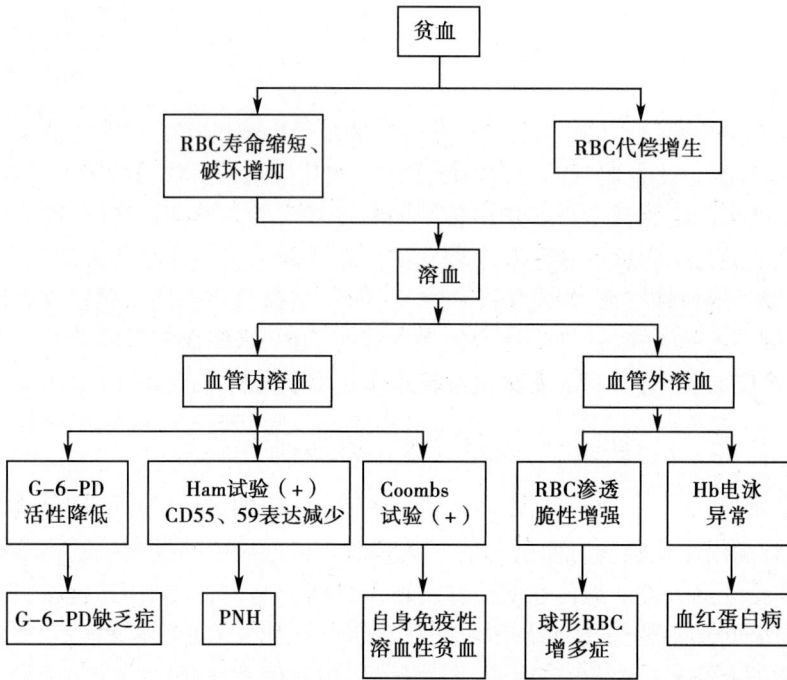

图5-1　溶血性贫血检验的实验室检查思路

【实验设计方案】

1. 常用检测红细胞破坏增加、红细胞代偿性增生和溶血部位的实验

(1)红细胞寿命测定。

(2)血浆游离血红蛋白检测。

(3)血清结合珠蛋白检测。

(4)血浆高铁血红素白蛋白测定。

(5)尿含铁血黄素试验(Rous 试验)。

(6)网织红细胞计数。

(7)外周血及骨髓细胞形态学检查。

2. 常用确定溶血病因的特异性检查

(1)红细胞渗透脆性试验。

(2)红细胞膜蛋白电泳分析。

(3)葡萄糖-6-磷酸脱氢酶(G-6-PD)活性检测。

(4)丙酮酸激酶活性检测。

(5)红细胞包涵体试验。

(6)血红蛋白电泳。

（7）血红蛋白定量分析。

（8）抗球蛋白试验（Coombs 试验）。

（9）蔗糖溶血试验。

（10）酸化血清溶血试验（Ham 试验）。

（11）CD55、CD59 检测。

（12）血红蛋白基因检测。

一、确定是否溶血

进行相应红细胞破坏增加、红细胞代偿性增生的试验检测：血浆游离血红蛋白检测、血浆高铁血红素白蛋白测定、血红蛋白尿检查、尿含铁血黄素试验（Rous 试验）、网织红细胞计数、外周血及骨髓细胞形态学检查。

（一）血浆游离血红蛋白检测

实验内容和方法详见第二章第四节实验十二血浆游离血红蛋白测定。

（二）血浆高铁血红素白蛋白测定

实验内容和方法详见第二章第四节实验十三血浆高铁血红素白蛋白测定。

（三）血红蛋白尿检查

【目的】　掌握血红蛋白尿检查的原理、方法，熟悉注意事项。

【原理】　血红蛋白中的亚铁血红蛋白具有过氧化物酶活性，能催化过氧化氢（H_2O_2）释放新生态氧，氧化邻甲联苯胺呈现蓝色，借此可检出尿中存在的血红蛋白。

【试剂与器材】

1. 器材　试管、吸管等。

2. 试剂

（1）10g/L 邻甲联苯胺溶液：取冰醋酸和无水乙醇各 50ml，加入邻甲联苯胺 1g，混匀，置棕色瓶 4℃ 可保存 8～12 周。

（2）过氧化氢冰醋酸溶液：冰醋酸 1 份，加 3% 过氧化氢溶液 2 份，混匀。

【操作】

1. 取试管 1 支，加尿液 4 滴，加入邻甲联苯胺溶液 2～3 滴，混匀。

2. 加过氧化氢冰醋酸溶液 1～2 滴，混匀。

【结果】　出现蓝色为阳性反应，阴性者无颜色变化。

【参考区间】　健康人尿液中无游离血红蛋白，本试验阴性。

【注意事项】

1. 尿液标本要求必须新鲜。

2. 血红蛋白尿多发生于睡眠时，因此检测用的尿液标本最好是晨尿。

3. 血红蛋白尿主要见于严重的血管内溶血，如蚕豆病、阵发性睡眠性血红蛋白尿、免疫性溶血或机械性溶血等。

（四）尿含铁血黄素试验（Rous 试验）

【目的】　掌握尿含铁血黄素检测的原理、方法，熟悉注意事项。

【原理】　当游离血红蛋白在血液中增多时，可通过肾脏滤过产生血红蛋白尿。在此过程中，血红蛋白被肾小管上皮细胞部分或全部吸收，部分铁离子以含铁血黄素（hemosiderin）的形式沉积于上皮细胞，并随尿液排出。尿中含铁血黄素是不稳定的铁蛋白聚合体，其中高铁离子可与亚铁氰化钾作用,在酸性环境下产生普鲁士蓝色的亚铁氰化铁沉淀。尿沉渣细胞内外可见直径 $1 \sim 3\mu m$ 的蓝色颗粒。本试验又称 Rous 试验。

【试剂与器材】

1. 器材 显微镜、离心机等。

2. 试剂

(1)20g/L 亚铁氰化钾溶液。

(2)3% 盐酸溶液。

【操作】

1. 取新鲜尿液 10ml,离心后弃去上清液。

2. 沉渣中加入 20g/L 亚铁氰化钾溶液和 3% 盐酸各 2ml,混匀后室温静置 20 分钟,离心后弃去上清液。

3. 取沉渣于显微镜高倍镜下观察,查找上皮细胞内有无分散或成堆的蓝色颗粒。

【结果】 上皮细胞内有分散或成堆的蓝色颗粒为阳性反应,阴性者上皮细胞内无蓝色颗粒。

【参考区间】 阴性。

【注意事项】

1. 所有操作过程应避免铁污染,所用试管和玻片需做去铁处理。

2. 亚铁氰化钾溶液需要新鲜配制。

3. 应同时做阴性对照,以免出现假阳性结果。

4. 阳性含铁血黄素颗粒在镜下观察,应为细胞内具有立体感的闪光的蓝色颗粒。

5. Rous 试验是诊断血管内溶血的定性试验,主要用于判断 PNH。该方法简单易行,取晨尿标本进行检测可提高阳性率。临床上常见于阵发性睡眠性血红蛋白尿等。但应注意 Rous 试验在溶血初期,虽有血红蛋白尿,上皮细胞内尚未形成可检出的含铁血黄素,此时本试验可呈阴性。

(五)网织红细胞计数(目视计数法)

【目的】 掌握网织红细胞计数的原理、方法,熟悉注意事项。

【原理】 网织红细胞胞质内残存少量核糖体和核糖核酸(RNA)等嗜碱性物质,在活体染色时可被煌焦油蓝或新亚甲蓝染成蓝色网状或颗粒状结构,借此可与完全成熟的红细胞区别。有些贫血患者的成熟红细胞总数减少,网织红细胞百分率可相对增高,因此临床上除计算网织红细胞百分率外,为避免贫血对网织红细胞计数结果的影响,还应计算网织红细胞绝对值。

【试剂与器材】

1. 器材 光学显微镜、玻片、染色架等。

2. 试剂 新亚甲蓝溶液:新亚甲蓝 1.0g、枸橼酸钠 0.4g、氯化钠 0.85g,加蒸馏水至 100ml,过滤,贮存于棕色试剂瓶中备用。

【操作】

1. 在小试管中加入新亚甲蓝溶液、新鲜全血各 2 滴,立即混匀,置室温染色 15 ~ 20 分钟。

2. 取上述混合液 1 滴制成薄血涂片,自然晾干。

【结果】

1. 低倍镜选择细胞分布均匀的部位,油镜下计数至少 1000 个红细胞,记录网织红细胞数。

2. 计算　网织红细胞百分数 = 计数 1000 个红细胞中的网织红细胞数/1000。绝对值（网织红细胞数/L）= 网织红细胞百分率 × 红细胞数/L。

【参考区间】　成人网织红细胞百分数 0.5% ~ 1.5%,绝对值 $(24 ~ 84) \times 10^9/L$。

【注意事项】

1. 新亚甲蓝溶液应定期重配,以免变质沉淀。

2. 血液和染液之比约为 1:1,严重贫血时可适量增加血液的比例。

3. 活体染色时间不能过短,室温低于 20℃时需放置于 37℃温箱染色。

4. 涂片应薄而均匀,红细胞不能重叠。至少计数 1000 个红细胞,避免由于红细胞分布不均引起的误差。

5. 网织红细胞计数是评价骨髓造血功能的重要方法,对贫血类疾病的诊断、鉴别诊断和疗效观察有重要的价值。溶血时网织红细胞数可增多至 5% ~ 20%,特别是急性溶血时可高达 60% 以上。但发生再生障碍性贫血危象时网织红细胞常明显降低。

6. 目前临床上常用的网织红细胞计数方法有目视显微镜法、血细胞分析仪法和流式细胞仪法。网织红细胞目视计数法简便、快速,但由于操作人员对网织红细胞的识别水平不同、血涂片的质量等原因,误差较大;血细胞分析仪可自动染色、自动分析,自动打印出各阶段网织红细胞的分布图,而且测量细胞多,避免了主观因素影响,结果较准确,但仪器成本较高;流式细胞仪法具有快速、高灵敏度、高精度、高纯度等特点,但成本高,不易在基层推广。

（六）外周血及骨髓细胞形态学检查

实验内容和方法参见第二章第一节实验四溶血性贫血的细胞形态学检查。

【实验结果与分析 1】　该病例上述相关的实验室检查结果如下:血浆游离血红蛋白检测、血浆高铁血红素白蛋白测定、血红蛋白尿检查及尿含铁血黄素试验均阴性,网织红细胞计数 6.6%。外周血红细胞形态观察:成熟红细胞大小不一,部分细胞中心淡染区扩大,可见靶形红细胞;还可见到椭圆形、嗜碱性点彩红细胞和嗜多色性红细胞(图 5-2)。骨髓增生明显活跃,红细胞系增生明显,粒红比例倒置。红细胞系以中、晚幼红细胞增生为主,幼红细胞体积偏小,胞质量少(图 5-3),成熟红细胞形态改变同外周血红细胞形态改变;粒系、巨核系增生活跃,细胞比例及形态无明显异常。骨髓铁染色显示细胞外铁(+ +)、内铁 52%。

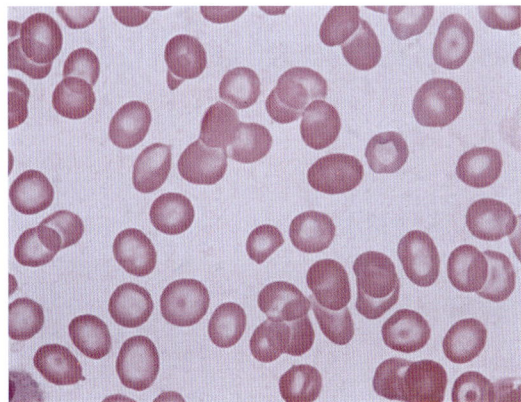

图 5-2　患者血象

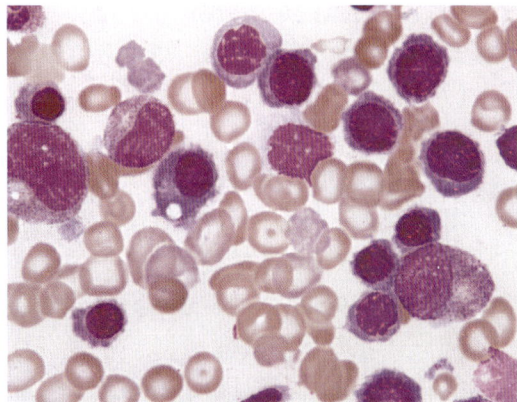

图 5-3　患者骨髓象

分析该患者上述实验结果有如下特点:网织红细胞明显升高,外周血可见嗜碱性点彩红细胞和嗜多色性红细胞;骨髓形态学检查提示有红系明显代偿性增生,粒红比例倒置,提示为溶血性贫血。外周血呈小细胞低色素性贫血改变,骨髓铁染色细胞内、外铁均正常,可排除缺铁性贫血,可见靶形红细胞,提示地中海贫血的可能性。

二、判断溶血部位

患者贫血时间长,为慢性贫血。脾大肋下 3.0cm,提示有血管外溶血可能性;血浆游离血红蛋白检测、血浆高铁血红素白蛋白测定、尿血红蛋白检测及尿含铁血黄素试验等阴性,有助于排除血管内溶血。

三、确定溶血原因

应给予患者进行常用的确定溶血病因的特异性检查:红细胞渗透脆性试验、葡萄糖-6-磷酸脱氢酶(G-6-PD)活性检测、血红蛋白电泳、抗球蛋白试验(Coombs 试验)、酸化血清溶血试验(Ham 试验)等。外周血成熟红细胞为小细胞低色素改变,靶形红细胞增多有重要提示意义,可侧重血红蛋白病所致溶血性贫血的实验室检测,如血红蛋白电泳,红细胞包涵体试验,血红蛋白定量分析等。

（一）红细胞渗透脆性试验

实验内容和方法详见第二章第五节实验十四红细胞渗透脆性试验。

（二）红细胞膜蛋白电泳分析

实验内容和方法详见第二章第五节实验十六红细胞膜蛋白电泳分析。

（三）葡萄糖-6-磷酸脱氢酶活性检测

实验内容和方法详见第二章第六节实验十九葡萄糖-6-磷酸脱氢酶活性试验。

（四）丙酮酸激酶活性试验

实验内容和方法详见第二章第六节实验二十丙酮酸激酶活性试验。

（五）红细胞包涵体试验

实验内容和方法详见第二章第七节实验二十一红细胞包涵体试验。

（六）血红蛋白电泳检测

实验内容和方法详见第二章第七节实验二十四血红蛋白电泳试验。

（七）血红蛋白定量分析

实验内容和方法详见第二章第七节实验二十五血红蛋白定量分析。

（八）蔗糖溶血试验

实验内容和方法详见第二章第八节实验二十六蔗糖溶血试验。

（九）酸化血清溶血试验

实验内容和方法详见第二章第八节实验二十七酸化血清溶血试验。

（十）CD55、CD59 检测

实验内容和方法详见第二章第八节实验二十八 CD55 和 CD59 检测。

（十一）抗球蛋白试验

实验内容和方法详见第二章第九节实验三十抗球蛋白试验。

（十二）缺失型 α-珠蛋白生成障碍性贫血基因诊断（PCR 法）实验

【目的】　熟悉缺失型 α-珠蛋白生成障碍性贫血基因诊断（PCR 法）实验检测的原理、

操作方法、注意事项。

【原理】　应用 gap-PCR 技术,设计与缺失序列两侧翼序列互补的引物。缺失使本来在正常 DNA 序列中相距很远的一对引物之间的距离因断端连接而靠近,能扩增出特定长度的片段。以基因组 DNA 为模板,应用单管四重 PCR/琼脂糖凝胶电泳技术,可准确地检测 $-\alpha^{3.7}$、$-\alpha^{4.2}$ 及 $--^{SEA}$ 三种缺失型。

【试剂与器材】

1. 器材　PE2400 PCR 扩增仪、BioRad 电泳系统、显微数码凝胶成像系统、胶模、高压消毒锅、水浴箱、电子天平、漩涡振荡混匀器、离心机、冰箱、微波炉、EDTA 抗凝采血管、Eppendorf 管、微量加样器、烧杯、量筒、容量瓶等。

2. 试剂

(1)红细胞裂解液。

(2)细胞核裂解液。

(3)蛋白沉淀液。

(4)DNA 溶解液。

(5)异丙醇。

(6)70% 乙醇。

(7)PCR 反应管(21.0μl×20 管)。

(8)阴性对照品($\alpha\alpha/\alpha\alpha$)(5μl/管)。

(9)阳性对照品($--^{SEA}/\alpha\alpha$)(5μl/管)。

(10)DNA 分子量标准(40μl/管)。

(11)电泳加样缓冲液(60μl/管)。

(12)灭菌双蒸水(200μl/管)。

【操作】

1. DNA 的提取

(1)取 1.5ml 离心管并编号,每管加入 300μl 红细胞裂解液。

(2)常规静脉采集 EDTA 抗凝血 3ml,上下颠倒使抗凝血混匀。

(3)取抗凝血 100μl 加入已加有红细胞裂解液的离心管中,颠倒离心管 5~6 次,彻底混匀。

(4)室温下放置,待红细胞裂解(新鲜血红细胞裂解时间约需 10 分钟左右),期间颠倒离心管 2~3 次,直至溶液变为清亮(不浑浊,无团块及絮状物),12 000r/min 离心 2 分钟。

(5)尽量弃去上清,不要扰动底部沉淀,避免弃去白细胞沉淀,也可用移液器吸出多余的液体,保留大约 10~20μl 残液。

(6)取 200μl 核裂解液加至各样品管中,用振荡器振荡管底约 20 秒,或用手指弹击管壁,促使核裂解(此时,溶液应变得黏稠,如果见到块状不溶物,说明裂解不充分,应放入55~65℃水浴助溶,直至块状不溶物消失)。

(7)加入 70μl 蛋白沉淀液,来回颠倒 5~6 次,充分混匀,可见块状蛋白沉淀出现,15 000r/min离心 10 分钟(如果加入蛋白沉淀液离心后,上清仍较混浊,或因红细胞碎片存在而呈红色,应在上清中再加入 20~50μl 蛋白沉淀液,混匀后再次离心)。

(8)将上清液转移至新的 1.5ml 离心管中并对应编号,各管分别加入约 270μl 异丙醇(相当于所加核裂解液与蛋白沉淀液的总体积),此时可见透明的絮状物,来回颠倒混匀,

15 000r/min离心 10 分钟,倾去上清。

(9)向离心管中加入 500μl 70% 的乙醇溶液,颠倒离心管 2 ~ 3 次,15 000r/min 离心 5 分钟。

(10)弃去上清,将离心管倒置于滤纸上,自然干燥 10 ~ 15 分钟(离心管内应无可见的水滴),加入 30μl DNA 溶解液。

(11)快速漩涡振荡 1 ~ 2 秒,使 DNA 溶解液冲刷到所有沉淀的 DNA。

(12)65℃水浴 15 ~ 60 分钟,或 2 ~ 8℃过夜使 DNA 充分溶解,轻轻弹动管壁有助于溶解。

2. PCR 扩增　取出 PCR 反应管(-20℃保存),根据样品 DNA 含量加入待测 DNA 样品溶液 1 ~ 4μl,不足部分灭菌双蒸水补加,使总体积达到 25μl,盖紧反应管盖,短暂离心(此步离心很重要,不可省略)。将反应管直接插入 PCR 仪中,按下列条件循环:95℃ 5 分钟→(98℃ 45 秒→64℃ 75 秒→72℃ 180 秒) ×35 个循环→72℃ 5 分钟→4℃保存或立即电泳。

3. 电泳检测

(1)配制 1.0% 琼脂糖凝胶板:称取 1g 琼脂糖,倒入 500ml 三角瓶中,加入 100ml 1 × TAE,加热融化,加入 5μl EB,摇匀,冷至 50 ~ 60℃时灌胶制板。在 25℃左右室温下待凝固,凝固时间不少于 40 分钟。

(2)拔下凝胶中梳子,去除两端的封条,将制好的胶板放进电泳槽中的 1 ×TAE 中。

(3)取每管的 PCR 产物 10μl,分别加 2μl 电泳加样缓冲液,混匀,依次加于凝胶加样孔中。另取相应 DNA 分子量标准直接点样。

(4)接通电源,调至稳压 6 ~ 8V/cm,电泳约 30 分钟。

(5)UVP 或 UV 灯下观察并照相。

【结果】

1. 实验成立条件　阴性对照,即($\alpha\alpha/\alpha\alpha$)DNA 作模板时,应获得一条 1.8kb 扩增条带;阳性对照 DNA 作模板时,应获得与预期扩增片段大小相符的扩增条带,则实验结果可信,否则实验不可信。

2. 判断结果　根据表 5-1 作出基因诊断。

表5-1　α-珠蛋白生成障碍性贫血的基因诊断结果判断表

	2.0kb	1.8kb	1.6kb	1.3kb	诊断
1	-	+	-	-	正常($\alpha\alpha/\alpha\alpha$)
2	+	+	-	-	$-\alpha^{3.7}$携带者($-\alpha^{3.7}/\alpha\alpha$)
3	-	+	+	-	$-\alpha^{4.2}$携带者($-\alpha^{4.2}/\alpha\alpha$)
4	+	-	-	-	$-\alpha^{3.7}$纯合子($-\alpha^{3.7}/-\alpha^{3.7}$)
5	-	-	+	-	$-\alpha^{4.2}$纯合子($-\alpha^{4.2}/-\alpha^{4.2}$)
6	+	-	+	-	$-\alpha^{3.7}/-\alpha^{4.2}$双重杂合子
7	-	-	-	+	$--^{SEA}/--^{SEA}$巴氏水肿胎儿
8	+	-	-	+	$--^{SEA}/-\alpha^{3.7}$(缺失型 HbH 病)
9	-	-	+	+	$--^{SEA}/-\alpha^{4.2}$(缺失型 HbH 病)
10	-	+	-	+	$--^{SEA}/-\alpha\alpha$($--^{SEA}$携带者)

【参考区间】 健康人检测样品基因片段无缺失。

【注意事项】

1. 获取足量的、含有较少残留红细胞的白细胞沉淀是提取成功的关键。有时离心沉淀液中无明显团块沉淀,只有少量透明絮状沉淀,这可能与白细胞溶解有关,保留透明絮状沉淀,继续进行提取,往往也能提取高质量的 DNA。

2. 白细胞核完全融解,蛋白成分充分沉淀是纯化成功的关键。细胞裂解可见团块时,各种处理方法对 DNA 的损害程度由小到大依次为:$55 \sim 65℃$ 加热;颠倒混匀;手指轻轻弹动;漩涡振荡。

3. DNA 提取时要注意避免污染。PCR 扩增产物污染是最常见的污染方式;气溶胶污染是造成污染的另一种形式。空气与液体面摩擦时就可形成气溶胶,操作时剧烈摇动反应管,开盖、吸样及污染进样枪的反复吸样都可形成气溶胶污染。

4. 试验中要使用一次性吸头,严禁吸头混用,吸头不要长时间暴露于空气,以避免污染。

5. 对多份样品制备反应混合液时,先将 dNTP、缓冲液、引物和酶混合好,然后分装,这样既可以省时、省力、避免污染,又可以增加反应的精确度。

6. Taq DNA 聚合酶在使用时,要注意在冰上操作。可以将大包装分成独立的小包装,减少污染机会。

7. PCR 反应中,DNA 扩增片段会随着循环次数的增加而出现停滞效应,即平台期。超过平台期的循环次数会引起非特异性扩增。所以需要选择合适的循环次数。

8. EB 是强诱变剂并有毒性,试验中要注意防护。含有 EB 的溶液使用后应倒入专门的容器中统一进行净化处理。

9. 实验前最好进行预实验摸清实验条件,以求最佳实验结果。

10. 如果试剂盒保存于 $2 \sim 8℃$ 以下,取出后应置 $42℃$ 水浴中 5 分钟以使各成分充分溶解。

11. 基因组 DNA 在 70% 乙醇中,可于 $-80℃$ 长期保存。

12. 热循环条件应严格执行说明书中推荐的条件。

13. 本实验可同时检测 α-珠蛋白生成障碍性贫血的 $-\alpha^{3.7}$、$-\alpha^{4.2}$ 及 $--^{SEA}$ 三种缺失型。该实验可作为 α-珠蛋白生成障碍性贫血 α-链缺失确诊实验。一些少见缺失不能通过本实验检测,可通过设计其他相应与缺失序列两侧翼序列互补的引物进行实验或进行其他 α-珠蛋白生成障碍性贫血的基因诊断方法检测。

(十三)β-珠蛋白生成障碍性贫血基因诊断试验(PCR-RDB 法)

【目的】 熟悉血浆 β-珠蛋白生成障碍性贫血基因诊断试验(PCR-RDB 法)检测的原理、操作、注意事项及临床意义。

【原理】 通过寡核苷酸探针中部分基因(或序列)的特异性碱基与靶序列 DNA 的碱基配对,检测基因中少数碱基(甚至单个碱基)的变化。选取与人基因组珠蛋白合成 β 链中同源的 2 组序列作为特异性 PCR 扩增引物,以疑为 β-珠蛋白生成障碍性贫血患者的基因组 DNA(含 β 基因)为模板,应用 PCR 体外扩增技术获得大量患者基因扩增产物,采用膜反向斑点杂交技术(RDB),使用 24 条探针,可同时检测中国人群 17 个常见位点突变:CD41-42(-TCTT)、IVS-2-654(C→T)、CD17(A→T)、-28(A→G)、CD26(G→A)、CD71-72(+A)、CD43(G→T)、-29(A→G)、Int(ATG→AGG)、CD14-15(+G)、CD27-28(+C)、-32(C→A)、-30(T→C)、IVS-1-1(G→T)、IVS-1-5(G→C)、CD31(-C)、CAP+40-+43(-AAAC)。

【材料与器材】

1. 器材　PE2400 PCR 扩增仪、BioRad 电泳系统、显微数码凝胶成像系统、水浴摇床、高压消毒锅、微波炉、胶模、水浴箱、电子天平、漩涡振荡混匀器、离心机、烧杯、量筒、定容烧瓶、采血管、Eppendorf 管、微量加样器等。

2. 试剂

（1）红细胞裂解液。

（2）细胞核裂解液。

（3）蛋白沉淀液。

（4）DNA 溶解液。

（5）异丙醇。

（6）70% 乙醇。

（7）β-PCR Mix。

（8）POD 母液。

（9）TMB（2mg/ml）。

（10）30% H_2O_2。

（11）膜条。

（12）20×SSC：NaCl 175.3g，枸橼酸钠 88.2g，加纯化水 900ml 溶解，调 pH 至 7.0，最后定容至 1000ml，高压灭菌。

（13）10% SDS（pH 7.0）：将 20g SDS 加纯化水 180ml 溶解，用 HCl 调 pH 至 7.0，最后定容至 200ml，高压灭菌。

（14）A 液（2×SSC，0.1% SDS，1000ml，pH 7.4）：20×SSC 100ml，10% SDS 10ml，加纯化水至 1000ml，调 pH 至 7.4。

（15）B 液（0.5×SSC，0.1% SDS，1000ml，pH 7.4）：20×SSC 25ml，10% SDS 10ml，加纯化水至 1000ml，调 pH 至 7.4。

（16）C 液：枸橼酸钠 14.7g，溶于 450ml 纯化水，用 HCl 调 pH 至 5.0，最后定容至 500ml。

（17）显色液：C 液 19ml，TMB 1ml，30% H_2O_2 4ml。

【操作】

1. DNA 的提取　详见本章缺失型 α-珠蛋白生成障碍性贫血基因诊断（PCR 法）DNA 的提取。

2. PCR 扩增

（1）取出试剂盒内的 PCR 扩增管，标号。

（2）加入 45μl β-PCR Mix。

（3）小心吸取 2μl 待测 DNA 样品溶液至 PCR 扩增管中，混匀，5000r/min 离心数秒。

（4）将扩增管直接插入 PCR 仪中，按下列参数进行 PCR 反应：94℃ 5 分钟→（94℃ 60 秒→55℃ 30 秒→72℃ 60 秒）×35 个循环→72℃ 5 分钟→4℃，取出，当天检测，或置 −20℃ 保存，一周内使用（PCR 仪没有热盖或热盖效果不佳时，应向 PCR 反应管中滴加 2 滴液状石蜡）。

3. 电泳检测　取 PCR 产物 3μl，用 2% 的琼脂糖凝胶进行电泳，当溴酚蓝移动 2cm 左右时用核酸紫外检测仪进行结果检测。同一样品应同时扩增出 1 条 600bp 左右及 1 条 200bp 左右两条扩增带。

4. 杂交　取15ml塑料离心管,标记编号,放入同样标有编号的膜条,加入A液(杂交时间不同加入的A液量不同,杂交2小时加A液5ml,杂交过夜加A液10ml),盖好离心管,不要过紧。将塑料离心管放入沸水中煮10分钟,取出,拧紧盖子,放入43℃水浴摇床杂交。同时取50ml塑料管,每只加入B液40ml,拧紧盖子,一并置于43℃水浴中进行预热。

5. 洗膜　取出膜条,移至已预热的B液中,于43℃水浴摇床轻摇洗涤30分钟(每管40ml B液)。

6. 显色　用A液配制1:4000的POD工作液(1~2张膜条用3μl母液配制成12ml工作溶液)。将膜条放入POD工作液中,室温轻摇浸泡30分钟,用镊子小心取出膜条,用A液室温轻摇洗膜2次,每次5分钟。再用C液室温轻摇洗膜2次,每次2分钟,同时配制显色液(显色液使用前现配,4张左右的膜条约需20ml显色液)。将膜条浸泡于显色液中避光显色10分钟。显色后的膜条在纯化水中漂洗1次,取出观察结果。

【结果】

1. 膜条上的探针排列顺序见图5-4。

41-42N	654N	−28N	71-72N	17N	βEN	31N	27/28M
41-42M	654M	−28M	71-72M	17M	βEM	31M	IVS1-1M
43M	−32M	−29M	−30M	14-15M	CAP	IntM	IVS1-5M

图5-4　探针排列顺序

N为正常野生型检测探针;M为突变检测探针;43M、41-42M以及4l-42N为正常参照,−32M、−30M、−29M、−28M均以−28N为正常参照,14-15M、17M以17N为正常参照,27/28M、βEM以βEN为正常参照

2. 判定结果　观察整张膜上出现的蓝色斑点,若在突变检测探针处出现显色强度与相应的野生型探针相近的蓝色斑点(图中的黑点),则该位点为野生与突变的杂合子;若在突变的检测探针处出现蓝色斑点,而相应的野生型探针处未出现蓝色斑点,则该位点为突变纯合子;若仅在野生型探针处出现蓝色斑点,则待检样品没有上述17种突变。杂交结果见示意图5-5~图5-7(图中的黑点代表蓝色斑点)。

	41-42N ●	654N ●	−28N ●	71-72N ●	17N ●	βEN ●	31N ●	27/28M
	41-42M	654M	−28M	71-72M	17M	βEM	31M	IVS1-1M
	43M	−32M	−29M	−30M	14-15M	CAP	IntM	IVS1-5M

图5-5　检测样品17个位点未出现突变

	41-42N ●	654N ●	−28N ●	71-72N ●	17N ●	βEN ●	31N ●	27/28M
	41-42M	654M	−28M	71-72M	17M ●	βEM	31M	IVS1-1M
	43M	−32M	−29M	−30M	14-15M	CAP	IntM	IVS1-5M

图5-6　检测样品发生CD17突变,为突变纯合子

41-42N	654N	-28N	71-72N	17N	βEN	31N	27/28M
●	●	●	●	●		●	
41-42M	654M	-28M	71-72M	17M	βEM	31M	IVS1-1M
	●						
43M	-32M	-29M	-30M	14-15M	CAP	IntM	IVS1-5M

图 5-7 检测样品发生内含子Ⅱ654突变,为突变杂合子

【参考区间】 健康人检测样品基因片段无突变。

【注意事项】

1. 膜条应置密封袋中室温下保存。

2. 所有液体试剂在使用前均应充分混匀。除 PCR 反应管外,其他冻存的液体试剂在开盖前均应短暂离心。

3. PCR 产物若不能当天使用则应置 -20℃保存,并在一周内杂交,放置过久产物降解会影响杂交效果。

4. 杂交全过程要避免用手直接接触膜条。

5. 显色过程应避光,可放入暗盒中操作。

6. TMB 具有毒性,应注意防护。

7. 室温低于20℃时,液体试剂可能会有结晶析出,用前应先温浴使之溶解并混匀。

8. 本实验可同时检测中国人群 8 个常见位点[CD41-42(-TCTT),IVS-2-654(C→T),CD17(A→T),-28(A→G),CD26(G→A),CD71-72(+A),CD43(G→T),-29(A→G)]突变和 9 个少见位点[Int(ATG→AGG),CD14-15(+G),CD27-28(+C),-32(C→A),-30(T→C),IVS-1-1(G→T),IVS-1-5(G→C),CD31(-C),CAP+40-+43(-AAAC)]突变。该实验可作为 β-珠蛋白生成障碍性贫血 β 链基因突变确诊实验。一些罕见位点突变不能通过本实验检测,可通过合成其相应突变位点的探针进行实验或进行其他 β-珠蛋白生成障碍性贫血的基因诊断方法检测。

【实验结果与分析2】 该病例上述相关的实验室检查结果如下:红细胞渗透脆性试验于 3.2g/L 低渗盐水开始溶血,2.4g/L 完全溶解;G-6-PD 活性测定 16U/g Hb;Ham 试验阴性,红细胞及粒细胞的 CD55、CD59 均表现为单一阳性峰,未见表达降低;Coombs 试验直接、间接实验均阴性;红细胞包涵体试验阳性,血红蛋白电泳可见 HbF、HbA$_2$ 条带加深,含量增加(图 5-8)。血红蛋白定量分析 HbF 25%,HbA$_2$ 定量 5.0%。缺失型 α-珠蛋白生成障碍性贫血基因诊断(PCR 法)实验未见 α-链基因缺失,β-珠蛋白生成障碍性贫血 RDB 基因诊断实验检测到患者样品发生 -28 突变,为突变纯合子,进一步 DNA 测序发现为 -28(A→G)。

分析该患者上述实验结果有以下特点:红细胞渗透脆性试验降低提示为小细胞低色素改变,结合外周血红细胞形态改变有助于排除遗传性球形红细胞增多症及遗传性椭圆形红细胞增多症;G-6-PD 活性正常排除了 G-6-PD 酶缺乏所致贫血;Ham 试验阴性,红细胞及粒细胞的 CD55、CD59 表达均正常有助于排除 PNH;Coombs 试验阴性有助于排除自身免疫性溶血性贫血;红细胞包涵体试验阳性,血红蛋白电泳及定量分析 HbF 明显增高,HbA$_2$ 轻度增高,符合 β-珠蛋白生成障碍性贫血改

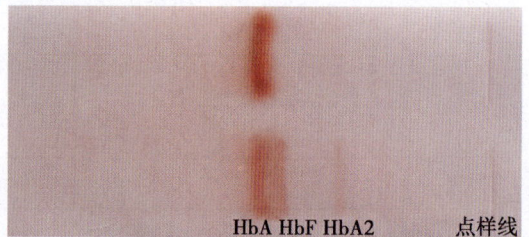

HbA HbF HbA2   点样线

图 5-8 患者血红蛋白电泳图

变。进行珠蛋白生成障碍性贫血的基因检测发现 β-链基因 28 位点突变[-28(A→G)],患者符合 β-珠蛋白生成障碍性贫血。进行缺失型 α-珠蛋白生成障碍性贫血基因诊断(PCR法)实验未检测到 α-链基因缺失有助于排除 α-珠蛋白生成障碍性贫血合并 β-珠蛋白生成障碍性贫血。患儿父母经珠蛋白生成障碍性贫血的基因检测发现 β-链基因 CD28 位点突变[-28(A→G)],为突变杂合子,临床表现为轻型 β-珠蛋白生成障碍性贫血。

【小结】

1. 溶血性贫血的实验室检查项目繁多,选择实验项目首先应确定溶血的存在,然后分析溶血发生的主要部位,最后确定溶血发生的原因。

2. 血管内和血管外溶血,二者可同时存在,血管外溶血更为常见,其鉴别要点见表5-2。

表5-2　血管内溶血和血管外溶血的鉴别

特征	血管内溶血	血管外溶血
病因	获得性多见	遗传性多见
红细胞主要破坏场所	血管内	单核-吞噬细胞系统
病程	多为急性	常为慢性,急性加重
贫血、黄疸	常见	常见
肝、脾大	少见	常见
红细胞形态学改变	少见	常见
红细胞脆性改变	变化小	多有改变
血红蛋白血症	常 >100mg/L	轻度增高
血红蛋白尿	常见	无或轻度
尿含铁血黄素	慢性可见	一般阴性
骨髓再生障碍性贫血危象	少见	急性溶血加重时可见
LDH	增高	轻度增高

3. 不同病因所致的溶血性贫血骨髓象表现有许多相似的特征,因此外周血涂片红细胞形态检查有重要的提示及辅助诊断价值。临床上应结合患者病史、临床表现和初步的实验室检查结果选择特异性检查项目进行诊断。

4. 珠蛋白生成障碍性贫血临床上常用平均红细胞体积、红细胞脆性实验、血红蛋白电泳作为珠蛋白生成障碍性贫血的筛选实验,但珠蛋白生成障碍性贫血的确定诊断和分型还依赖于基因诊断。运用珠蛋白生成障碍性贫血的基因诊断方法可快速检测珠蛋白 α-链或 β-链基因的缺失或突变,可用于婚前检查进行遗传学风险评估,还可对珠蛋白生成障碍性贫血高风险胎儿做出产前诊断。

(莫武宁)

实验二　慢性髓系白血病的实验室检查

慢性髓系白血病(chronic myelogenous leukemia,CML)是一种获得性造血干细胞的恶性克隆性疾病。骨髓中无限制地产生大量幼稚细胞,尤其是粒系细胞。外周血中持续进行性白细胞增高,并有大量幼稚和嗜酸性粒细胞及嗜碱性粒细胞增多,90% 以上病例具有 Ph+ 染色体,其分子生物学标志具有 *bcr-abl* 融合基因。临床最突出的特征是脾大。CML 占所有白血病的 15% ~ 20%,各年龄组均可发病,初诊时中位年龄为 50 ~ 60 岁,男性发病多于女性。

【目的】　通过慢性髓系白血病慢性期(CML-CP)的实验室检查,掌握临床上慢性白血病实验室检查的设计思路,掌握白血病骨髓细胞形态学检验和染色体核型分析技术,熟悉染色体荧光原位杂交技术(FISH)和实时定量 RT-PCR 技术用于白血病融合基因的检测,了解流式细胞术在白血病免疫分型中的应用。

【病例与分析】　患者,男,48 岁,因腹胀、发现白细胞明显增高 10 天入院。查体:轻度贫血,皮肤黏膜无瘀点、瘀斑,无压痛,无反跳痛及肌紧张,肝不大,脾肋下 3 横指,双肾区无叩痛,肠鸣音正常。实验室检查:WBC $258 \times 10^9/L$,RBC $3.46 \times 10^{12}/L$,Hb 96g/L,PLT $258 \times 10^9/L$;外周血白细胞分类:原始粒细胞 3%,早幼粒细胞 5%,中性中幼粒细胞 22%,中性晚幼粒细胞 16%,中性杆状核粒细胞 28%,中性分叶核粒细胞 12%,嗜酸性粒细胞 5%,嗜碱性粒细胞 6%,成熟淋巴细胞 3%。根据患者白细胞明显增高、白细胞分类以中晚及成熟阶段粒细胞为主、脾大等临床特点,考虑患者慢性髓系白血病(慢性期)的可能性大。

【实验室检查思路】　慢性髓系白血病的实验室检查思路见图 5-9。

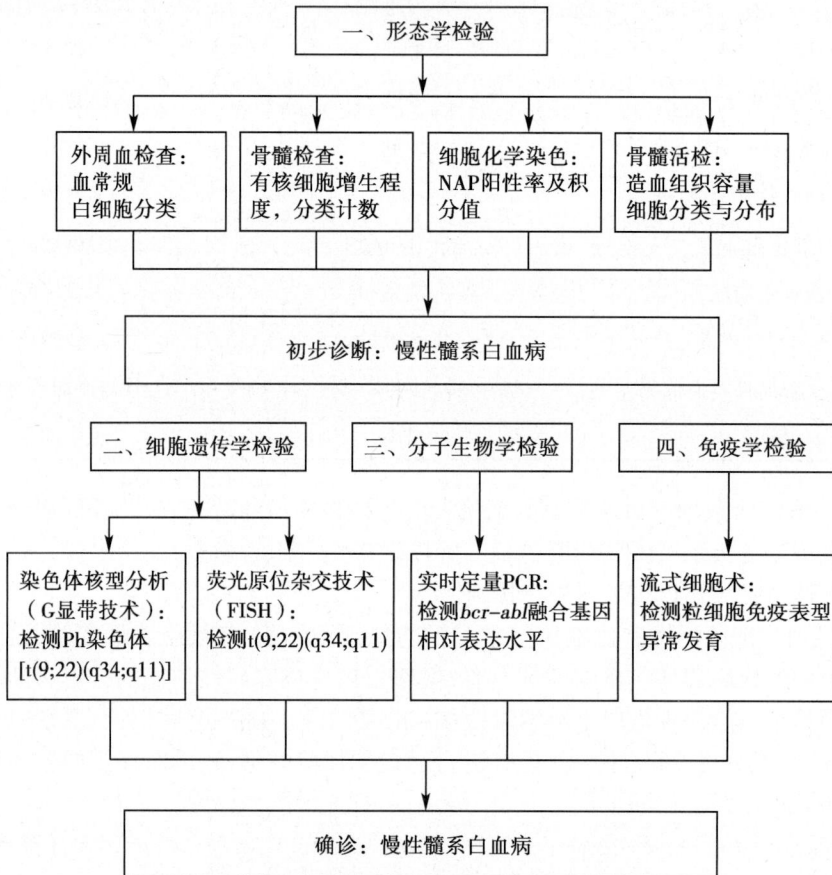

图 5-9　慢性髓系白血病的实验室检查思路

【实验设计方案】　若患者具有原因不明的血常规白细胞数明显升高,外周血白细胞分类以中晚幼及成熟阶段粒细胞为主,伴有嗜酸性、嗜碱性粒细胞增多,查体脾脏有明显肿大等征象,提示慢性髓系白血病,实验室检查可从形态学、细胞遗传学、分子生物学以及免疫学等方面进行检测。

一、形态学检验

(一)血象、骨髓象细胞学检查

【步骤】 血常规检测白细胞总数及其分类计数→制作外周血及骨髓涂片→瑞氏染色→血涂片形态(观察幼稚粒细胞、嗜酸性和嗜碱性粒细胞)→骨髓形态(低倍镜观察骨髓有核细胞的增生程度、巨核细胞计数及分类,油镜观察细胞形态、有核细胞计数和分类)。具体实验方法详见本书第三章"实验十慢性髓系白血病形态学检查"。

【实验结果与分析】 若血常规白细胞总数明显增高,外周血涂片分类可见不同发育阶段的粒细胞,以中、晚幼粒细胞阶段居多,嗜酸性粒细胞和嗜碱性粒细胞增多(图5-10)。骨髓增生极度活跃,以中、晚幼粒细胞增生为主,伴有嗜酸性粒细胞和嗜碱性粒细胞比例增高(图5-11),红系增生相对受抑,巨核细胞及血小板亦增多,常伴有小巨核。可初步确定 CML 慢性期的形态学诊断。

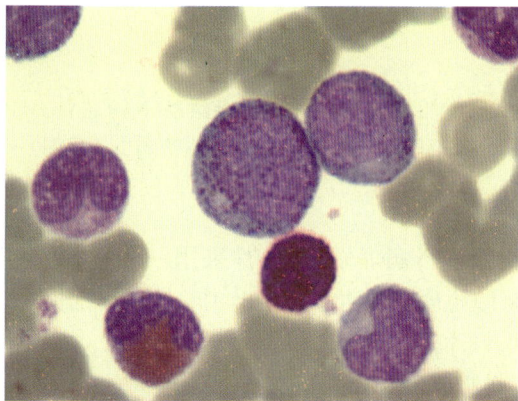

图5-10 CML 患者血象(瑞氏染色,×1000)
(第三军医大学附属西南医院血液病中心供图)

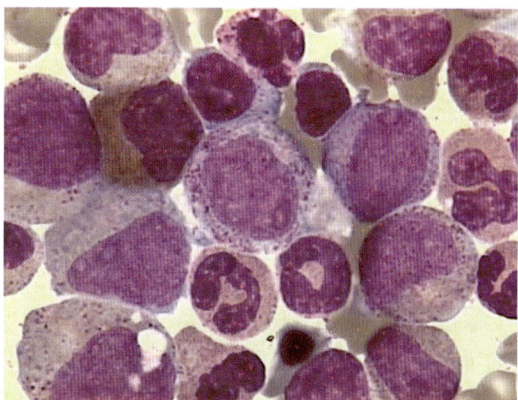

图5-11 CML 患者骨髓象(瑞氏染色,×1000)
(第三军医大学附属西南医院血液病中心供图)

(二) 细胞化学染色检查

【步骤】 根据骨髓细胞形态特点→选择 NAP 化学染色→计算 NAP 阳性率及积分值。具体实验方法详见本书第一章实验十一中性粒细胞碱性磷酸酶染色"。

【实验结果与分析】 NAP 染色阳性率及积分值在 CML 慢性期显著降低甚至为零(图5-12),借此可与类白血病反应等鉴别。若 CML 合并感染、妊娠、继发性骨髓纤维化、CML 加速期、急变期 NAP 阳性率及积分值则可增高。

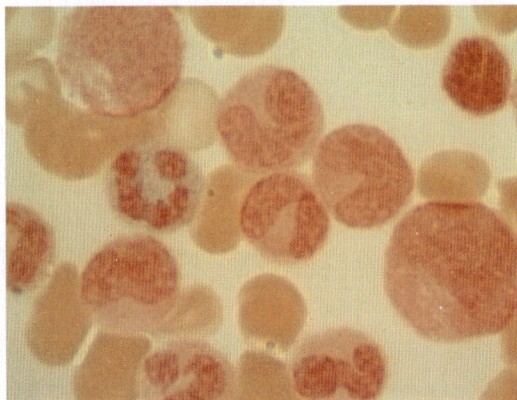

图 5-12 CML 患者骨髓 NAP 染色结果(NAP 染色,×1000)
(第三军医大学附属西南医院血液病中心供图)

(三) 骨髓活检

骨髓活检即对骨髓组织进行病理学检查,是采用一个特制的穿刺针取一小块长 0.5 ~1cm 的圆柱形骨髓组织来做病理学检查。取材操作方法与骨髓穿刺术相似,所取骨髓组织经固定、包埋、切片、染色、封片等处理,最后经显微镜下阅片,做出病理学诊断。骨髓活检能真实反映骨髓组织结构、间质成分及骨髓造血细胞分布状态,从而弥补骨髓涂片检查的某些不足。同时骨髓活检可观察是否存在骨髓纤维化、有无幼稚细胞异常定位,可作为判断慢性髓系白血病预后的一个重要指标。

【目的】 掌握慢性髓系白血病骨髓组织学特点,熟悉骨髓活检的操作步骤,了解骨髓活检在慢性髓系白血病的诊断及预后评估的意义。

【试剂与器材】 消毒骨髓活检包:包括 B65-01 型骨髓活检穿刺针 1 套,小纱布 2 ~ 3块,孔巾 1 条。2% 碘酊,脱钙液(8% 的硝酸溶液),不同浓度乙醇(60% 、70% 、80% 、95% 和100%),2% 利多卡因,玻璃小瓶(内盛 10% 甲醛),5ml 一次性注射器 2 套。

【操作】

1. 取材 选好体位及穿刺部位(以髂后上棘常用),局部常规消毒、麻醉、铺孔巾。穿刺取出活检骨髓组织放入 10% 甲醛液的玻璃小瓶,送检。

2. 制片 石蜡包埋步骤包括:①固定:10% 甲醛液固定 30 ~ 60 分钟;②脱钙:8% 硝酸溶液浸泡 60 ~120 分钟;③脱水:梯度乙醇由低浓度到高浓度脱水;④包埋:浸蜡(50 ~ 60℃,120 分钟)→铸块;⑤切片:切片厚度为 3μm 或 5μm,每份标本常规做切片 5 ~ 8 张,60℃烤片机上烤 30 分钟。

3. 染色 3μm 厚的切片供苏木素-伊红(HE)染色、5μm 厚的切片供 Gomori 网状纤维染色。

【参考区间】　正常骨髓活检切片中包括骨质、间质和造血组织等三大组织形态结构,具有严格的局部解剖与血细胞定位。

【结果】　CML 慢性期的骨髓活检造血组织增生极度活跃,中性粒细胞及其前体细胞增多,成熟状态与外周血类似,造血组织容量(Vol)往往可达 90% 以上。脂肪组织明显减少或消失。有些病例骨小梁旁袖套状幼稚中性粒细胞带增宽达 5 ～ 10 层(个)细胞(图 5-13),与正常只有 2 ～ 3 层(个)细胞不同。骨髓丰富的中性分叶核粒细胞位于骨小梁之间的深区(中央区)。巨核细胞小于正常且分叶少是其特征,数量可稍减少、正常或增生,约 40% ～ 50% 的患者巨核细胞中度或重度增生。红系细胞比例通常减少。40% 的患者初诊时骨髓呈现网状纤维增多,有时可能显著增多。骨髓涂片通常与骨髓活检改变一致。

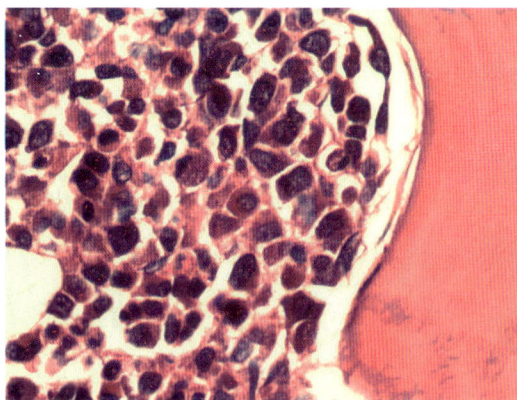

图 5-13　CML 患者的骨髓活组织象(HE 染色,×1000)
(第三军医大学附属西南医院血液病中心供图)

【注意事项】
1. 骨髓活检组织通常采用石蜡包埋。
2. 制片时每张载玻片上应贴附连续切割的组织片 3 ～ 5 片。
3. 骨髓活检切片细胞形态易受脱水、脱蜡等人为因素的影响,造成制片不佳,影响细胞识别及结果判断。

二、细胞遗传学检验

(一)染色体显带技术

染色体显带技术是临床常用的白血病细胞遗传学诊断方法之一,因操作简便、快速、对实验条件要求较低而成为广泛应用的染色体分析方法。费城染色体(Ph)是 CML 的标志性染色体,其分子基础是 9 号染色体长臂 3 区 4 带与 22 号染色体 1 区 1 带部分片段相互易位,即 t(9;22)(q34;q11)。本实验以染色体显带技术中常用的 G 显带为例,检测 CML 细胞中 Ph 染色体。染色体核型分析对 CML 的诊断、预后和发病机制的探讨都具有重要的价值。

【步骤】　制作外周血或骨髓细胞染色体标本→染色体 G 显带→采集中期分裂象,用染色体核型自动分析系统进行染色体核型分析。具体实验方法详见本书第一章实验十五染色体样本制作和实验十六染色体显带技术。

【实验结果与分析】　一般应分析 20 ～ 25 个细胞中期分裂象。分析时应先计数染色体的数目,确定数目是否有异常,然后根据各染色体的 G 显带特征,逐条判定其核型,以检查染色体的结构是否有异常,最后作出遗传学诊断。CML 患者为 Ph 染色体阳性,典型 Ph 易位即 t(9;22)(q34;q11),并计算 Ph(+)细胞的百分比。Ph 染色体形成机制模式图见图 5-14, CML 患者骨髓细胞染色体核型分析结果见图 5-15。

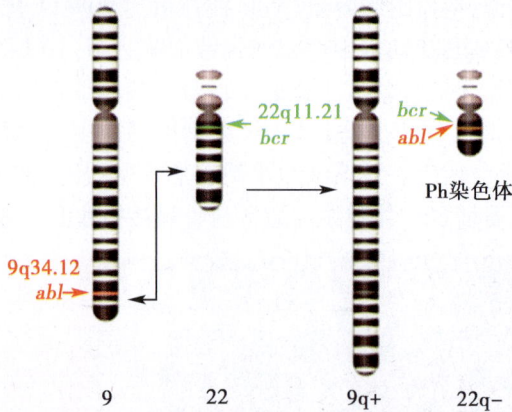

图 5-14　Ph 染色体(22q-)形成机制模式图

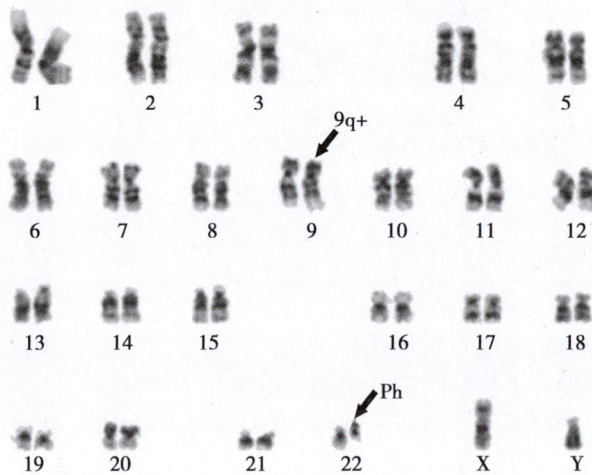

图 5-15　CML 患者骨髓细胞 G 带核型 46,XY,t(9;22)(q34;q11)
(第三军医大学附属西南医院血液病中心供图)

(二)染色体荧光原位杂交技术

荧光原位杂交技术(florescence in situ hybridization,FISH)是一种利用非放射性的荧光信号对原位杂交样本进行检测的技术。通过荧光标记的 DNA 探针与待测样本的 DNA 进行原位杂交,借助荧光显微镜,在细胞和(或)组织中观察并分析细胞内杂交于靶序列的多种彩色探针信号,以获得细胞内多条染色体或多种基因状态的信息。FISH 技术可以用来检测间期细胞,不受染色体中期分裂象数量和质量的影响,可以作为常规染色体失败后的补救检测方法,可用于白血病诊断、预后估计、治疗监测和微小残留病检测等方面。

Ph 染色体是 CML 的标记染色体,其分子基础是第 9 号染色体上的原癌基因 bcr-abl 易位至第 22 号染色体,并与 bcr 基因 5 端相连接,形成 bcr-abl 融合基因。迄今 CML 患者中已发现有 3 个 bcr 断裂点丛集区,包括主要断裂点丛集区(M-bcr)、次要断裂点丛集区(m-bcr)

和 u-*bcr*。可采用 *bcr-abl* 双色探针,对 CML 患者的染色体进行 *bcr-abl* 融合基因检测。

【**步骤**】　制作外周血或骨髓细胞标本玻片→玻片预处理→标本、探针变性→杂交→洗片→复染→结果观察。

bcr-abl(ES)探针模式图见图 5-16,探针位点分别为 GLP *abl*:22q11,GLP *bcr*:9q34。具体实验方法详见本书第一章实验十七荧光原位杂交技术(FISH)。

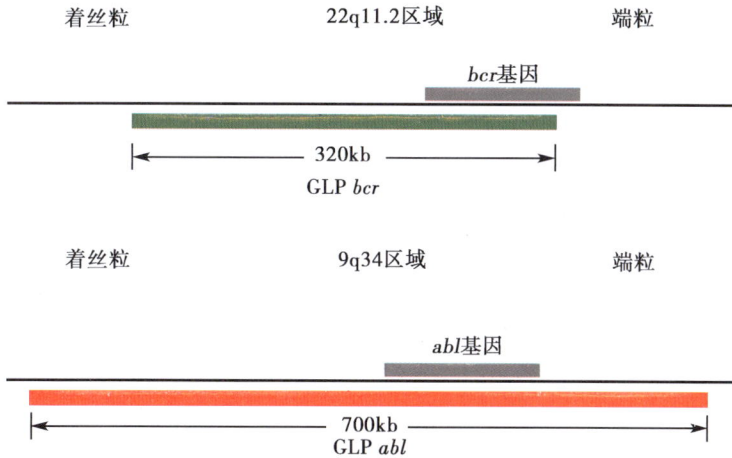

图 5-16　*bcr-abl* ES 探针模式图

【**实验结果与分析**】　红色(red,R)信号为 GLP *abl*,绿色(green,G)信号为 GLP *bcr*,将 R 信号与 G 信号重叠或接触定义为融合信号(fusion,F),融合信号在荧光显微镜下呈黄色,为 *bcr-abl* 融合基因。

在 *bcr-abl*(ES)探针模式下,正常细胞为 2 个红色信号和 2 个绿色信号(2R2G),随机分散的 4 个杂交信号。如果患者血细胞中存在含有 *bcr-abl* 融合基因的异常细胞,则异常细胞的探针信号结果显示为 1 个绿色信号(1G)、2 个红色信号(一大一小,1R1r)、1 个黄色信号(1F),见图 5-17。

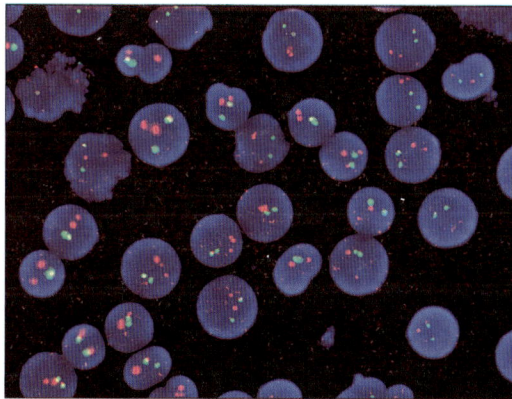

图 5-17　CML 患者 FISH 检测 *bcr-abl*(ES)融合基因
(第三军医大学附属西南医院血液病中心供图)

计数方法:计数 1000 个红绿信号清晰可判读的细胞,将带有融合信号的 *bcr-abl*(+)细胞检出率与阈值比较,判断 bcr-abl 基因异常情况,如果等于阈值,需加大细胞计数。

三、分子生物学检验

白血病中特异的融合基因以往多通过染色体分析进行检测,而荧光实时定量 PCR(RQ-PCR)则提供了一种更快速且敏感的方法。实时定量 PCR 包括 TaqMan 荧光探针技术和 SYBR Green I 嵌合荧光法。

慢性髓系白血病特异性染色体易位为 t(9;22)(q34;q11),由位于 9 号染色体上的 c-abl 原癌基因部分序列从正常位置易位至 22 号染色体 bcr 区而形成 bcr-abl 融合基因。CML 有 6 种 bcr-abl 融合转录方式,与 M-bcr 相应的有 bcr2-abl2(b2a2)、b3a2(bcr3-abl2)和 b2a3(bcr2-abl3),其编码蛋白为 P210,与 m-bcr 相应的有 ela2,其编码蛋白为 P190,与 u-bcr 相应的有 e19a2,其编码蛋白为 P230。本实验以 TaqMan 荧光探针技术为例,介绍 bcr-abl(P210)融合基因的检测。检测慢性髓系白血病特异性 bcr-abl mRNA 表达水平,有助于反映白血病细胞负荷、评价疗效及判断疾病预后。

【目的】　掌握慢性髓系白血病 bcr-abl 融合基因特点,熟悉实时定量 RT-PCR 检测白血病特异融合基因在评价疗效及微小残留病变监测的应用,了解实时定量 RT-PCR 检测白血病融合基因的操作步骤。

【原理】　应用 Trizol 提取 RNA,经逆转录酶作用将 RNA 转录成 cDNA。在 PCR 反应体系中加入 cDNA 作为模板,同时加入一对 bcr-abl 融合基因特异性引物和一条特异性荧光杂交探针,利用荧光信号的变化实时检测 PCR 扩增反应中每一个循环扩增产物量的变化,通过 Ct 值和标准曲线的分析对起始模板进行定量分析。

【试剂与器材】

1. 试剂

(1)磷酸盐缓冲液(PBS)、RNA 提取液 Trizol、氯仿、异丙醇、无水乙醇、逆转录试剂盒。

(2)红细胞裂解液:裂解液组成为 0.144mol/L NH_4Cl 和 0.01mol/L NH_4HCO_3。

(3)DEPC 处理的去离子水:取 1ml DEPC 加到 1000ml 去离子水中,混匀,37℃ 温箱过夜。次日高温消毒 20 分钟,置 4℃ 冰箱保存备用。

(4)80% DEPC 处理的乙醇:取经 DEPC 处理的 50ml 离心管,加入 DEPC 水 40ml、无水乙醇 10ml,混匀,4℃ 冰箱保存。

(5)M-MLV 逆转录试剂盒,TaqMan 荧光探针实时定量 PCR 试剂盒:由试剂公司提供。

(6)引物合成:由试剂公司提供。

2. 器材　电子天平、容量瓶、磁力搅拌器水浴箱、烤箱、高压消毒锅、低温离心机、低温冰箱、EDTA 抗凝采血管、微量加样器、EP 管、紫外分光光度计、real-time PCR 扩增仪。

【操作】　基本步骤包括:标本采集→RNA 提取→逆转录(RT)合成 cDNA→实时定量 PCR→分析结果→报告结果。

1. 标本采集及制备

(1)标本采集:无菌条件下,采集 EDTA 或枸橼酸钠抗凝的新鲜骨髓液 2~5ml。

(2)裂解法获取有核细胞:将骨髓标本加入 25ml 红细胞裂解液混匀,室温放置 10 分钟,1500r/min 离心 5 分钟,若裂解不充分,重复 1 次。PBS 洗涤 1 次,将大约 $1×10^7$ 细胞转移至 EP 管。

2. 样本总 RNA 的抽提

（1）裂解有核细胞：加入 1ml Trizol，吹打混匀，室温放置 5 分钟。

（2）相分离：加入 450μl 氯仿，剧烈摇动 15 秒，静置 2～3 分钟。12 000r/min 4℃ 低温离心 15 分钟，离心后液体分层。

（3）沉淀 RNA：小心吸取上层液体于一新无菌 EP 管，将水相转移至另一离心管中，加入 4℃ 预冷等体积（根据吸取的上清液多少决定）异丙醇，混匀，室温静置 10 分钟，4℃，12 000r/min 4℃ 低温离心 15 分钟，弃上清。用移液器吸弃上清，尽量吸干净，收集 RNA 沉淀于管底。

（4）洗涤 RNA：加入 80% DEPC 处理的乙醇 1ml，混匀，8000r/min 4℃ 低温离心 5 分钟，尽量吸弃上清液，空气干燥 5～10 分钟，使残留在管内的乙醇挥发。

（5）溶解 RNA 沉淀：加入适量的 DEPC 处理的去离子水，反复吹打，使之充分溶解。

（6）检测 RNA 含量：紫外分光光度仪测定 260nm、280nm 吸光度（A）值，A_{260}/A_{280} 介于 1.6～2.0，检测 RNA 浓度。

3. cDNA 合成　cDNA 合成所需试剂和使用量见表 5-3。具体步骤按照逆转录试剂盒的操作手册进行。

表 5-3　逆转录合成 cDNA 的反应体系组成

试剂	加入量
10×RT 缓冲液	2.0μl
25×dNTP（各 100mmol/L）	0.8μl
Oligo dT（100mg/ml）	1.0μl
RNase	20U
M-MLV 逆转录酶	100～200U
标本总 RNA	1.0～2.0μg
DEPC 处理的去离子水	补足至总体积 20μl

首先 37℃ 反应 60 分钟，然后 95℃ 加热 5 分钟，冰上冷却。制备的 cDNA 用于进一步实验研究。

4. 实时定量 PCR 方案　以合成的 cDNA 第一条链为模板进行实时定量 PCR 反应。实时定量 PCR 采用 TaqMan 荧光探针技术来检测标本。利用试剂盒中的 bcr-abl 阳性参考品制作标准曲线，利用阴性对照品和阳性对照品来进行阴性和阳性对照检测。每个标本检测设立 3 个复孔。目的基因 bcr-abl 和内参基因 abl 的引物和探针设计模式图见图 5-18，引物及探针参考序列见表 5-4。

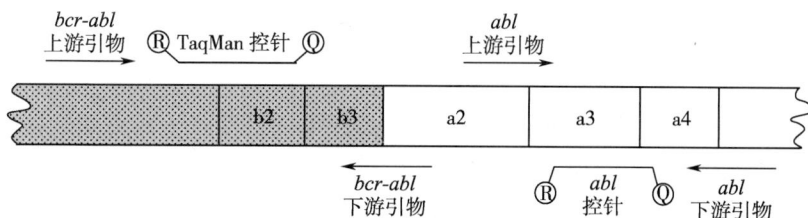

图 5-18　bcr-abl 融合基因和内参基因的引物和探针设计模式图

表 5-4 *bcr-abl* 融合基因和内参基因的引物及探针序列

引物及探针	序列	扩增片段长度
bcr-abl 上游引物	5'-GGGCTCTATGGGTTTCTGAATG-3'	74bp
bcr-abl 下游引物	5'-CGCTGAAGGGCTTTTGAACT-3'	
bcr-abl 探针	5'-CATCGTCCACTCAGCCACTGGATTTAAGC-3	
abl 上游引物	5'-CTAAAGGTGAAAAGCTCCG-3'	117bp
abl 下游引物	5'-GACTGTTGACTGGCGTGAT-3'	
abl 探针	5'-CCATTTTTGGTTTGGGCTTCACACCAT-3'	

参照定量 PCR 试剂盒说明书配制 PCR 反应液,反应体系为 25μl。按照仪器使用说明书进行实验操作。荧光 PCR 检测仪扩增条件:42℃ 30 分钟;94℃ 5 分钟;94℃ 15 秒,60℃ 60 秒,40 个循环。反应结束后确认 real-time PCR 的扩增曲线和融解曲线,制作标准曲线。选用 *abl* 基因作内参,用比较 Ct 法计算 *bcr-abl* 基因 mRNA 表达水平的相对定量。

【结果】 慢性髓系白血病 *bcr-abl*(P210)融合基因阳性。根据目的基因和内参基因的拷贝数,计算 *bcr-abl* 融合基因的相对表达量,即 *bcr-abl* mRNA 水平(%)= *bcr-abl* 拷贝数/*abl* 拷贝数 × 100%。图 5-19 为 CML 患者 *bcr-abl*(P210)融合基因阳性的检测结果,其 *bcr-abl* mRNA 水平 = 目的基因拷贝数(6.018×10^5)/内参基因拷贝数(6.229×10^5)= 96.6%。

bcr-abl(P210)融合基因阴性样本的检测结果见图 5-20,只有内参基因的拷贝数(6.229×10^5),目的基因 *bcr-abl* 检测为阴性或低于最低检出极限。

【注意事项】

1. 细胞分离 是实时定量 PCR 中最关键的一步。可采用红细胞裂解法和 Ficoll 淋巴细胞液分层法来获取骨髓或外周血标本中的有核细胞。

2. RNA 抽提 防止 RNA 酶的污染。RNA 酶广泛地存在于人体皮肤、唾液和各种物体的表面,因此,避免任何可能的污染是保证实验成功的关键。

3. 引物设计 引物的设计与合成对 real-time PCR 成功与否至关重要,遵循引物设计原则(GC 含量、Tm 值、特异性等)来设计 PCR 扩增效率高,反应特异性强的良好引物。

四、免疫学检验

流式细胞术(flow cytometer,FCM)是集计算机技术、激光技术、电子技术、流体力学、细胞化学、细胞免疫学等多门高新技术为一体的现代细胞分析技术。它以流式细胞仪为工具,在单细胞水平上对大量细胞进行高速、准确、多参数的定量或分选,利用流式细胞术对白血病进行免疫分型,对于白血病诊断治疗和预后判断均具有重要价值。

【目的】 掌握慢性髓系白血病免疫表型特点,熟悉 FCM 在白血病免疫表型检测中的应用,了解流式细胞仪检测白血病细胞免疫表型的操作步骤。

【原理】 血液或骨髓单个细胞悬液样本进行荧光染色(荧光素标记的单抗或荧光染料),以一定压力将待测样品压入流动室,在鞘液的约束下待测细胞排成单列依次通过检测区,细胞被激光照射产生散射光和荧光信号。散射光包括前向角散射和侧向角散射。前向角散射与被测细胞直径的平方密切相关,反映细胞体积的大小。侧向角散射光对细胞膜、胞质及核膜的折射更为敏感,可提供有关细胞内精细结构和颗粒性质的信息。收集信号经加工处理储存于计算机,计算机分析处理,结果分析。

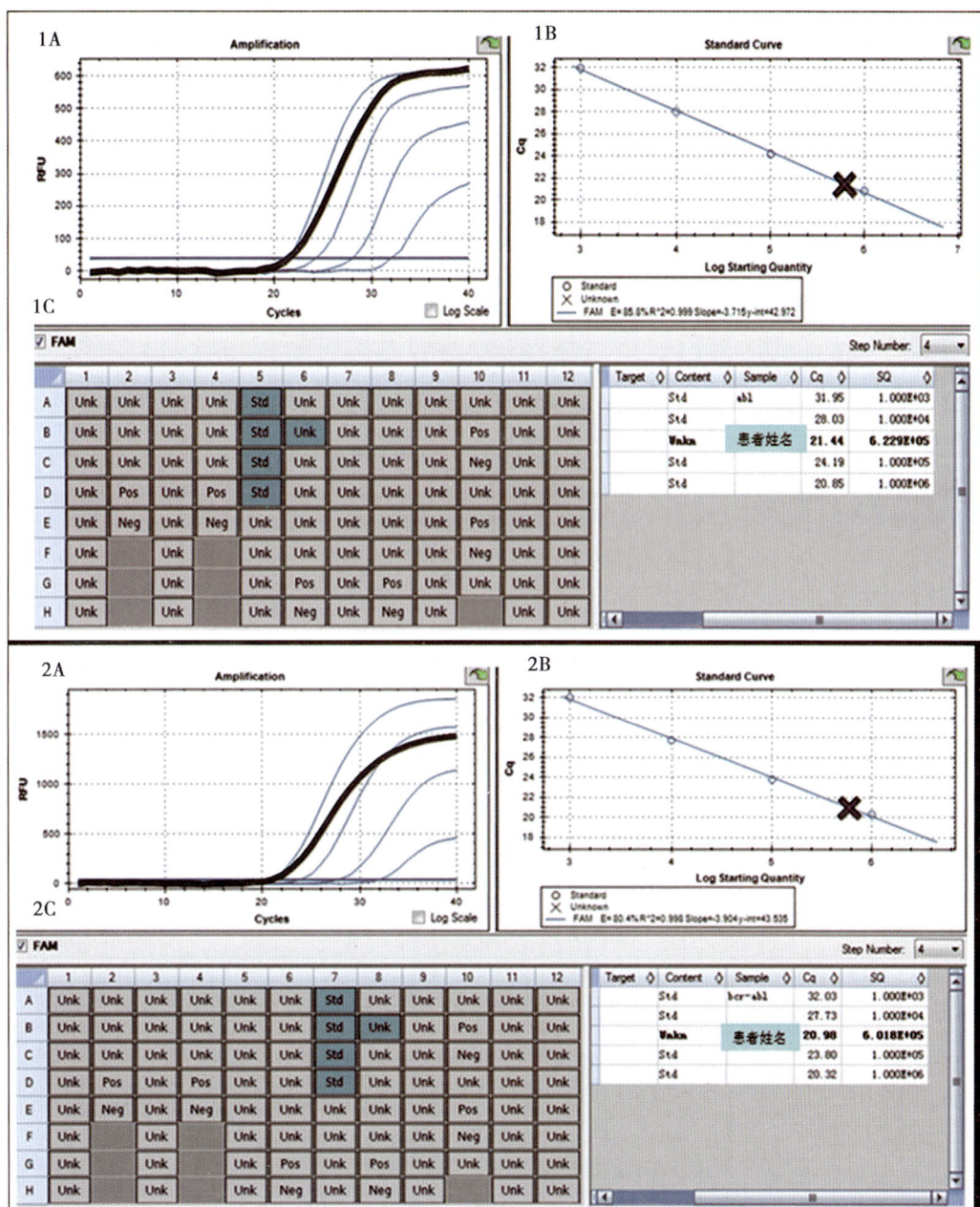

图 5-19 CML 患者 *bcr- abl* 融合基因阳性标本检测结果

1A. 内参基因检测的扩增曲线；1B. 内参基因检测的标准曲线；1C. 内参基因的检测结果。

2A. 目的基因检测的扩增曲线；2B. 目的基因检测的标准曲线；2C. 目的基因的检测结果

（第三军医大学附属西南医院血液病中心供图）

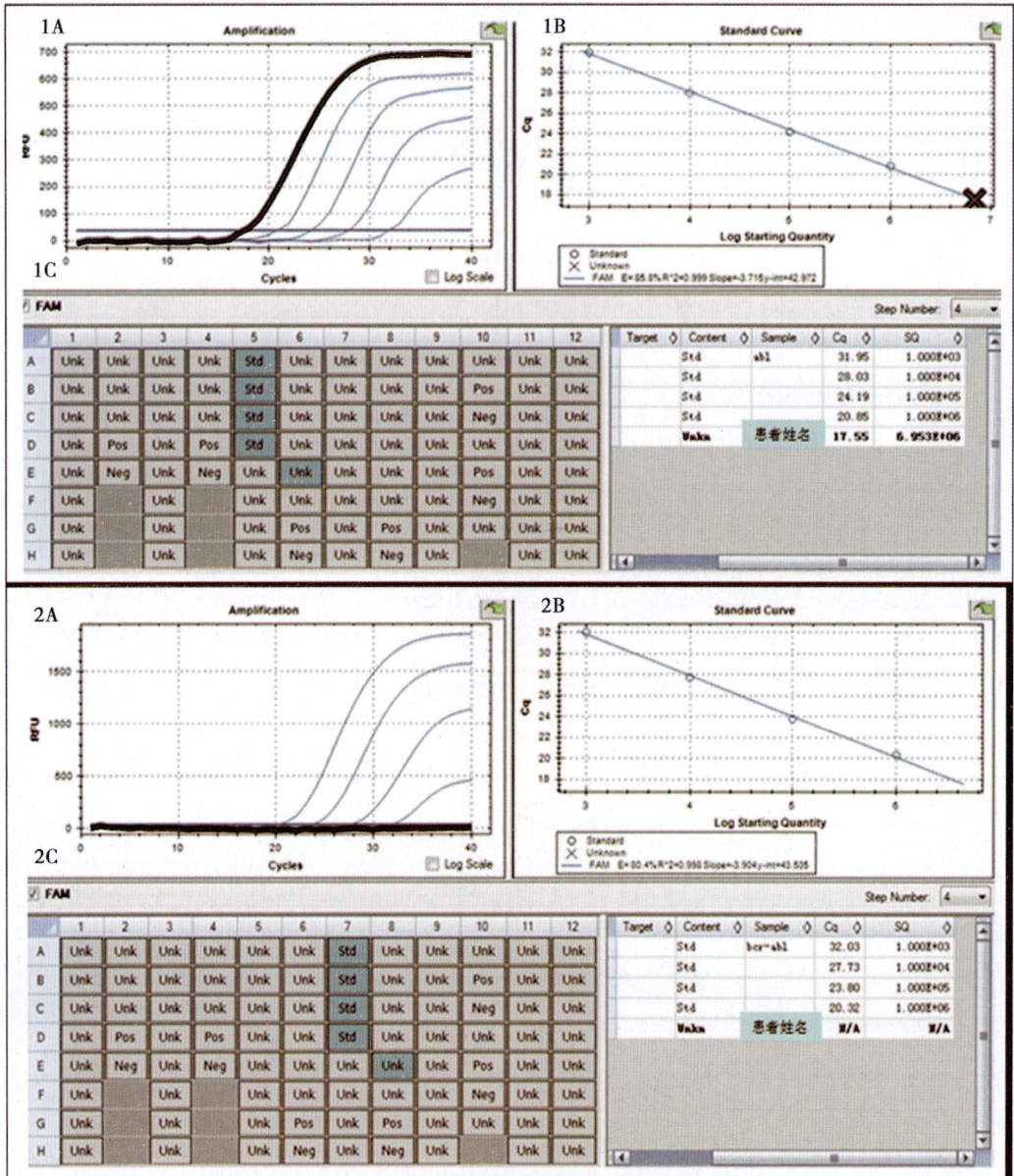

图 5-20 CML 患者 *bcr-abl* 融合基因阴性标本检测结果

1A. 内参基因检测的扩增曲线；1B. 内参基因检测的标准曲线；1C. 内参基因的检测结果。

2A. 目的基因检测的扩增曲线；2B. 目的基因检测的标准曲线；2C. 目的基因的检测结果

（第三军医大学附属西南医院血液病中心供图）

【试剂与器材】

1. 试剂

（1）PerCP 标记的 CD45 和相应的特异性荧光抗体（FITC、PE 和 APC 标记）。

（2）磷酸盐缓冲液（PBS）。

（3）FACS 溶血素。

（4）阴性对照抗体。

2. 器材 流式细胞仪、流式细胞结果分析软件、FCM 标准管、低速涡旋混匀器、离心机、微量加样器等。

【操作】

1. 采集标本　取患者骨髓或外周血 2ml 加入 EDTA 抗凝管中。

2. 制备细胞悬液　用 PBS 调整待测标本细胞密度,调至 $1 \times 10^6/ml$。

3. 抗体选择方案及阴性对照

T 细胞系:CD2、CD3、CD4、CD5、CD7、CD8。

B 细胞系:CD10、CD19、CD20。

髓细胞系:CD11b、CD13、CD15、CD33、CD64、CD117。

单核细胞:CD14。

原始细胞:CD34、HLA-DR。

阴性对照:IgG1。

4. 细胞表面抗原检测

(1)取 7 支 FCM 标准管,各加入细胞悬液 100μl,再分别加入:

第①管:IgG1-FITC 、IgG1-PE 、CD45-PerCP、IgG1-APC;

第②管:CD3-FITC 、CD8-PE 、CD45-PerCP、CD4-APC;

第③管:CD2-FITC 、CD7-PE 、CD45-PerCP、CD5-APC;

第④管:CD10-FITC 、CD19-PE 、CD45-PerCP、CD20-APC;

第⑤管:CD13-FITC 、CD33-PE 、CD45-PerCP、CD117-APC;

第⑥管:CD15-FITC 、CD11b-PE 、CD45-PerCP、CD64-APC;

第⑦管:HLA-DR-FITC 、CD34-PE 、CD45-PerCP、CD14-APC。

FITC、PE、PerCP 标记的荧光抗体各 20μl,APC 标记的荧光抗体 5μl,混匀后室温下避光孵育 15~30 分钟。

(2)各管分别加 $1 \times$ FACS 溶血素 2ml,低速涡旋混匀,室温下避光孵育 15~30 分钟。1500r/min,离心 5 分钟,弃上清。

(3)各管分别加 1ml PBS,混匀,室温避光 10 分钟,1500r/min,离心 5 分钟,弃上清。

(4)各管细胞分别用 500μl PBS 悬浮,上机进行检测。

5. 流式细胞仪检测　上机前先用四色标准微球及 FACSComp 自动校正软件进行仪器校正,选择合适实际样本对仪器的 PMT 电压、阈值和补偿进行微调,达到最优化。选择免疫分型的检测方案。标本上机,计数 10 000 个目的细胞,保存数据。

6. 设门与分析

(1)根据散射光 FSC 和 SCC 设活细胞门 R1,根据 SSC 和 CD45 双参数散点图中的细胞分布和不同强度来分析设定淋巴细胞门 R2、原始细胞门 R3、中性粒细胞门 R4、单核细胞门 R5、有核红细胞门 R6、嗜碱性粒细胞门 R7 等。

(2)根据第一管阴性对照设"十"字门。

(3)数据分析。进一步分析各门类细胞的免疫表型特点(包括对不同抗原表达与否、表达强度及其光散射特征),找出异常细胞群体,重点分析粒细胞发育特征。

【结果】　CML 慢性期的患者,主要表现为原始细胞比例不高,中性粒细胞比例明显增加,以中晚幼阶段粒细胞和成熟粒细胞增生为主,CD10⁺ 细胞比例减低,可有 CD13、CD33 和 CD15 异常表达,可出现 CD13/CD33 和 CD15/CD11b 图形的异常,有些患者髓细胞可表达 CD7,同时可见嗜酸性和嗜碱性粒细胞(图 5-21)。同时结合临床的 WBC 增加和脾大等表现,

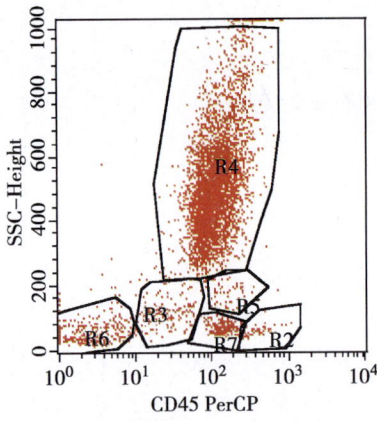

Region	% Gated
R1	100.00
R2	1.01
R4	82.59
R6	6.47
R3	2.68
R5	1.10
R7	3.71

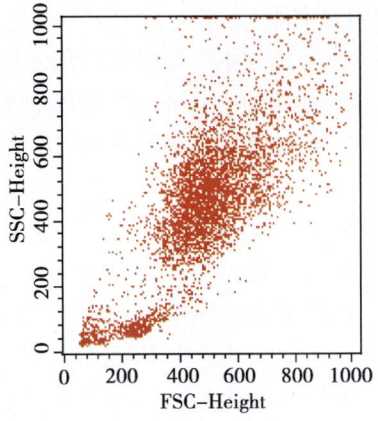

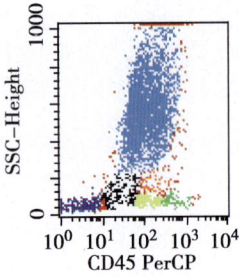

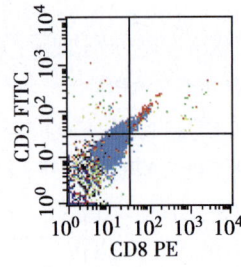

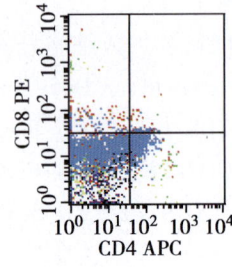

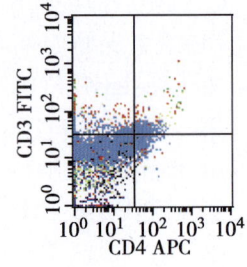

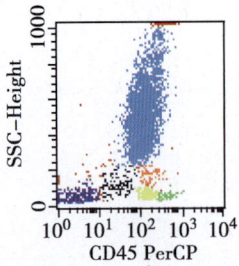

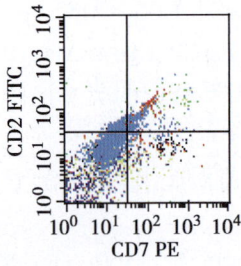

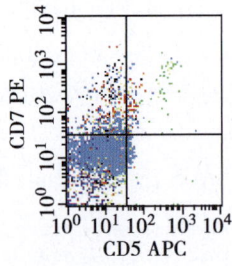

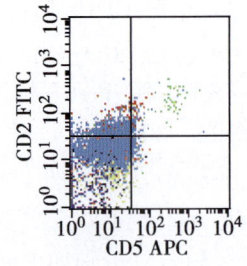

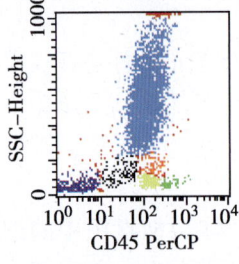

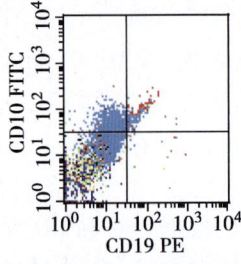

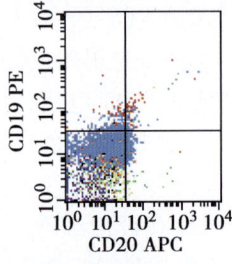

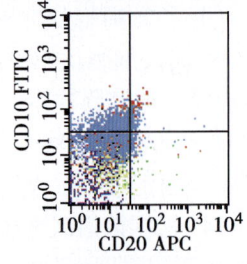

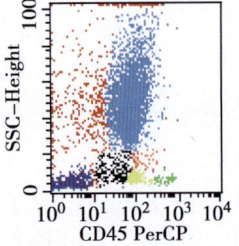

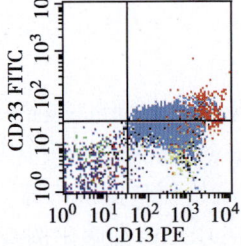

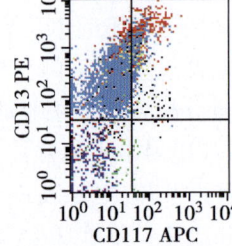

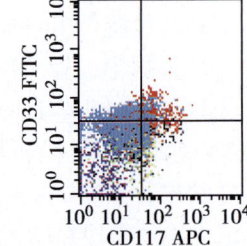

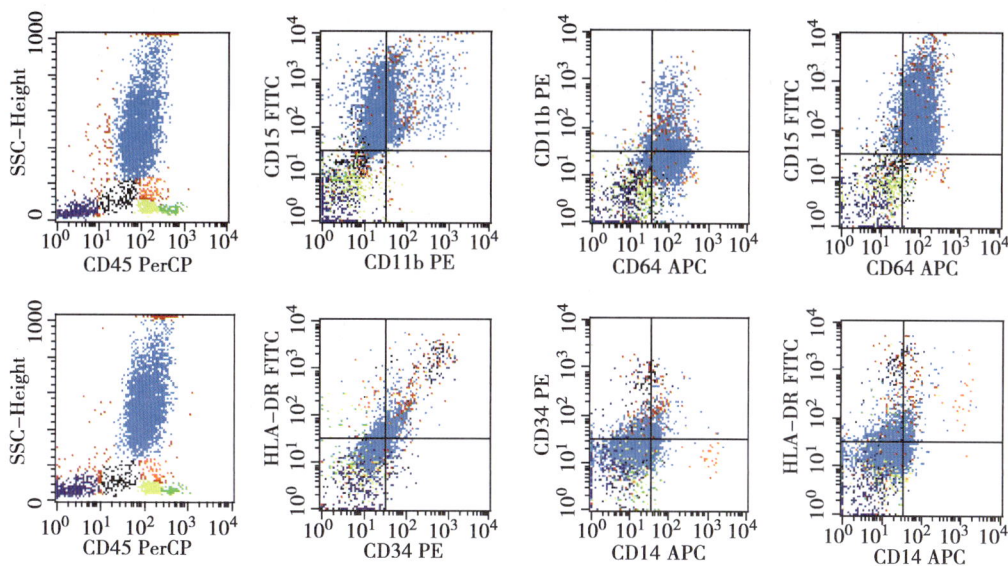

图 5-21　CML 患者流式细胞仪免疫分型检测结果

（第三军医大学附属西南医院血液病中心供图）

可高度怀疑为 CML，但其确诊需要进行染色体和基因检查。CD34 和 HLA-DR 阳性细胞比例增高对判断 CML 加速或急变的价值较高。

本病例 FCM 免疫表型分析结果（见图 5-21）：CD45/SSC 图中细胞群均一，髓系原始细胞（R3）约占全部有核细胞 2.68%，阳性表达 CD34、HLA-DR、CD13、CD117，伴随阳性表达 CD7，不表达 CD4、CD14、CD11b、CD19、CD3，考虑为恶性髓系原始细胞。淋巴细胞（R2）约占全部有核细胞 1.01%，比例不高，未见明显异常表达。中性粒细胞（R4）比例明显增高，约占全部有核细胞 82.59%，为中晚幼阶段中性粒细胞，CD15、CD11b、CD33 部分表达减弱，SSC 减小。单核细胞（R5）约占全部有核细胞 1.10%。嗜碱性粒细胞（R7）约占全部有核细胞 3.71%。

综上，髓系原始细胞比例占 2.68%，免疫表型为：$CD34^+ HLA-DR^+ CD13^+ CD117^+ CD15^+ CD7$。中性粒细胞比例显著增高，以中晚幼阶段中性粒细胞为主，可见异常发育。嗜碱性粒细胞可见。综上免疫表型分析结果，考虑患者为慢性髓系白血病慢性期（CML-CP）。

【注意事项】

1. 骨髓及外周血标本采用 EDTA 抗凝，室温保存，尽量于 12 小时内处理标本。

2. 多数患者检测骨髓标本，当骨髓标本中的嗜碱性粒细胞比例明显增加时，应检测外周血标本。

3. 流式细胞检测的所得到的细胞比例易受标本处理的影响，因此原始细胞、嗜酸性粒细胞、嗜碱性粒细胞比例应以形态学为准。

【小结】　对于 CML 的实验室检查，首先，要及时观察外周血涂片中有核细胞形态，如出现数量较多的中、晚幼粒细胞，伴有嗜酸性、嗜碱性粒细胞比例增高，NAP 染色阳性率及积分值明显减低（可排除类白血病反应），即可作出 CML 慢性期的初步诊断。其次，若骨髓穿刺细胞涂片显示有核细胞增生极度活跃，且以中、晚幼粒细胞为主，伴有嗜酸性、嗜碱性粒细胞比例增高即可基本诊断为 CML。最后，若要确诊 CML 还必须有细胞遗传学和（或）分子生物学的证据，包括染色体核型分析发现 Ph 染色体、FISH 检出染色体 *bcr-abl* 融合基因及定量

PCR 检测 *bcr-abl* 基因的相对高表达。骨髓活检观察骨髓活组织象和流式细胞术检测免疫表型可作为 CML 诊断治疗及预后评估的重要指标。

（张　伶）

实验三　弥散性血管内凝血的实验室检查

弥散性血管内凝血（disseminated intravascular coagulation，DIC）是一种在严重原发病（如感染性疾病、恶性肿瘤、病理产科、手术创伤等）基础上发生的获得性全身性血栓-出血综合征，以微血管内广泛凝血并继发纤溶亢进为其特征。致病因素激活凝血系统，使凝血系统功能亢进，导致机体微血管内广泛凝血而形成微血栓，凝血因子及血小板被大量消耗，并继发激活纤溶系统导致纤溶亢进，引起全身出血。同时，微血栓的存在可导致组织器官供血障碍，甚至引起多器官功能衰竭。DIC 本身不是一个独立疾病，而是在众多疾病复杂的病理过程中的一个血栓与出血并存的病理过程。临床中，除原发病临床表现外，DIC 以出血、微血管栓塞、休克或微循环障碍及血管病性溶血为主要临床表现。大多数 DIC 起病急、发展快、诊断难、预后差，如不及时诊治，常常危及生命。实验室检查是 DIC 诊断的主要依据。

【目的】　应用血栓与止血的基本理论知识和血栓与止血检测的检测方法，进行 DIC 的实验室检查。通过本实验掌握 DIC 实验室诊断的方法和步骤，并结合病史及临床资料，正确分析检验结果，为临床诊断提供准确可靠的实验室数据。

【病例与分析】　患者，女，22 岁，因"发热、乏力 5 天，皮肤瘀斑 1 天"入院。查体：肢端湿冷、嗜睡、贫血貌，全身皮肤散在出血点，以下肢为著，前臂内侧及手背静脉取血部位皮肤可见大片瘀斑，腹部皮肤可见大片瘀斑，脐下可见 2cm×3cm 大小皮下血肿，触痛明显；胸骨中下段压痛明显，心肺听诊未见异常；腹平软，肝肋下未触及，脾肋下 3cm，质中，无压痛。实验室检查：血象：Hb 80g/L，WBC 13.6×10⁹/L，PLT 12×10⁹/L；白细胞分类：中性粒细胞 15%，淋巴细胞 28%，嗜酸性粒细胞 1%，单核细胞 3%，异常早幼粒细胞 53%；凝血检查：PT 25.9 秒，APTT 71.0 秒，Fg 0.6g/L，vWF:Ag 75%，D-二聚体（＋），3P 试验（＋），血浆 FDPs＞60μg/L。

该患者具有一个易引起 DIC 的基础疾病（急性早幼粒细胞白血病），两个临床表现（静脉取血部位皮肤大片瘀斑、腹部皮肤大片瘀斑及皮下血肿等出血症状；肢端湿冷、嗜睡等休克或微循环障碍症状），并且实验室检查同时具有三个以上主要指标[PLT 12×10⁹/L，PT 25.9s，Fg 0.6g/L，D-二聚体（＋），3P 试验（＋），血浆 FDPs＞60μg/L]，可考虑诊断为 DIC。

【实验室检查思路】　根据患者的临床表现和实验室检查，考虑患者患有 DIC 的可能性，同时依据 1998 年全国血栓与止血学术研讨会制定的实验室诊断标准，对 DIC 进行诊断的实验室检查思路见图 5-22。

【实验设计方案】　DIC 是一个十分复杂的病理生理过程，主要包括凝血激活的高凝期、弥散性血管内凝血代偿期、凝血因子大量消耗的失代偿期和继发性纤溶期等。临床上可选择的常用实验项目和实验方法如下：

1. 血小板计数　电阻抗法，应用血小板计数仪计数。

2. 血浆血管性血友病因子抗原（vWF:Ag）检测　详见第四章第一节实验三血浆血管性血友病因子抗原检测。

3. 活化部分凝血活酶时间（APTT）测定　详见第四章第三节实验十三活化部分凝血活

```
┌─────────────────────┐    ┌─────────────────────────────┐
│   易引起DIC的基础疾病  │    │ 符合以下①~④两项以上：①出血；②微血管 │
│                     │    │ 栓塞；③休克或微循环障碍；④血管病性溶血 │
└─────────────────────┘    └─────────────────────────────┘
```

图 5-22 DIC 的实验室检查思路

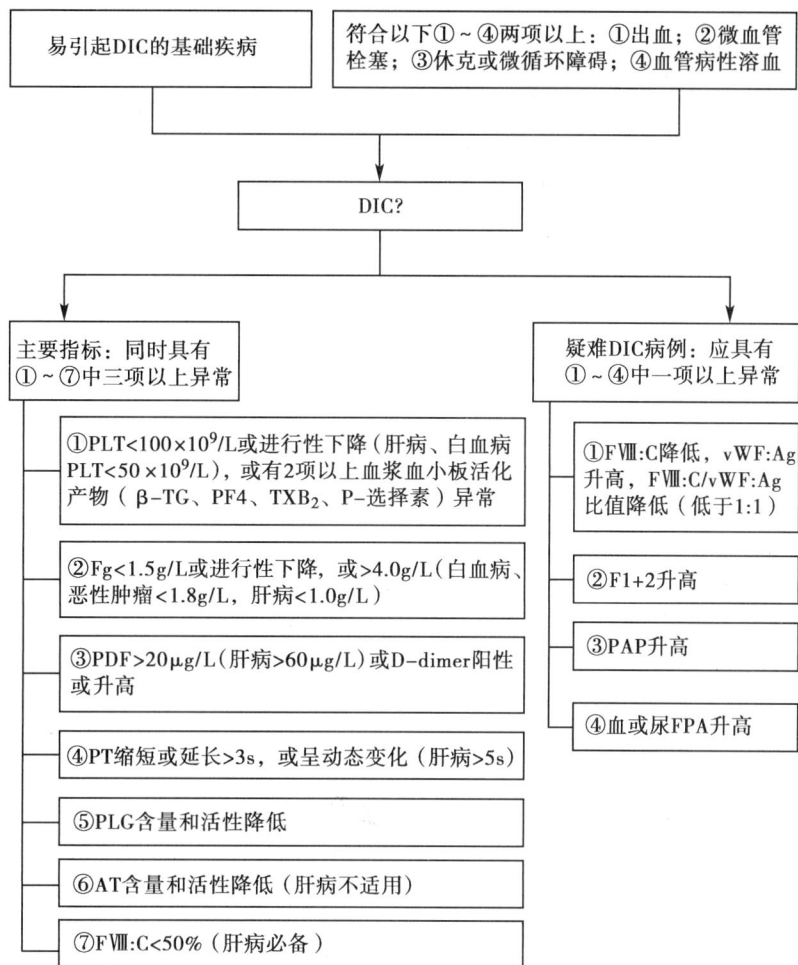

酶时间测定(APTT)。

4. 凝血酶原时间(PT)测定 详见第四章第三节实验十四凝血酶原时间测定(PT)。

5. 血浆凝血因子活性检测 详见第四章第三节实验十六凝血因子活性检测。

6. 血浆纤维蛋白原(Fg)含量检测 详见第四章第三节实验十七血浆纤维蛋白原含量检测。

7. 血浆抗凝血酶活性(AT:A)检测 详见第四章第四节实验十八血浆抗凝血酶活性及抗原性检测。

8. 血浆纤溶酶原检测 详见第四章第五节实验二十四血浆纤溶酶原检测。

9. 血浆硫酸鱼精蛋白副凝固试验(3P试验) 详见第四章第五节实验二十五血浆硫酸鱼精蛋白副凝固试验。

10. 血浆纤维蛋白(原)降解产物检测 详见第四章第五节实验二十六血浆纤维蛋白(原)降解产物检测。

11. 血浆 D-二聚体检测 详见第四章第五节实验二十七血浆 D-二聚体测定。

由于 DIC 是一个复杂和动态的病理变化过程,不能仅靠一个实验室指标及一次检查结果得出结论,故对上述试验的动态监测对 DIC 诊断更有意义。对 DIC 早期的诊断可选择血栓与止血分子标志物检测。常用血栓与止血分子标志物检测实验主要如下文所述。

一、血浆凝血酶原片段 1 + 2 检测

【目的】

1. 掌握血浆凝血酶原片段 1 + 2(prothrombin fragment 1 + 2,F_{1+2})测定的原理。

2. 熟悉血浆凝血酶原片段 1 + 2 测定的操作要点和注意事项。

3. 了解血浆凝血酶原片段 1 + 2 测定的参考区间。

【原理】　ELISA 法测定血浆凝血酶原片段 1 + 2 原理:用兔抗人 F_{1+2} 抗体包被反应板,加入待测样品(或标准品),再加入辣根过氧化物酶标记的鼠抗人凝血酶原抗体,后者与结合在反应板上的抗原-抗体复合物结合,使底物显色,颜色深浅与 F_{1+2} 含量成正相关。

【试剂与器材】

1. 试剂

(1)F_{1+2} 标准品。

(2)辣根过氧化物酶标记的鼠抗人凝血酶原抗体。

(3)兔抗人 F_{1+2} 抗体。

(4)包被稀释液:0.15mol/L PBS,pH 7.4。

(5)缓冲液:0.1mol/L Tris-盐酸缓冲液,pH 7.4。

(6)标本稀释液:0.15mol/L PBS,pH 7.4(含 0.1% Tween 20 和肝素 1U/ml)。

(7)洗涤液:0.15mol/L PBS(含 0.01% Tween 20 和 5% BSA)。

(8)基质液:5mg 邻苯二胺溶于 20ml 0.1mol/L 枸橼酸 – 0.2mol/L 磷酸钠缓冲液(pH 5.0)中,加入 30% 过氧化氢溶液 10μl。

(9)终止液:2mol/L 硫酸溶液。

2. 器材　酶标反应板、加样器、酶标仪、37℃ 水浴箱等。

【操作】

1. 包被　用包被稀释液将兔抗人 F_{1+2} 抗体配成 5mg/L 的工作液,每孔加 200μl,置 37℃ 过夜,用缓冲液洗涤 3 次,甩干备用。

2. F_{1+2} 标准品用标本稀释液配成 10nmol/L、2.0nmol/L、0.2nmol/L 和 0.04nmol/L 四种浓度;待测血浆用标本稀释液作 1:1 稀释。将上述样本加入反应板,每孔 200μl,置 37℃ 30 分钟,用洗涤液洗涤 3 次,甩干后加鼠抗人凝血酶原抗体(包被液中加 1% BSA,按工作浓度稀释),每孔加 200μl,置 37℃ 30 分钟,洗涤 3 次,甩干。

3. 加基质液,每孔 200μl,置室温 30 分钟后,用 1mol/L 硫酸溶液终止反应。

4. 用酶标仪在 492nm 酶标仪读取 A 值,用标准 F_{1+2} 浓度的对数值为横坐标,相应 A 值为纵坐标绘制标准曲线,计算待测血浆 F_{1+2} 浓度,最后乘以稀释倍数。

【参考区间】　0.29 ~ 1.05nmol/L。

【注意事项】

1. 血浆中的多种蛋白会产生交叉反应,影响最后的结果,因此每次洗涤要彻底。

2. 待测血浆必须超过 3000r/min 离心分离。

3. 每次检测都要做空白对照,以洗涤液代血浆加入反应板。如显色时,A 值超 0.100,应重新检测。

二、血浆纤维蛋白肽 A 检测

【目的】

1. 掌握血浆纤维蛋白肽 A(fibrin peptide A,FPA)测定的原理。

2. 熟悉血浆纤维蛋白肽 A 测定的操作要点和注意事项。

3. 了解血浆纤维蛋白肽 A 测定的参考区间。

【原理】 ELISA 法检测血浆纤维蛋白肽 A 原理:用皂土处理待测血浆去除纤维蛋白原,先与已知过量的兔抗人 FPA 抗体充分结合后,加入预先包被有 FPA 的酶标反应板上,上述反应如有剩余未结合的 FPA 抗体,可与反应板上 FPA 结合。充分洗涤后,加入抗兔免疫 IgG(标记过氧化物酶),可与反应板上抗原-抗体复合物结合,使邻苯二胺显色,其颜色深浅与待测标本中的 FPA 成负相关。

【试剂与器材】

1. 试剂

(1)合成的人 FPA 或人 FPA。

(2)兔抗人 FPA 血清。

(3)过氧化物酶标记的羊抗兔 IgG。

(4)标准 FPA。

(5)邻苯二胺基质缓冲液。

(6)皂土。

(7)皂土缓冲液:584mg NaCl 与 605mg Tris 共溶于 90ml 蒸馏水中,以浓盐酸调整 pH 至 8.95,加 BSA 100mg。

(8)包被缓冲液:50mmol/L 碳酸盐缓冲液(pH 9.5)。

(9)洗涤液:pH 7.4 的 PBS,加 Tween 20 0.5ml,加 NaN_3 0.2g(1000ml 量)。

(10)标准稀释液:使用前,在上述洗涤液中加 3mg/ml 的明胶。

2. 器材 酶标反应板、酶标仪、37℃水浴箱等。

【操作】

1. 包被 用包被缓冲液将 FPA 配成 1μg/ml 的工作液,加入酶标反应板中,每孔 200μl。加盖,置 37℃过夜。次日以洗涤液充分洗涤 5 次后甩干,备用。

2. 标准品配制 用标本稀释液将标准 FPA 配成 25ng/ml、12.5ng/ml、6.25ng/ml、3.12ng/ml、1.56ng/ml 及 0.78ng/ml 六个浓度,并各取 0.9ml 分别与 0.1ml 工作浓度的兔抗人 FPA(亦用标本稀释液配制)混合,置 37℃ 3 小时,备用。

3. 将待测血浆 1ml 与皂土 40mg 和皂土缓冲液 0.5ml 充分混匀后,缓慢振荡 10 分钟,以 3000r/min 离心 15 分钟,取上清液 1ml,再按上述方法操作一次。取上清液 1ml,先加 Tween 20 50μl,再取 0.9ml,加入 0.1ml 工作浓度的兔抗人 FPA,置 37℃ 3 小时,备用。

4. 将上述 2、3 步骤中温育过的标准品和待测血浆,在酶标板孔中每孔各加 200μl,置 37℃ 1 小时(或室温 2 小时),用洗涤液充分洗涤 5 次甩干。

5. 加标记有过氧化物酶的羊抗兔 IgG(用标本稀释液按工作浓度稀释),每孔 200μl,置 37℃ 1 小时(或室温 2 小时),用洗涤液充分洗涤 5 次后甩干。

6. 以基质缓冲液配制底物(10mg OPD 溶于 25ml 基质缓冲液,使用前加入 30% 过氧化氢 10μl),取底物溶液 200μl 加入各反应孔中,室温下放置 5 分钟后,用 3mol/L 硫酸终止反应(每孔 50μl)。在酶标仪 492nm 处读出 A 值。用标准品及其相应 A 值绘制标准曲线(回归方程)。计算出待测样本的 FPA 值,注意待测标本在皂土处理过程中,已被稀释 2 倍,结果应乘以稀释倍数 2。

【参考区间】

男性不吸烟者:1.22～2.44μg/L;

女性不吸烟、未服避孕药者:1.20～3.28μg/L。

【注意事项】

1. 待测标本皂土处理是关键,必须反复振荡,时间保证在 10 分钟以上,离心速度超过 3000r/min,否则纤维蛋白原不能完全被去除。

2. 皂土处理过的血浆标本可以立即检测,也可置 -20℃ 保存,集中进行检测。

3. 标准品和待测血浆加抗 FPA 抗体后,如需暂停检测,可在 4℃ 环境中过夜。

4. 酶标板洗涤要充分,每次洗涤超过 3 分钟。

5. 采血时,要选用较大的针头,保证取血顺利,且最初 2ml 全血应去除,注射器和试管应硅化或使用塑料制品。

三、血浆凝血酶-抗凝血酶复合物检测

【目的】

1. 掌握血浆凝血酶-抗凝血酶复合物(thrombin-antithrombin,TAT)测定的原理。

2. 熟悉血浆凝血酶-抗凝血酶复合物测定的操作要点和注意事项。

3. 了解血浆凝血酶-抗凝血酶复合物测定的参考区间。

【原理】 ELISA 法血浆凝血酶-抗凝血酶复合物检测原理:用兔抗人凝血酶抗体包被于反应板,加入待测样品(或标准品)后再加入标记有辣根过氧化物酶的鼠抗人凝血酶抗体,后者与反应板上的凝血酶-抗凝血酶复合物(TAT)结合,使底物显色,颜色深浅与 TAT 复合物含量成正相关。

【试剂与器材】

1. 试剂

(1)TAT 标准品。

(2)过氧化物酶标记的鼠抗人 AT 抗体。

(3)兔抗人凝血酶抗体。

(4)底物液:邻苯二胺 8mg,使用前用 pH 5.0 碳酸盐-枸橼酸缓冲液 20ml 溶解后,加入 30% 过氧化氢溶液 10μl。

(5)标本稀释液:0.1mol/L PBS(含 2.0% BSA,0.1% Tween 20,pH 7.2)。

(6)洗涤液:0.01mol/L PBS(含 0.05% Tween 20,pH 7.2)。

(7)包被液:0.05mol/L 碳酸盐缓冲液(pH 7.6)。

(8)终止液:2mol/L 硫酸溶液。

2. 器材 酶标反应板、加样器、酶标仪、37℃ 水浴箱等。

【操作】

1. 用包被液将兔抗人凝血酶作 1000 倍稀释(5μg/ml),包被酶标反应板,每孔 100μl,置 37℃ 孵育 3 小时后,4℃ 过夜。次日用洗涤液充分洗涤 3 次后甩干,备用。

2. 用标本稀释液将 TAT 标准品稀释成 2μg/ml、6μg/ml、20μg/ml 和 60μg/ml 浓度,将待

测血浆 2 倍稀释,分别取上述样本各 100μl,加入酶标反应板中,置 37℃ 孵育 3 小时后,洗涤 3 次,甩干。

3. 每孔加标记有过氧化物酶的鼠抗人 AT 抗体 100μl(用标本稀释液,按工作浓度稀释),37℃ 温育 2 小时后,洗涤液充分洗涤 3 次,甩干。

4. 每孔加基质液 50μl,室温下放置 15 分钟,用 2mol/L 硫酸溶液每孔 50μl 终止反应后,在酶标仪 492nm 处读出各孔的吸光度 A 值。

5. 以 TAT 标准品浓度的对数值为横坐标,相应的 A 值为纵坐标绘制标准曲线(回归方程),计算出待测血浆 TAT 值,最后乘以稀释倍数 2。

【参考区间】 健康人枸橼酸钠抗凝血 TAT 为 1.0~4.1μg/L。

【注意事项】

1. 待测标本应 4℃ 保存,72 小时内测定。

2. TAT 浓度超过 60mg/L 时,应以正常人贫 TAT 血浆进行稀释后检测,否则测定结果偏高。

3. 显色反应不要太强,高浓度 TAT 标准品 A 值达到 1.800 左右即可。

4. 血浆样品采集不当会影响检测结果。溶血、高脂血、含类风湿因子的血样皆不能使用。

四、血浆纤溶酶-抗纤溶酶复合物检测

【目的】

1. 掌握血浆纤溶酶-抗纤溶酶复合物(plasmin-antiplasmin complex,PAP)测定的原理。

2. 熟悉血浆纤溶酶-抗纤溶酶复合物测定的操作要点和注意事项。

3. 了解血浆纤溶酶-抗纤溶酶复合物测定的参考区间。

【原理】 ELISA 法检测血浆纤溶酶-抗纤溶酶复合物的原理:将抗纤溶酶原抗体包被于酶标反应板上,加入待测血浆,血浆中纤溶酶原和纤溶酶-α_2 抗纤溶酶复合物中的纤溶酶原部分与包被抗体结合于反应板上。加入过氧化物酶标记的抗 α_2 抗纤溶酶抗体,后者只与已结合在包被抗体上的 PAP 中 α_2 抗纤溶酶部分结合。再加上邻苯二胺显色,其颜色深浅与 PAP 含量成正相关。

【试剂与器材】

1. 试剂

(1)兔抗人纤溶酶原抗体,使用前用包被液作 1/1000 稀释(浓度为 3μg/ml)。

(2)过氧化物酶标记的抗 α_2 纤溶酶抗体,使用前以标本稀释液作 1/1000 稀释。

(3)PAP 标准品。

(4)基质液:邻苯二胺 8mg,使用前以 pH 5.0 碳酸盐枸橼酸缓冲液 20ml 溶解,加 30% 的过氧化氢 10μl。

(5)标本稀释液:含 1.0% BSA 和 0.1% Tween 20 的 PBA(pH 7.2)。

(6)洗涤液:含 0.05% Tween 20 的 PBA(pH 7.2)。

(7)包被液:650mmol/L 碳酸盐缓冲液(pH 9.6)。

(8)封闭液:含 3% BSA 的 PBS(pH 7.2)。

(9)终止液:2mol/L 硫酸溶液。

2. 器材 酶标反应板、酶标仪、37℃ 水浴箱等。

【操作】

1. 用稀释好的兔抗人纤溶酶原抗体包被反应板,每孔 100μl,37℃ 孵育 3 小时后,4℃ 过夜,充分洗涤 3 次后备用。

2. 将标准品 PAP 用标本稀释液稀释至 10μg/ml、5μg/ml、2.5μg/ml、1.25μg/ml、0.625μg/ml 和 0.3125μg/ml 各浓度,待测血浆用标本稀释液作 1∶50 稀释,分别加入反应板中,每孔 100μl,放置 37℃ 3 小时后,用洗涤液充分洗涤 3 次后甩干。

3. 加过氧化物酶标记的抗 α₂ 纤溶酶抗体每孔 100μl,放置 37℃ 3 小时,用洗涤液充分洗涤 3 次。

4. 反应板每孔加基质液 100μl,室温 20 分钟,加入 2mol/L 硫酸每孔 50μl 终止反应,在酶标仪 492nm 处读出 A 值。

5. 用 PAP 标准品浓度与相应 A 值绘制标准曲线(回归方程),求得待测标本 PAP 值,再乘以稀释倍数后即为最终结果。

【参考区间】　0.12 ~ 0.7mg/L。

【注意事项】

1. 本试验会出现较明显的非特异性结合和显色反应,终止反应要迅速,尽量避光操作。

2. 待测标本 PAP 含量过高时,可稀释 100 倍或 200 倍进行检测。

3. 反应板包被后要用封闭液处理,可置 −20℃ 保存 1 个月。

【小结】

1. 鉴于多数 DIC 起病急、发展快,要求 DIC 实验室检查必须力求简便快速,能在较短时间内出具检验结果。

2. 截至目前,大多数 DIC 实验室检查不具有诊断特异性,DIC 诊断必须紧密结合病史及临床表现,综合判断。其中,反映凝血因子消耗的实验室检查包括凝血酶原时间(PT)延长、活化的部分凝血酶原时间(APTT)延长、Fg 含量减低、PLT 减低;反映纤溶系统活化的实验室检查包括纤维蛋白原降解产物(FDPs)、D-二聚体增高,3P 试验阳性。

3. 凝血检查的正常对照值波动较大,加之 DIC 不同阶段的实验室检查结果也有差异,因此相关指标的动态监测对 DIC 诊断具有更大价值。

4. DIC 早期的诊断参照美国麻省医疗中心提出的 DIC 诊断标准(2001),见表5-5。

表5-5　麻省医疗中心的 DIC 诊断标准

		显性(失代偿性)DIC	非显性(失代偿性)DIC	
原发疾病	存在	2 分	2 分	
	不存在	0 分	0 分	
PLT(×10⁹/L)	>100	0 分	>100	0 分
	<100	1 分	<100	1 分
	<50	2 分	动态观察:↑ +1 分,稳定 0 分,↓ −1 分	
PT(S)	未延长/延长 <3	0 分	未延长/延长 <3	0 分
	延长 3 ~6	1 分	延长 >3	0 分
	延长 >6	2 分	动态观察:↓ −1 分,稳定 0 分,↑ +1 分	
Fg(g/L)	≥1.0	0 分		

续表

	显性（失代偿性）DIC	非显性（失代偿性）DIC
<1.0	1分	特殊检测
		AT:正常 −1 分,↓ +1 分
		PC:正常 −1 分,↓ +1 分
		TAT:正常 −1 分,↑ +1 分
		PAP:正常 −1 分,↑ +1 分
		TAFI:正常 −1 分,↓ +1 分
判断标准:	积分 >5 分,符合显性 DIC,每天重复 1 次并记分,作动态观察	积分≥2 ~ <5 分,提示非显性 DIC,每天重复 1 次并记分,作动态观察

AT,抗凝血酶检测;PC,蛋白 C 检测;TAT,凝血酶-抗凝血酶复合物检测;PAP,纤溶酶-抗纤溶酶复合物检测;TAFI,凝血酶激活的纤溶抑制物检测

（崔宇杰）

实验四　出血性疾病（血友病）的实验室检查

出血性疾病（hemorrhagic diseases）是由于机体止血系统功能障碍而引起的以自发性出血、血管损伤后流血不止为主要表现的一组疾病。出血性疾病可分为遗传性和获得性两大类。根据病因和发病机制的不同可分为血管异常、血小板异常、凝血因子异常、异常抗凝物增多以及纤溶功能亢进等因素导致的出血性疾病。

血友病（hemophilia）是一组由于遗传性凝血因子Ⅷ或Ⅸ基因缺陷导致的凝血功能障碍所引起的出血性疾病,包括血友病 A（hemophilia A,HA）、血友病 B（hemophilia B,HB）,前者又称血友病甲或因子Ⅷ缺乏症,后者称血友病乙或因子Ⅸ缺乏症。凝血因子Ⅷ、Ⅸ的基因分别位于 Xq28 和 Xq27,故 HA 和 HB 均为性连锁（伴性）隐性遗传病,患者几乎均为男性,女性纯合子型极少见,女性携带者可见。血友病的发病率无明显的种族和地区差异,HA 和 HB 的发病率之比约为 16:3。有 46% ~50%的患者无遗传性家族史,采用基因检测技术可发现患者有基因缺陷,推测可能是母体在妊娠过程中胎儿自身基因突变所致。血友病 A 和 B 的临床表现相同,主要表现为自发性或外伤后出血难止,出血常发生于负重的关节、肌肉和深部组织,也可有胃肠道、泌尿道、中枢神经系统出血等,反复关节腔出血是血友病的重要特征。

【目的】　通过出血性疾病的典型病例——血友病,应用血栓与止血检验基本理论知识,进行出血性疾病的实验方案设计,掌握临床上常见出血性疾病——血友病的概念、分类以及实验室检查思路,熟悉相关检查的原理、步骤以及注意事项,了解其临床应用。

【病例与分析】

1. 病例资料　患者,男,2 岁,因"撞击伤后颜面头皮瘀青肿胀 3 天"入院。3 天前撞伤前额部,无出血及肿胀,家长未予重视。入院前 2 天,患儿前额出现肿胀,无瘀青,并出现头部肿胀、颜面部及双眼睑肿胀。入院前 1 天,患儿前额部及双眼眶周围出现瘀青,头部、颜面部肿胀加重。发病以来,无发热,无吐泻,尿便正常。否认肝炎、结核病史及接触史,否认外伤手术史,否认药物过敏史。查体:T 36.8℃,P 90 次/分,R 20 次/分,BP 100/70mmHg。一

般状态差,头部弥漫性肿胀,非凹陷性,触之软,前额部及双眼眶周瘀青明显,右侧颜面部肿胀,躯干部及四肢皮肤无黄染、无出血点及瘀斑。贫血貌,呼吸平稳,咽部充血,双肺呼吸音粗,心率快,心音低钝。实验室检查全血细胞分析如下:白细胞 14.42×10^9/L,中性粒细胞 55%,淋巴细胞 36%,血红蛋白 60g/L,红细胞 2.1×10^{12}/L,血小板 295×10^9/L。

2. 病例分析　患者前额因轻微创伤出现大片肿胀和瘀青,为深部血肿,躯干部及四肢皮肤无黄染、无出血点及瘀斑,贫血貌。患者有明显出血,根据症状、体征初步考虑为出血性疾病。

【实验室检查思路】　出血性疾病的诊断依赖于病史、体检和实验室检查。初期止血缺陷的最主要临床表现是皮肤及黏膜出血,表现为瘀点与体表紫癜、鼻出血、牙龈出血,成年妇女常有月经过多。凝血因子缺陷的临床表现特征是迟缓性再发的渗血与深部组织血肿形成,如关节腔出血、内脏出血、小型手术或轻度外伤后渗血不止。

应先根据筛查试验进行大致分类,判断出是否为出血以及病因为何,然后进一步行确诊试验以明确是哪种成分的质量或数量异常。通过病史和家族史调查明确是遗传性还是获得性,如为遗传性可进行基因诊断。出血性疾病的实验室检查思路见图5-23。

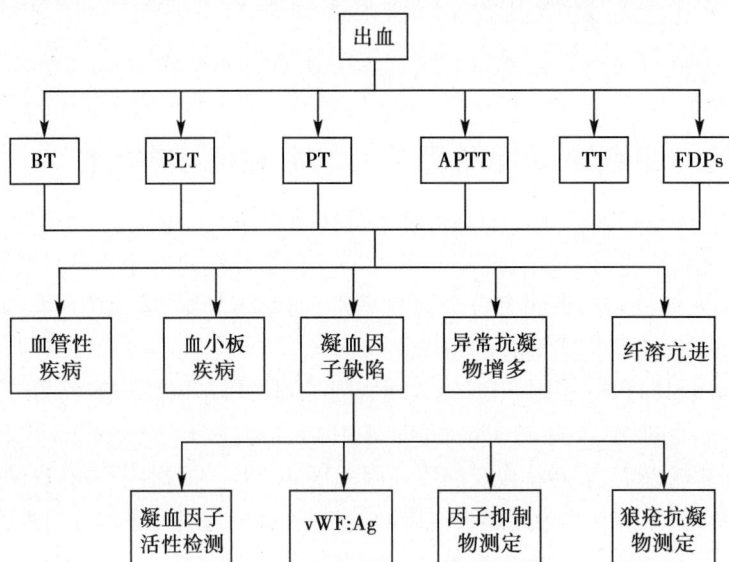

图 5-23　出血性疾病的实验室检查思路

临床上通过筛选试验对出血性疾病进行初步分类。BT、PLT、PT、APTT、TT 五项试验是最常用的筛选试验,纤溶活性也可用 FDPs 和 DD 筛查,联合运用这几项检查可对出血性疾病进行初步分类(表5-6)。出血性疾病也可通过这些检查得到初步诊断(表5-6),以便于进一步选择特异性诊断试验进行确诊。

表 5-6　常用筛选试验对出血性疾病进行初步分类

项目名称	血管性疾病	血小板病	凝血因子缺陷	异常抗凝物增多	纤溶亢进
出血时间(BT)	P/N	P/N	N	N/P	N/P
血小板计数(PLT)	N	D/N	N	N	N
凝血酶原时间(PT)	N	N	P/N	P/N	P/N

项目名称	血管性疾病	血小板病	凝血因子缺陷	异常抗凝物增多	纤溶亢进
活化部分凝血活酶时间(APTT)	N/P	N	P/N	P/N	P/N
凝血酶时间	N	N	N/P	P	P
纤维蛋白(原)降解产物(FDPs)	N	N	N	N	I

P = 延长,N = 正常,D = 降低,I = 增高

【实验设计方案】

1. 筛查试验

(1)出血时间测定。

(2)血小板计数。

(3)凝血酶原时间(PT)。

(4)活化的部分凝血活酶时间(APTT)。

(5)凝血酶时间(TT)。

(6)纤维蛋白(原)降解产物(FDPs)。

2. 确诊试验

(1)血管因素

1)血浆血管性血友病因子(vWF)抗原检测。

2)毛细血管脆性试验。

(2)血小板因素

1)血小板聚集试验。

2)血小板相关抗体(PAIg)和补体(PA-C)检测。

3)血小板膜糖蛋白测定。

4)血小板活化。

5)血块收缩试验。

(3)凝血因子因素

1)凝血因子活性检测。

2)纤维蛋白原定量检测。

(4)异常抗凝物增多

1)狼疮抗凝物检测。

2)凝血因子抑制物检测。

(5)纤溶功能

1)血浆组织型纤溶酶原激活剂检测(t-PA)。

2)血浆纤溶酶原检测。

3. 基因分析

一、筛 查 试 验

1. 出血时间(BT) 实验内容和方法参见第四章第一节实验二出血时间测定。BT 是能较好地反映初期止血功能的一项试验,但由于操作较为复杂、且对患者皮肤切口较大,临床

上实验室虽作为筛查项目,但并未作为常规检查,只有在排除其他原因所致的出血后,疑有血管壁结构与功能异常或血管壁与血小板的相互作用异常时才进行检查。BT 长短与外科手术或侵入性检查中出血量或出血危险程度并未观察到有相关性。例如,血小板无力症患者由于有遗传性血小板膜糖蛋白缺陷,BT 明显延长,但某些患者终身都未出现过度的出血;慢性肾衰竭的患者、接受大剂量青霉素或有关抗生素治疗的患者均可有 BT 延长,临床上却很少有明显的出血倾向。对 BT 延长的患者应进一步作有关确诊试验。

2. 血小板计数(PLT) PLT 计数是重要的筛选试验。对每位疑有出血性疾病的患者都应常规性的计数血小板。但应注意的是:①EDTA 抗凝血计数血小板时,少数人的血小板可发生 EDTA 依赖性凝集,血细胞分析仪可能出现错误的、低血小板计数结果。②对巨血小板增多的标本,血细胞分析仪计数血小板结果可出现假性减低;当细胞碎片(如白血病细胞的碎片、红细胞碎片)、与血小板体积相近的小红细胞增多时,仪器可能出现血小板计数假性增高。因此,当 PLT 出现异常结果时,必须通过检查外周血涂片来验证,以免导致误诊。

3. APTT、PT、TT 实验内容和方法参见第四章第三节实验十三活化部分凝血活酶时间测定(APTT)、实验十四凝血酶原时间测定(PT)和实验十五凝血酶时间测定(TT)及其纠正试验。联合应用见表5-7。

4. FDPs 实验内容和方法参见第四章实验二十六血浆纤维蛋白(原)降解产物检测。血浆 FDPs 增高,间接反映纤溶活性亢进,可作为纤溶活性的筛查指标之一,具有较高的灵敏度。

表 5-7 PT、APTT、TT 的联合应用

PT	APTT	TT	临床情况
N	N	N	正常人、FXⅢ缺陷、α_2抗纤溶酶缺陷、凝血因子的亚临床和轻度缺陷、初期止血异常
P	N	N	FⅧ缺陷
N	P	N	FⅧ、FⅨ、FⅪ、FⅫ缺陷、血管性血友病、因子抑制物、狼疮抗凝物
P	P	N	FⅡ、FⅤ、FⅩ缺陷症和抗磷脂抗体综合征
P	P	P	异常抗凝物,如肝素和FDPs增多、纤维蛋白原缺乏或分子结构异常、多发性骨髓瘤、巨球蛋白血症、DIC

P = 延长,N = 正常

【实验结果和分析】 该患者上述相关的实验室检查结果中凝血功能检查:PT 12.2 秒(9~13 秒),APTT 125.6 秒(40~60 秒),TT 16 秒(14~16 秒),FIB 1.75g/L(2.0~4.0 g/L),FDPs <10mg/L。

根据该患者典型的出血特点及部位(外伤后的深部组织出血),结合筛查实验结果,考虑该患者为凝血系统因子缺陷引起的出血性疾病。因该患者 APTT 结果延长,而 PT、TT 结果正常,故首先考虑为内源性凝血因子缺陷。进一步应进行确诊试验,如内源性凝血因子活性检测;为了鉴别诊断,还应进行 vWF:Ag、因子抑制物以及狼疮抗凝物的检测。

二、确 诊 试 验

1. 血浆凝血因子Ⅷ、Ⅸ、Ⅺ活性检测 实验内容和方法参见第四章第三节实验十六凝

血因子活性检测。

2. vWF:Ag 检测 实验内容和方法参见第四章第一节实验三血浆血管性血友病因子抗原检测。vWF 介导血小板黏附于受损的血管内皮下组织,并作为血浆中 FⅧ 的载体蛋白,从而促进血小板黏附、聚集和血液凝固。因此,如果 vWF 缺乏,FⅧ 活性降低,从而引起出血。故在 FⅧ 活性下降的出血性疾病中,应检测 vWF:Ag 以进行鉴别诊断。

3. 凝血因子抑制物试验 实验内容和方法见后。由于多种原因,机体可产生抗凝血因子的抗体,后者又称为因子抑制物(factor inhibitor,FI),通常以灭活 50% 某种凝血因子的活性(例如 FⅧ:C 降低 50%)作为 1 个 Bethesda 抑制单位来表示血浆中 FI 的含量。

4. 狼疮抗凝物(LAC)检测 实验内容和方法参见第四章第四节实验二十一病理性抗凝物质检测。狼疮抗凝物是抗磷脂成分的抗体,在多种自身免疫性疾病患者血液中存在。LAC 可以干扰依赖磷脂的凝血或抗凝血反应,如干扰 FⅫ、FⅨ、FⅩ、FⅡ 的活化,使体外测定 PT、APTT 延长。但是,LAC 与磷脂蛋白的复合物可干扰血栓调节蛋白(TM)与凝血酶结合对 PC 的活化,并与 APC/PS 复合物竞争磷脂表面,使 APC 灭活 FⅤa 和 FⅧa 发生障碍而导致血液高凝状态;LAC 还能增强血小板聚集和抑制纤溶活性;故 LAC 阳性的患者易出现血栓并发症。若临床上有 APTT 延长并能除外凝血因子缺陷的病例,可能系异常抗凝物所致,选用 LAC 的筛查和确认试验检测 LAC。

三、凝血因子Ⅷ抑制物检测

【目的】 掌握凝血因子Ⅷ抑制物检测的实验原理,熟悉凝血因子Ⅷ抑制物检测的操作方法,了解凝血因子Ⅷ抑制物检测的注意事项、临床意义及方法评价。

（一）凝血因子Ⅷ抑制物的筛查试验——**APTT 纠正试验**

【原理】 将待测血浆与健康人新鲜血浆混合,检测即刻和37℃温育 2 小时后的 APTT。如果待测血浆中含有凝血因子Ⅷ抑制物,则会导致混合血浆 APTT 无法纠正至正常,需进一步进行抑制物滴度的检测。

【试剂和器材】 参见第四章第三节实验十三活化部分凝血活酶时间测定(APTT)。

【操作】

1. 待测血浆与健康人新鲜混合血浆 1∶1 混合,37℃水浴箱孵育 2 小时。

2. APTT 测定 参见参见第四章第三节实验十三活化部分凝血活酶时间测定(APTT)。

【参考区间】 APTT 在参考范围内。

【注意事项】 参见第四章第三节实验十三活化部分凝血活酶时间测定(APTT)。

（二）凝血因子Ⅷ抑制物的滴度测定——**混合血浆法**

【原理】 将待测血浆与健康人新鲜血浆混合,37℃温育后检测凝血因子Ⅷ的活性,如果待测血浆中含有凝血因子Ⅷ抑制物,则会导致混合血浆凝血因子Ⅷ活性降低。抑制物含量用 Bethesda 为单位进行计算,1 个 Bethesda 单位相当于灭活 50% 凝血因子Ⅷ活性。

【试剂和器材】

1. 器材 37℃水浴箱、试管、秒表等。

2. 试剂

(1)0.05mol/L 咪唑缓冲液:取氯化钠 0.585g 及咪唑 0.34g,加入蒸馏水 100ml,调整 pH 至 7.3。

(2)5g/L 白陶土生理盐水悬液。

（3）脑磷脂生理盐水悬液:将脑磷脂冻干粉用生理盐水做 1∶100 稀释。

（4）0.05mol/L CaCl$_2$ 溶液。

（5）健康人新鲜混合血浆。

【操作】

1. 分别将待检血浆及健康人混合血浆用咪唑缓冲液进行 1∶1 稀释。

2. 按照凝血因子Ⅷ∶C 检测方法测定已稀释的健康人混合血浆（1∶1）凝血因子Ⅷ∶C,以此作为凝血因子Ⅷ∶C 对照血浆。

3. 将稀释好的待检血浆与等量健康人新鲜混合血浆混合,37℃温育 2 小时后,按照凝血因子Ⅷ∶C 检测方法测定Ⅷ∶C。

4. 结果计算　待测血浆温育后剩余 FⅧ∶C =（温育后Ⅷ∶C/对照血浆Ⅷ∶C）×100%。

Bethesda 单位 =待测血浆温育后剩余 FⅧ∶C×待测血浆与对照血浆间的稀释倍数。

【参考区间】　健康人血浆无因子Ⅷ抑制物,剩余凝血因子Ⅷ∶C 为 100% 。

【注意事项】

1. 标本以枸橼酸钠抗凝,采血后立即分离血浆进行检测。不能立即检测的标本应 -20℃保存,1 个月内检测,若 -80℃保存,则应 3 个月内检测。

2. 健康人新鲜混合血浆制备应考虑年龄因素及样本量,以选取 30 人份以上的各年龄段的健康人新鲜混合血浆为宜。

3. 如果抑制作用明显,超出 FⅧ∶C 检测线性范围,可降低待测血浆在对照血浆中的比例,重新检测 FⅧ∶C。

4. 混合血浆法不仅可用于因子Ⅷ抑制物检测,还可用于因子Ⅸ、Ⅺ、Ⅹ、Ⅻ抑制物的检测。

（三）凝血因子Ⅷ抑制物的滴度测定——因子平行稀释法

【原理】　将待检血浆和校准血浆进行 1∶10、1∶20、1∶40、1∶80、1∶160 倍比稀释,稀释后血浆凝血因子抑制物活性降低,而凝血因子活性有所恢复。如果待检血浆中不含凝血因子抑制物,则待测和校准血浆的两条稀释曲线（凝固时间-凝血因子活性）平行;若待检血浆中含有凝血因子抑制物,则待检和校准血浆的两条稀释曲线交叉,由此可判断待检血浆中有无凝血因子抑制物。

【试剂与器材】

1. 器材　水浴箱、秒表、试管、双对数坐标纸或计算器。

2. 试剂

（1）待检血浆。

（2）脑磷脂悬液:脑磷脂冻干粉以生理盐水作 1∶100 稀释。

（3）5g/L 白陶土生理盐水悬液。

（4）0.05mol/L CaCl$_2$ 溶液。

（5）pH 7.3 咪唑缓冲液（Ⅰ液,取咪唑 1.36g 溶于 200ml 蒸馏水中,加入 0.1mol/L 盐酸 74.4ml,加蒸馏水至 400ml;Ⅱ液,0.13mol/L 枸橼酸钠溶液）,取 5 份Ⅰ液与 1 份Ⅱ液混合而成试验用咪唑缓冲液。

（6）健康人新鲜混合血浆（作为对照血浆）。

【操作】

1. 用咪唑缓冲液将待查血浆和对照血浆分别稀释为 1∶10、1∶20、1∶40、1∶80 及 1∶160 浓度。

2. 分别测定待检血浆和对照血浆各浓度稀释液 FⅧ:C 的活性。

3. 分别绘制待检血浆和对照血浆稀释曲线。

4. 根据两条曲线平行或交叉情况判断结果,曲线交叉为血浆 FⅧ抑制物阳性;曲线平行为 FⅧ抑制物阴性。

【参考区间】　正常人血浆凝血因子Ⅷ抑制物阴性,两条曲线平行。

【注意事项】　同混合血浆法。在检测因子抑制物时,混合血浆法较简便,可用于多种凝血因子抑制物的测定,对同种免疫产生的凝血因子抑制物较敏感,对自身免疫、药物免疫、肿瘤免疫产生的凝血因子抑制物不敏感。因子平行稀释法可通过自动凝血分析仪检测并进行图形分析,简便、快速、灵敏度高。

【实验结果与分析】　该患者进行了内源性凝血因子的检测。由于单纯凝血因子Ⅻ的缺陷罕见且因子Ⅻ:C 的减低不会有临床出血表现,故无需检测 FⅫ活性,进一步检测凝血因子Ⅷ、Ⅸ、Ⅺ活性。结果如下:凝血因子Ⅷ:C 1.40%(50% ~ 150%),凝血因子Ⅸ:C 96%,凝血因子Ⅺ:C 107%。由此可见,该患儿为凝血因子Ⅷ减少所致的出血。

临床引起凝血因子Ⅷ减少的疾病主要有遗传性疾病血友病 A,vWD 以及获得性血友病。为了诊断和鉴别诊断,该患者需要进一步检测 vWF:Ag 和凝血因子Ⅷ抑制物,以排除 vWD 和获得性血友病。考虑到该患者为儿童,获得性血友病可能性不大,故主要进行 vWF:Ag 检测以排除血管性血友病。同时应询问患儿亲属是否有类似病史出现。

该患者 vWF:Ag 89%,凝血因子Ⅷ抑制物阴性,故可排除 vWD 及凝血因子Ⅷ抑制物引起的 FⅧ减少,该患儿血友病 A 的诊断成立。

【小结】　出血性疾病的诊断主要依赖于实验室检查,在选择实验项目时应遵循以下原则:①密切结合病史、家族史和临床表现,有目的地进行筛查与确诊试验检查。②实验项目应从常用、简便试验开始,有必要时再进行技术要求高、较复杂的试验。几种常见出血性疾病筛查试验结果比较见表5-8。③对部分已认识较深入的疾病,可从细胞、分子、基因水平进行全面检查,最终再作出诊断。④出血性的发病机制较为复杂,各种试验的灵敏度、特异性均有差别,所反映的病理变化既不相同但又可能有交叉,有时需要多次、定期复查并排除一些相关疾病或药物的干扰,切忌根据某一项实验或某一次检查就作出诊断,有些实验结果还需动态观察。

表5-8　几种出血性疾病的筛选试验结果比较

出血性疾病	BT	PLT	PT	APTT	TT	FDPs
血管性紫癜	N/P	N	N	N	N	N
特发性血小板减少性紫癜	P/N	D	N	N	N	N
血小板无力症	P	N	N	N	N	N
血友病 A	N	N	N	P	N	N
血管性血友病	P/N	N	N	P/N	N	N
FⅦ缺陷	N	N	P	N	N	N
FX缺陷	N	N	P	P	N	N
弥散性血管内凝血(DIC)	P	D	P	P	P	I
肝硬化	P/N	D	P	P	P/N	N/I

P = 延长,N = 正常,D = 降低,I = 增高

(屈晨雪)